Dr. med. Ingrid Olbricht ist Chefärztin in der Psychosomatischen
Abteilung der Wicker-Klinik in Bad Wildungen.

Dieses Buch wurde auf chlor- und säurefreiem Papier gedruckt.

Ungekürzte Taschenbuchausgabe August 1993
Droemersche Verlagsanstalt Th. Knaur Nachf., München
1988 Knaur Verlag GmbH & Co., München
Umschlaggestaltung: Christian Brückner, München
Lektorat: Theo Paul Horn, München
Druck und Bindung: Ebner Ulm
Printed in France
ISBN 3-426-84014-6

Dieses Buch wurde auf chlor- und säurefreiem Papier gedruckt.

Vollständige Taschenbuchausgabe August 1993
Droemersche Verlagsanstalt Th. Knaur Nachf., München
© 1989 Kösel-Verlag GmbH & Co., München
Umschlaggestaltung Graupner & Partner, München
Umschlagfoto The Image Bank, München
Druck und Bindung brodard & taupin
Printed in France   5   4   3   2
ISBN 3-426-84014-6

Ingrid Olbricht

Alles psychisch?

Der Einfluß der Seele auf unsere Gesundheit

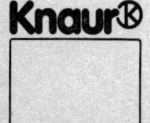

Inhalt

Vorwort

Es gibt schon so viele Bücher – was könnte die Aufgabe *dieses* Buches sein?

Es soll eine kurze Übersicht sein und eine Einführung in das sehr komplexe und umfangreiche Gebiet der psychosomatischen Medizin geben. Es soll damit interessierte Fachleute, Ärztinnen und Ärzte, Psychologinnen und Psychologen sowie Angehörige verwandter Berufe, die den Einstieg in dieses Gebiet suchen, genauso ansprechen, wie auch interessierte Nicht-Fachleute sowie Betroffene und Erkrankte. Aus diesem Grunde wurden, soweit überhaupt möglich, nur wenige Fach- und Fremdwörter benutzt und die unumgänglich nötigen Fachausdrücke erklärt. Freilich mußte dies teilweise auf Kosten eines fachlichen, präzisen, knappen Ausdrucks geschehen. Die Inhalte sind sachlich und fachlich fundiert dargestellt mit dem Versuch leichterer Verständlichkeit. Überschneidungen verschiedener Gebiete sind dabei immer unvermeidbar.

Neben dieser ersten Einstiegsmöglichkeit und Übersicht soll dieses Buch auch Verständnis und Interesse an psychischen und psychosomatischen Zusammenhängen wecken, die zwar nicht beliebig vertieft, wohl aber dem heutigen Stand des Wissens entsprechend dargestellt worden sind. Es soll anregen, nach eigenen Fragen und Antworten zu suchen. Es soll helfen, bei vorliegenden gesundheitlichen Störungen oder Erkrankungen auch einmal die seelische Seite in Betracht zu ziehen und damit unnötige Belastungen durch immer wieder durchgeführte und wiederholte körperliche Diagnostik zu vermeiden. Damit kann es den Weg in eine psychosomatische Behandlung aufzeigen und deren Sinn verständlicher machen.

Es soll auch Ängste verstehbarer machen und sie abbauen helfen, denn alles, was uns unverständlich ist, besonders im seelischen Bereich, macht uns Angst und deshalb wehren wir es ab.

Was kann dieses Buch nicht sein? Dieses Buch kann kein wissenschaftliches Buch oder Lehrbuch ersetzen, das noch größere Genauigkeit und Vertiefung bringt, aber es kann vielleicht auf das Lesen und Durcharbeiten eines solchen Buches vorbereiten.

Es kann auch keine vollständige Auflistung aller in der psychosomatischen Medizin behandelten oder mitbehandelten Erkrankungen bieten, denn einzelne Themen konnten nur kurz gestreift werden oder wurden sogar ausgelassen. Es erhebt also keinen Anspruch auf Vollständigkeit. Das ist auch nicht möglich, denn »rein körperliche« Krankheiten gibt es nicht – so daß eine Etikettierung mit dem Stempel »psychosomatisch« oder »rein organisch« oder »rein psychiatrisch« eine künstliche Trennung wäre. Eine solche Trennung käme zwar unserem Bedürfnis nach Einordnung entgegen, aber sie wäre nicht der Sache entsprechend. Die psychosomatische Medizin ist keine Fachdisziplin, die mit der Chirurgie etwa, der Inneren Medizin oder anderen Richtungen vergleichbar wäre. Sie spielt in allen medizinischen Bereichen eine Rolle, sie kann die Hintergründe verschiedenster Krankheiten verstehbarer und Behandlungen damit effektiver machen.

Dieses Buch kann auch keine »Rezepte« anbieten, wie wir sie häufig finden. »Aggressionen mehr rauslassen« oder »mehr Gefühle einbringen« oder »Nein-Sagen-Lernen«, das ist »Psycho-Slang«, der uns letztlich nicht weiterhilft, weil er reine Verhaltensänderungen anbietet, ohne etwa nach den Ursachen und Hintergründen, nach der Ich-Stärke, dem Selbstwertgefühl, der Affekt- und Impulsstärke zu fragen.

Das Buch kann auch keine Therapie ersetzen, denn hinter psychosomatischen Krankheiten stehen *unbewußte* Konflikte oder Defizite, die natürlich nicht durch einfache logische Überlegungen plötzlich *bewußt* gemacht werden können. Der Versuch, bestimmte Konstellationen zu bedenken und zu verstehen, ist sicherlich hilfreich und wichtig, aber in seelischen Bereichen geht es um Erfahren, um Erleben und um seelisches Wachstum. Das kann unser Verstand nicht leisten – und das ist der Grund, weshalb ein solches Buch Information, Einführung, Übersicht, Verständnishilfe, Entängstigungshilfe und Anregung sein kann, aber nicht Therapieersatz. Das kann *kein* Buch.

Einzelne Kapitel könnten von voreingenommenen Leserinnen oder Lesern als tendenziös verstanden werden. Ich bin dabei jedoch immer – soweit dies für uns überhaupt noch möglich ist – von der Frage ausgegangen, was denn sinnhaft dem Verständnis von Ganzheit und damit letztlich der Heilung und dem Leben dient und auch, was den Spaltungsphänomenen entgegenwirkt, die unsere Kultur wie ein Riß durchziehen.

Besonders kritisch wurde dabei versucht, die Situation der Frau und ihre spezifischen Erkrankungen neu zu beleuchten und schädigende tradierte Betrachtungsweisen, die ihr Selbstverständnis und Selbstwertgefühl reduzieren, zu vermeiden und teilweise aufzudecken. Begriffe wie »Penisneid« oder »Kastrationskomplex« beispielsweise, oder auch die Vorstellung, daß unbewußte Vollständigkeit im Bild des »Phallus« dargestellt wird, oder daß jede Steigerung des Selbstwertgefühls »phallischen« Charakter haben, werden, obwohl dies fast unglaublich erscheint, immer noch ernsthaft gebraucht, weiterverbreitet und sogar gelehrt. So etwas gilt auch heute noch als »wissenschaftlich«, und nicht etwa als historische und inzwischen längst überholte Meinung und Behauptung – ein Hinweis, wie Vor-Urteile die Realitätswahrnehmung verdecken. Hier wird immer noch ein Mangel an frauenspezifischem Verständnis, auch in der psychosomatischen Medizin, deutlich.

Wir werden – als Behandelnde wie als Betroffene – zunehmend häufiger mit den Folgen überwiegend seelisch bedingter Erkrankungen konfrontiert. Es wird geschätzt, daß zwischen 40 und 60 % derjenigen Patientinnen und Patienten, die die Wartezimmer der niedergelassenen Ärzte und Ärztinnen bevölkern, an psychosomatischen Krankheiten oder an psychosomatischer Mitverursachung leiden. Das bedeutet, daß hier ein Weg zur Heilung aufgesucht wird, der nicht erfolgreich sein kann, denn körperliche Behandlung kann nur körperliche Krankheiten heilen, nicht aber überwiegend seelisch bedingte Symptome.

Psychosomatische Behandlung allerdings ist schwierig und langwierig. Sie bedeutet die Möglichkeit einer seelischen Entwicklung, das Erproben der Übernahme von neuer Verantwortung für die eigene Gesundheit, statt der Gesundmachung das Kennenlernen anderer, neuer Konfliktlösungsmöglichkeiten. Sie bedeutet aber auch Aufgabe von altbekannten und oft sehr bequemen Verhaltensweisen, Aufgabe von Forderungen, Abhängigkeiten und Zuschreibungen. Nirgendwo ist die Notwendigkeit der Zusammenarbeit zwischen Patient/Patientin und Therapeut/Therapeutin so wichtig wie in der Psychotherapie und Psychosomatik. Hier ist die vielzitierte »Compliance« ganz entscheidend.

Trotz all dieser Schwierigkeiten nimmt das Interesse und die Sympathie der psychosomatischen Medizin gegenüber zu, so daß zu hoffen ist, daß ihre Inhalte weitere Verbreitung finden und dazu beitragen können, störende und zerstörende Entwicklungen und Spaltungen der Gegenwart neu zu beleuchten. So wird vielleicht hier und dort ein Prozeß von Neubesinnung und Umdenken in Gang kommen können.

Das vorliegende Buch entstand aus meinen Vorlesungen über Psychosomatik am C.G. Jung-Institut in Zürich, sowie aus meinen mehr oder weniger veränderten Aufsätzen, die in der Zeitschrift der Bundesversicherungsanstalt für Angestellte, »Gesundheit im Beruf«, erschienen sind.

Wenn dieses Buch dazu beitragen kann, Verständnis zu wecken, Ängste zu vermindern und Heilungsmöglichkeiten aufzuzeigen sowie eine weiterführende Neuorientierung mitbewirken kann, dann hat es seinen Sinn und sein Ziel erreicht.

Einleitung

Als ich begann, mich näher mit dem mir zunächst fremden Gebiet der Psychosomatik zu befassen, erlebte ich bei mir zunächst Zweifel, Unglauben und Ablehnung. Als überwiegend naturwissenschaftlich ausgebildete Ärztin erschien es mir ganz unwahrscheinlich, daß ein unsichtbares und unmeßbares »Ding« wie die Seele solche Wirkungen haben sollte. Wie war es vorstellbar, daß sie, die sich allen Überprüfungen entzieht, einen solchen Einfluß haben sollte, daß sie körperliche Krankheiten verursachen kann? Allenfalls zog ich dies noch bei unscharf begrenzten Störungen in Betracht, wie etwa bei Schlafstörungen, Eßstörungen oder, ganz allgemein, bei Störungen der vegetativen Funktionen. Aber selbst da – vielleicht ist die Forschung nur einfach noch nicht so weit – meldeten sich noch leise Zweifel an der psychosomatischen Betrachtungsweise.

Allerdings, für vieles hatte ich auch keine anderen Erklärungen parat. Hier ließ mich mein gelerntes medizinisches Wissen im Stich.

Manches an der Psychosomatik war für mich verblüffend und führte zu unfreiwilligen »Aha-Erlebnissen«. So erinnere ich mich an einen Mann mit Stimmbandlähmung, der sich gegen die Einengungen und Verbote der Ehefrau, seinen geliebten und selbst aufgebauten Chor weiterzuleiten, nicht zur Wehr gesetzt hatte. Zuerst leistete er passiven Widerstand, indem er ganz einfach den Chor weiterführte, doch als der Druck dann zu groß wurde, gab er gefügig von einem Tag zum anderen die Chorleitung auf. Gleichzeitig hatte es ihm »die Stimme verschlagen«. Er hatte damit einen Grund in sich selbst gefunden, daß er diese seine wichtigste Betätigung aufgeben mußte. Seinen Beruf als Versicherungskaufmann am Schreibtisch hingegen konnte er weiter ausüben. Gegen seine Frau, die den Verzicht mit vermehrter Versorgung und Zuwendung belohnte, gelang es ihm jedoch immer weniger, sich durchzuset-

11

zen. Er konnte nicht einmal mehr mit ihr diskutieren, geschweige denn mit ihr streiten oder sie gar anschreien. Wer weiß, was er ihr gerne gesagt hätte – er selbst wagte es jedenfalls nicht einmal zu denken. Die Stimme kam übrigens wieder, als er sich während und nach der Therapie zuerst in Briefen, dann auch mündlich mit seiner Frau auseinandersetzte und ihr erklären konnte, warum diese Aufgabe der Chorleitung für ihn so wichtig war. Auf der einen Seite hatte er Glück, es kam zu einer einvernehmlichen Regelung. Auf der anderen Seite besteht die Frage weiter: warum war das Einverständnis seiner Frau für ihn wichtiger als der Chor und gar als seine eigene Stimme? Jedenfalls konnte er wieder sprechen und singen, als seine Frau Einsicht zeigte.

Als ich diesen Patienten kennenlernte, dachte ich zuerst eher an eine Betreuung durch eine hals-nasen-ohrenärztliche Behandlung oder durch Logopädie, also Sprachübung. Aber eine Abklärung und Behandlung (auf diesem Gebiet) waren schon erfolgt – ohne Erfolg. Er war nicht mein Patient, aber ich war neugierig geworden und verfolgte seine Therapie. Ich begann nun, mir Fragen zu stellen. Warum konnten die »Körperfachleute« hier nicht helfen? Stimmbänder sind doch Organe, deren Funktion wieder hergestellt werden kann. Und trotzdem: sie hatten nichts erreicht außer der Sicherheit, daß keine medizinisch nachweisbare körperliche Erkrankung vorlag. Warum war diese Krankheit denn überhaupt aufgetreten? Diese Frage führte mich in die Vorgeschichte des Patienten. Sein Vater war Kirchenmusikdirektor gewesen – der Patient hingegen galt als nicht genügend musikalisch, weshalb er nicht Musik studieren durfte. Hier gab es doch offenbar Zusammenhänge, die jenseits des körperlichen, organisch Faßbaren lagen. Und warum konnte der Patient sich nicht durchsetzen? Er hatte eine strenge Erziehung gehabt, in der jede aggressive Regung verboten war. Zudem erschien er in einer hochmusikalischen Familie als unmusikalisch, also als weniger begabt und damit weniger wert als die Geschwister beispielsweise oder besonders die Eltern – zwei Gründe, die ausreichen, die Durchsetzung eigener Wünsche zu erschweren oder gar zu verunmöglichen. Sein Selbstbewußtsein hatte sich nicht entwickeln können, er war als »minderwertig«, »nur Versicherungskaufmann«, abgestempelt und galt zudem als »böse«, wenn er sich einmal durchsetzen wollte. Aus diesem Grund konnte er nichts tun, das nicht die Zustimmung aller fand. Und hierin liegt auch die Erklärung dafür, warum ihm das Einverständnis seiner Frau wichtiger war als alles andere. Er hatte ihr gefühlsmäßig nahtlos die Autorität seiner Eltern übertragen, von deren Wichtigkeit für seine Lebensgestaltung und damit von deren Einfluß er sich noch in keiner Weise gelöst hatte.

Ich war nachdenklich geworden, und fing an, mir Fragen zu stellen. Damit hielt ich psychosomatische Zusammenhänge immerhin schon für möglich. Zuerst allerdings fragte ich danach, *warum* denn die Seele einen solchen Einfluß auf den Körper hat. Damit war ich schon wieder in einer Sackgasse. Solche Warum- Fragen können nicht beantwortet werden, weil sie so ganz ins Ursächliche und Grundsätzliche zielen. Oft fragen sie sogar nach schicksalhaften Abläufen, über wie wir nichts wissen können. Die nächste Frage »warum konnten die Körperfachleute nicht helfen?« enthält die Aufforderung, sich über das Vorhandensein und den Sinn einer rein körperlich orientierten Medizin Gedanken zu machen, beziehungsweise das ganze System zu hinterfragen, nach dem heutzutage Medizin gelehrt und betrieben wird. Aber so weit war ich noch nicht. Ich begann erst einmal mit kleinen Fragen, mit der Frage nach dem *Wie*: *Wie* kann eine solche Krankheit zustande kommen? *Wie* kann es zu einer solchen Heilung kommen? *Wie* sind die Zusammenhänge? Und nach dem *Was*: *Was* geschieht in einer solchen Therapie? *Was* wird verändert? Und schließlich nach dem *Wozu*: *Wozu* dient gerade dieses Symptom? *Wozu* veranlaßt es die Beteiligten? Auf die beliebte Falle der Frage: »Wie bringe ich das Symptom zum Verschwinden?« fiel ich ebenfalls erst einmal herein. Dies ist eine Frage aus der Körpermedizin, wie ich sie gelernt hatte. Eine solche Frage ist viel zu vordergründig, denn wenn wir in der psychosomatischen Medizin Symptome behandeln wollen, dürfen wir nicht vergessen, daß dahinter eine seelische Störung steht.

Heute frage ich wieder nach dem *Warum*.

Warum gibt es überhaupt diese strikte Trennung von Körpermedizin und »Psycho«-Medizin? Warum ist die Körpermedizin so viel wichtiger geworden und im Gegenzug dazu die Behandlung der Seele soviel weniger wichtig? Es gilt heutzutage als fast unverzeihbarer Kunstfehler, wenn ein körperliches Leiden nicht diagnostiziert oder wenn eine falsche Diagnose gestellt wird. Der gleiche strenge Maßstab wird an Psychotherapie und Psychosomatik nicht angelegt. Diagnosen werden hier oft nicht scharf formuliert, sondern es sind Ausschlußdiagnosen: *Weil* mit körperlichen Untersuchungsmethoden nichts gefunden werden konnte, wird angenommen, daß seelische Ursachen eine Rolle spielen. Damit wird indirekt gesagt, daß es sich hierbei um eine »Medizin zweiter Wahl« handelt. Wichtig sind Befunde, Laborwerte, Meßdaten – wenn sie alle in Ordnung sind, dann wird es sich wohl um irgend etwas Seelisches handeln. Dabei ist in der psychosomatischen Medizin die Diagnose genauso wichtig wie in der somatischen Medizin. Denn eine Diagnose enthält bereits Hinweise auf die Ursache und die gezielte Behandlung einer Erkrankung.

Die einseitige Höherbewertung der Körpermedizin zeigt sich auch darin, daß eine körperliche Krankheit willkommener ist als eine seelische, und das, obwohl sie eher unmittelbar lebensgefährlich werden kann. Lieber körperlich leiden als seelisch – aus dieser Haltung heraus finden diagnostische Eingriffe statt, sogar Operationen psychosomatischer Symptome sind nicht selten. Aber Neurosen lassen sich nicht operativ entfernen und Psychochirurgie gibt es nicht. Wir wissen, daß Krankheit auch gewinnbringend sein kann. Dies kann in der Konfliktvermeidung wie in der vermehrten Zuwendung, aber auch in ganz materiellen Vorteilen liegen.

Erst wenn der Leidensdruck größer ist als der Krankheitsgewinn, und wenn alle körperlichen Behandlungsmethoden ohne größeren Erfolg ausgeschöpft wurden, dann kann als allerletzte Möglichkeit für viele noch die psychosomatische Behandlung in Betracht gezogen werden. Sie wird selten aus primärer Krankheitseinsicht heraus aufgesucht, aus dem Wunsch heraus, Einsicht in die Zusammenhänge zwischen körperlichen und seelischen Vorgängen zu bekommen und mit der Bereitschaft, selbst zur Veränderung beizutragen. Sie ist meist nur noch der letzte Weg – und auch so »zweite Wahl«.

Warum ist das so? Wie ist es so geworden? Was steckt an Bedeutung dahinter? Was kann letztlich die psychosomatische Medizin und was kann sie nicht? Sind seelisch bedingte Krankheiten überhaupt behandelbar?

Eine Menge Fragen tauchen auf – so wie sie sich mir auch gestellt haben – und ich hoffe, daß sie in diesem Buch, wenigstens ansatzweise, beantwortet werden können.

1 Einführung in die Psychosomatik

Psychosomatik, was ist das eigentlich?

Das Wort »Psychosomatik« begegnet uns immer häufiger. Noch heute löst es starke Ängste aus, denn alles, was mit dem Wortbestandteil »psycho« anfängt, bedeutet scheinbar »nicht normal«. Damit wird es erst einmal abgewehrt. Das ist doch etwas für die anderen, die geistig Kranken, die mit ihren Problemen nicht klar kommen. Das bißchen Schlafstörung und Streß im Beruf, das ist doch völlig normal und erklärbar. Die Kopfschmerzen kommen vom Wetterumschlag, die Herzschmerzen von der Überanstrengung und die Magenschmerzen – man weiß ja, wie die Nahrungsmittel heutzutage verfälscht werden. Die Atemstörungen haben etwas mit der schlechten Luft oder dem Rauchen zu tun, die Schmerzen an der Wirbelsäule kommen vom »Verschleiß« und das Übergewicht ist familiär bedingt.

Mit dieser Haltung werden die Zusammenhänge zwischen Körper und Seele abgewehrt. Dabei ist Psychosomatik etwas, das uns alle betrifft.

Was sich dahinter begrifflich verbirgt, ist nicht so einfach zu erklären. Das Wort selbst setzt sich aus zwei Bestandteilen zusammen, »Psyche« heißt Seele, »Soma« heißt Körper. In der herkömmlichen, körpermedizinisch orientierten Behandlung, beispielsweise in der internistischen oder chirurgischen Medizin, wird der Mensch meist so behandelt, als ob nur der Körper krank wäre und dieser möglichst rasch wieder funktionsfähig gemacht werden müßte. In der psychiatrischen Medizin ist nur die kranke Seele Gegenstand der Behandlung, der Körper spielt dabei kaum eine Rolle. Aber der Mensch ist beides, Körper und Seele. Beides wirkt unmittelbar aufeinander ein. Dieser Tatsache versucht die Psychosomatik Rechnung zu tragen. Es gibt keine psychische Belastung, keinen seelischen Konflikt ganz ohne körperliche Folgen, es gibt auch keine körperlichen Erkrankungen, die sich nicht irgendwie seelisch bemerkbar machen.

Wir haben das alle schon erfahren. Wenn wir traurig sind, gekränkt, wütend oder auch besonders froh, wenn wir also seelisch stark berührt sind, dann kann unser Körper Tränen produzieren. Die Tränenproduktion selbst ist ein rein körperlicher Vorgang, das Gefühl dahinter spielt sich jedoch im seelischen Bereich ab. Hier bewirkt also seelisches Erleben einen körperlichen Vorgang, den wir alle kennen.

Ein anderes Beispiel kennen wir von der Angst. Darauf antwortet unser Körper mit einer Vielzahl von Reaktionen wie Herzklopfen, beschleunigte Atmung, höherer Blutdruck, uns wird vielleicht heiß oder kalt, wir zittern, vielleicht entsteht Gänsehaut oder Angstschweiß bricht aus. Wir erleben dabei das enge Zusammenspiel zwischen einem Gefühl und den körperlichen Reaktionen darauf. Auch das Umgekehrte ist uns bekannt: Wenn wir uns beispielsweise erkältet haben und die Nase verstopft ist, dann macht uns nichts mehr Freude, wir sind nicht nur körperlich, sondern auch seelisch beeinträchtigt.

Solche Zusammenhänge, von der Medizin in den letzten Jahrzehnten wiederentdeckt, sind dem Volksmund nie verlorengegangen. Wir alle kennen entsprechende Redensarten. Uns liegt etwas am Herzen, etwas macht uns Kopfzerbrechen, wir mußten unseren Ärger schlucken, oder haben uns an einem Problem vielleicht die Zähne ausgebissen. Dazu gibt es eine Fülle von Beispielen. Wir alle haben schon einmal gesagt: »Ich bin sauer.« Sauer ist der Mensch nur im Magen, nur dort kann Säure erzeugt werden, und so erstaunt es nicht, daß nachgewiesen werden konnte, daß bei Ärger die Magensäureproduktion deutlich ansteigen kann. Hier werden uns die engen Zusammenhänge zwischen Seele und Körper, zwischen gefühlsmäßigen Regungen und körperlichen Reaktionen deutlich vor Augen geführt.

Wenn der Zusammenhang zwischen Gefühl und körperlicher Reaktion noch bekannt ist, wenn wir also wissen, daß wir jetzt Herzklopfen haben, weil wir Angst empfinden, ist das Ganze leicht durchschaubar und es wird uns nicht krank machen. Wenn wir aber die Angst nicht mehr spüren, weil wir keinen Grund dafür erkennen können und weil sie uns vielleicht in unserer Erziehung verboten wurde – noch heute gilt für viele Männer Angst als unzulässige Schwäche, denn sie sind dazu erzogen worden, sie nicht mehr wahrzunehmen – dann bleibt uns nur das Herzklopfen übrig. Denn der Körper reagiert immer.

Für den Verstand sieht das Ganze sehr einfach aus: wir bemerken das Herzklopfen, und es bedeutet für uns, daß mit dem Herzen irgend etwas nicht in Ordnung sein kann. Es scheint uns so, als ob das Organ »Herz« krank ist. Die Betroffenen gehen dann zum Arzt, und wenn ein EKG zeigt, daß keine Herzschädigung vorliegt, bleibt die Sache unerklärlich und vielleicht vergessen wir sie. Was aber dann, wenn das »nervöse Herz« seinerseits – in dem Sinne, daß der Körper auf die Seele wirkt – wiederum Angst macht? Es gibt Medikamente, die in diesem Fall helfen können, Beruhigungsmittel, Psychopharmaka, Medikamente, die den Herzschlag regeln. Aber kein Medikament ist auf Dauer ohne Nebenwirkungen und ohne Schädigungen. Zusätzlich schirmen uns Psychopharmaka vom eigentlichen Erleben ab und lassen uns unsere Umwelt eher wie hinter einer Scheibe oder wie durch einen Schleier sehen. Sie nehmen uns also einen wichtigen Teil unseres Erlebens und wirken gleichzeitig nur solange, wie sie eingenommen werden. Sie können aber keine Heilung bringen.

Unser körpermedizinisch orientiertes Denken hat dazu geführt, daß wir unsere Organe nicht mehr verstehen können. Für uns heißt eine veränderte Organfunktion, daß das Organ krank ist. Dabei zeigt es doch nur wie ein Warnlicht an, daß etwas nicht bemerkt wird, daß Konflikte nicht gelöst werden, daß eine Überlastung in irgendeiner Form vorliegt. Psychosomatische Krankheiten sind Körperstörungen, die als Folge eines gegenwärtigen, aus der Vergangenheit nachwirkenden Konfliktes auftreten. Besonders häufig finden wir sie in Lebenskrisen und in sogenannten »Schwellensituationen«, also beim Übergang von der Kindheit in die Pubertät, von der Pubertät ins Erwachsenenleben und gehäuft beim Übergang zum Altern.

Vom Ansatz und Begriff her, geht die psychosomatische Medizin vom ganzen Menschen und seiner Leib-Seele-Einheit aus. Es stellt sich die Frage, wie die Zusammenhänge zwischen beiden beschaffen sind, und warum es zu Störungen im Zusammenspiel von beiden kommen kann.

Wir alle haben unsere Erfahrungen und Erlebnisse, die sich Stück für Stück zu unserer Lebensgeschichte zusammensetzen. Die Geschichte des einzelnen Menschen bestimmt die Qualität seines Erlebens. Sie gibt den an sich abstrakten Gefühlen Farbe und Klang, gestaltet sie aus und bewirkt so die ganze bunte Fülle und Vielfalt des unterschiedlich Lebendigen. Die Lebensgeschichte bestimmt letztlich, was erlaubt und was unerlaubt ist, also was gelebt werden kann, beziehungsweise was gehemmt ist oder wenig entwickelt. Denn ungelöste Probleme und Konflikte, die uns krank machen können, entstehen ja nur dann, wenn uns aktuell bestimmte Möglichkeiten oder Fähigkeiten nicht zur Verfügung stehen, die sie lösbar machen könnten. Sie sind also deshalb zunächst unlösbar, weil hilfreiche Gefühle, wie beispielsweise Ärger, durch die Erziehung verboten wurden. Dabei kann uns oft nur der Ärger erkennen helfen, wo wir ausgenutzt, überfordert oder gekränkt werden. Aggressionen können symbolisch mit dem Bild des Feuers verglichen werden: ohne seine Entdeckung hätte sich unsere Kultur nicht entwickeln können. Es wärmt uns, es hilft uns, verträgliche Speisen zu bereiten und es bewirkt Veränderungen der Werkstoffe, aus denen viele Gegenstände unseres Lebens hergestellt sind. Es gestaltet ganz entscheidend die Qualität unseres äußeren Lebens. Feuer ist hilfreich, solange es gezielt angewendet wird und nicht aus der Kontrolle gerät. Ein Waldbrand hingegen oder ein Großfeuer in einer Stadt, sind zerstörend. Wenn wir unsere Aggressionen dafür verwenden, uns abzugrenzen und andere Menschen auf unsere eigenen Grenzen hinzuweisen, wenn sie uns im Spüren dessen, was zwischen Menschen geschieht, aufmerksam machen dürfen, auf Beziehungen, die uns beispielsweise schädigen, dann sind sie unverzichtbare Verbündete. Ungezügelter Haß allerdings ist zerstörend wie ein Großbrand.

Ein anderes Gefühl, das für viele Menschen so schwer erträglich ist, daß es nicht wahrgenommen werden kann, ist die Trauer. Nur das Gefühl der Trauer kann uns aber zeigen, wo Verluste vorliegen, wo wir loslassen und wo wir uns selbst immer wieder trösten müßten. Denn viele Verluste sind uns überhaupt nicht bewußt, wie etwa der Verlust an Lebenszeit und Lebenskraft, an Rechten etwa in einer einseitigen Beziehung, aber auch Verluste von Gesundheit oder etwa von Unversehrtheit und auch ganz direkt von Organen bei einer Operation. Menschen, die nicht trauern können, werden aber irgendwann depressiv. Denn Gefühle sind auch dann vorhanden, wenn wir sie nicht wahrnehmen.

Hierher gehört auch die oft schwer wahrnehmbare Angst. Eigentlich hat sie die Funktion, uns zu schützen – Menschen ohne Angst sind in großer Gefahr. Angst können wir auch haben vor starken Gefühlen, vor starken unerfüllten Wünschen oder auch vor bislang ungelösten Konflikten. Oft wird die Angst aber verdrängt, weil sie in der Erziehung verboten war, weil Kinder aufgefordert werden, sich nicht zu fürchten oder weil sie gesagt bekommen, daß Angst Schwäche oder Dummheit ist.

Hier sehen wir, daß unsere Art des Gefühlserlebens Einflüsse aus unserer Vergangenheit widerspiegelt, die unser gegenwärtiges Erleben entscheidend mitprägen. Gefühle kennen keine Zeit. Es ist nicht wichtig, wie viele Jahre unsere Erfahrungen zurückliegen – wichtig ist nur, daß sie immer wieder durch ähnliche Situationen neu auftauchen und unser Fühlen und Handeln bestimmen.

Hätten wir – hypothetisch – die volle Skala aller Gefühle zur Verfügung, wäre alles relativ einfach. Wir wüßten dann um unsere Grenzen und um unser Recht, uns abzugrenzen, wir könnten um alle Verluste trauern und könnten uns so gut wie möglich mit Hilfe der Angst schützen. Wir wüßten dann, was für uns richtig und was falsch ist. So allerdings ist kein Mensch beschaffen. Wir können immer nur Teile davon erfassen.

Dadurch, daß Gefühle, lebensgeschichtlich bedingt, sehr unterschiedlich erlebt und eingesetzt werden oder eben auch nicht, entsteht ja gerade das Besondere an jedem Menschen. Jeder und jede ist einmalig, besonders, unverwechselbar. Und damit kommt jedem Menschen ein einmaliger Wert zu. Das ist so allgemein gesagt leicht verständlich, für uns selbst aber oft schwer einsichtig.

Hinter psychosomatischen Krankheiten stehen also immer ungelöste Konflikte, Gefühle von Schuld, Ausweglosigkeit und Sinnlosigkeit, unerfüllte Wünsche und ungelebte Gefühle.

Die Behandlung psychosomatischer Krankheiten zielt in Form verschiedener psychotherapeutischer Methoden immer dahin, daß zuerst einmal die Sprache des Symptoms oder des Organs verstehbar wird. Die zugrunde liegenden Schwierigkeiten und Konflikte können aufgedeckt werden, jedoch erst dann, wenn die Betroffenen seelisch stabil genug sind, sich damit zu beschäftigen. Denn es hat ja einen sehr schwerwiegenden Grund, wenn Dinge aus dem Bewußtsein verdrängt werden.

Jede psychosomatische Krankheit ist auch gleichzeitig ein Selbstheilungsversuch. Sie kann eine belastende Situation verändern, kann Schonung bringen, wo bisher Belastung war, sie kann uns helfen, bestimmte Dinge zu verweigern, die wir uns sonst abverlangt hätten, sie kann ein Signal auf die dahinter liegenden Konflikte und Störungen geben. In der Ausgestaltung psychosomatischer Symptome liegt immer auch der Ausdruck einer Kraft. Diese Kraft in heilende statt störende Richtung zu lenken, sie für Gesundung statt Erkrankung wirksam zu machen, ist auch Aufgabe der psychosomatischen Medizin. Es handelt sich dabei aber immer letztlich um eine Selbstheilung der Betroffenen. Aus diesem Grund erfordert eine psychosomatische Behandlung, im Gegensatz zur Körpermedizin, ein sehr viel größeres Maß an Bereitschaft zur Mitarbeit, an Eigenarbeit und Eigenverantwortlichkeit. Sie setzt die Bereitschaft zur Entwicklung und zur Veränderung bei den Betroffenen voraus. Wer sich also auf eine psychosomatische Behandlung einläßt, muß in jedem Falle bereit sein zum Umdenken, wenn sie sinnvoll werden soll.

Wichtig ist, daß sich die Betroffenen von dem scheinbaren Makel, »nicht normal« zu sein oder gar zu simulieren, lösen und sich selbst als Ganzes ernst nehmen. Die Psychosomatik gibt uns die Möglichkeit, unsere Eigenverantwortlichkeit für unser Leben und unsere Krankheit oder Gesundheit zu begreifen und Veränderungen zu suchen und zu finden.

Literatur

Cremerius, J.: Zur Theorie und Praxis der Psychosomatischen Medizin. Suhrkamp, Frankfurt/M. 1978

Bräutigam, W. und P. Christian: Psychosomatische Medizin. Georg Thieme, Stuttgart 1975

Dethlefsen, T./R. Dahlke: Krankheit als Weg. C. Bertelsmann, München 1983

Groddeck, G.: Krankheit als Symbol. Fischer, Frankfurt/M. 1983

Hahn, P. (Hrsg.): Psychosomatik. In: Kindlers Psychologie des 20. Jh. 2 Bde., Beltz, Weinheim 1983

Jores, A. (Hrsg.): Praktische Psychosomatik. Hans Huber, Stuttgart 1981

Luban-Plozza, B. (Hrsg.): Der Zugang zum psychosomatischen Denken. Springer, Berlin 1983

Olbricht, I.: Psychosomatik aus Therapie und Selbsterfahrung. Seifert, Th./A. Waiblinger (Hrsg.), Kreuz, Stuttgart 1986

Orban, P.: Psyche und Soma. Akadem. Verlagsgesellschaft, Wiesbaden 1981

Overbeck, G./A. Overbeck (Hrsg.): Seelischer Konflikt – körperliches Leiden. Rowohlt, Hamburg 1978

Sontag, S.: Krankheit als Metapher. Fischer, Frankfurt/M. 1977

Stalmann, R.: Psychosomatik. Fischer, Frankfurt/M. 1984

Tamm, J. M.: Kultur und Psychosomatik. Springer, Berlin 1984

v. Uexküll, T.: Wissenschaftstheorie und Psychosomatische Medizin, ein bio-psycho-soziales Modell. In: v. Uexküll, T. (Hrsg.): Psychosomatische Medizin. Urban & Schwarzenberg, München 1986

Wunderli, J.: Moderne Psychosomatik. Goldmann, München o.J.

Psychosomatische Erkrankungen und menschliche Entwicklung

Daß psychosomatische Erkrankungen aus Konflikten und Affekten heraus entstehen, ist eine Erfahrungstatsache, ebenso, daß vieles durch eine psychosomatische Behandlung, bei der Körper und Seele an der Therapie teilnehmen, gebessert oder sogar geheilt werden kann. Warum dies so ist und wie dies zustande kommt, das ist sehr schwer zu beantworten.

Was heißt denn das: Körper? Ist es das, was wir sehen und fühlen können – ist es die Summe aller Organe – oder ist es die Summe der Körperzellen, der laborchemisch meßbaren Werte, der intrazellulären Vorgänge? Wenn wir den Körper als hochkomplizierte Maschine verstehen, deren Einzelteile der Betrachtung und Messung direkt zugänglich sind, dann sind sie natürlich auch im Erkrankungsfall einzeln behandelbar, sei es durch Medikamente oder durch Eingriffe in der Chirurgie.

Bei einem Reparaturdenken dominieren die Gesetze der Kausalität, alles ist meßbar, nachweisbar und beweisbar geworden. Wahrheit ist nur, was objektivierbar ist. So schaltet unser objektivierendes Denken die subjektiven Erfahrungen der Einzelnen aus und entwertet sie damit. Wenn aber unsere persönlichen Erfahrungen nicht mehr zählen, dann sind wir letztlich als »technische Geräte« irgendwo alle gleich. Dann wäre die Folge eine Entindividualisierung. Ist das, was dann übrig bleibt, der Körper? Dann hätte die Seele des einzelnen Menschen, seine ganz spezifische Art des Seins, seine Lebenserfahrung nichts mehr mit Krankheitsprozessen zu tun. Sie wären völlig getrennt davon, es gäbe weder eine Ursache noch eine Wirkung. Die psychosomatische Medizin jedoch setzt Wechselwirkungen voraus.

Eine scheinbare Aufwertung seelischer Faktoren hat allerdings um sich gegriffen. Auch im Bereich der Seele wird geforscht und gemessen, gezählt und verglichen. Es wird versucht, auch seelische Prozesse beweisbar und meßbar zu machen. Die Seele wird wie ein Körperorgan behandelt und auch so beschrieben. Alles ist von dinghafter Qualität. Ist dann die Seele auch Körper? Oder was ist ihre Besonderheit? Denn die Frage, was denn Seele sei, ist noch viel schwerer zu beantworten, obwohl wir heute so viel darüber wissen wie noch zu keiner anderen Zeit. Es ist zu fragen, ob es sinnvoll ist, alle Seinsbereiche mit der gleichen Methode und aus gleichen Voraussetzungen heraus zu erforschen. Das würde die Fragestellung vereinfachen. Aber dann findet Gleichmacherei, nicht aber Überbrücken der Leib-Seele-Spaltung statt. Oder ist die Seele etwas, das ebenfalls aus einzelnen seelischen Instanzen, den Körperorganen gleich, besteht? Dann hätten wir zwei in sich verschiedene Teile des Ganzen vor uns, die aber von grundsätzlich ähnlicher Qualität wären. Das eine wäre Materie und das andere Nicht-Materie. Die Frage, was dann wie aufeinander einwirkt, wäre weiterhin nicht beantwortet. Wir wissen zwar, daß bestimmte Gefühle bestimmte Körperfunktionen verändern und daß dies über Steuerungsvorgänge geschieht. Warum und wie gerade was welche Veränderungen bewirkt, das wissen wir nicht.

Diese Überlegungen sollen nicht verunsichern, aber sie geben einen kleinen Einblick in die Schwierigkeiten der psychosomatischen Medizin.

Auch die Frage, warum gerade ein bestimmtes Organ erkrankt, kann nie mit Sicherheit beantwortet werden. Es gibt viele Erklärungsansätze und -versuche. Sicherlich gibt es anlagemäßige Organschwächen, die von Mensch zu Mensch unterschiedlich sind. Auch familiäre Verhaltensmuster und Krankheiten im Familienkreis können zur Bevorzugung bestimmter Organsysteme führen. Der Symbolcharakter der Organe spielt dabei sicher ebenfalls eine Rolle und auch die spezifische Art des Konfliktes, nämlich welche Mitteilung der Körper mit Hilfe seiner Organsprache machen will. Wichtig ist aber auch sicherlich die Lebensgeschichte. Wir finden bestimmte Reaktionsweisen und Symptome, die mit Körpererfahrungen verknüpft sind, wie sie im Verlauf der frühesten Kindheitsentwicklung erlebt wurden.

Natürlich ist jedes neugeborene Kind mit seinen seelischen und körperlichen Eigenschaften einmalig und unverwechselbar und es trägt in sich eine Fülle von erbgenetisch festgelegten Eigenschaften. Seine Reifungsschritte durchläuft es nach der Geburt auf individuelle Art und Weise. Das hängt zum Teil von der Förderung oder Hemmung durch die erziehenden Personen ab, also von Umwelteinflüssen, aber auch wiederum von anlagemäßigen Faktoren. Allerdings ist teilweise die Reihenfolge der Reifungsschritte festgelegt und nicht umkehrbar. Kein Kind kann laufen, bevor es nicht stehen oder sitzen kann. Kein Kind spricht ganze Sätze, bevor es nicht einzelne Worte und davor Laute erlernt hat. Deshalb können wir voraussetzen, daß es bestimmte festgelegte Abläufe gibt.

Die Erkenntnisse der Psychobiologie, die auf genauer Beobachtung der frühen Interaktionsmuster zwischen dem Säugling und seinen Bezugspersonen beruhen, zeigen außerdem, daß das Kleinkind nicht als beliebig formloses psychologisches »Neuland« auf die Welt kommt. Vielmehr bringt das Kind Fähigkeiten mit, die es ihm erlauben, sofort seinerseits den Kontakt mit der Umwelt aufzunehmen und zu regulieren. Zudem gibt es dementsprechend ein unbewußtes Elternverhalten, das auf die Angebote des Säuglings intuitiv reagiert und das offenbar biologisch vorbestimmt ist.

Wir wollen im folgenden den Versuch machen, in großen Zügen die Entwicklung des Menschen zu betrachten, um daran anknüpfend die möglichen Schädigungen zu sehen, die eventuell zu einer neurotischen Entwicklung beziehungsweise zur psychosomatischen Erkrankung führen können.

Jedes Kind, das geboren wird, trifft mit seiner Geburt auf bestimmte Vorstellungen und Erwartungen seiner Eltern. Wenn beispielsweise ein Junge sehnlichst erwartet und dann ein Mädchen geboren wird, dann fällt es den Eltern schwer, das Kind als Mädchen anzunehmen. Genau das gleiche gilt für den umgekehrten Fall. Oft haben die Eltern auch bestimmte Vorstellungen davon, wie das Kind beschaffen sein soll. Es kann geplant worden sein als Vermittler in einer Ehekrise, dann hat es die Funktion, die Ehe der Eltern aufrechtzuerhalten. Es kann als »Stammhalter« dazu bestimmt sein, Beruf oder Geschäft des Vaters fortzuführen. Dann ist es nicht als Einzelindividuum in die Familie gekommen, sondern als Teil einer Generationenfolge. Vielleicht soll das Kind die Erwartungen erfüllen, die die Eltern an das Leben hatten, es soll das Leben seiner Eltern leben, das diese versäumt haben. Es kann sein, daß es als »Prinz« oder »Prinzessin« aufgezogen wird. Es kann von einer Mutter geboren werden, die aus der Geburt eines Kindes und dessen Aufzucht ihre einzige Lebensberechtigung bezieht. Damit dient das Kind der Mutter als Lebensbestätigung und als Ich-Ergänzung. In all diesen Fällen wird das Kind nicht als Individuum erwartet, sondern es wird bereits als Funktionsträger geboren. Es soll also keine persönliche Entwicklung nehmen, sondern eine ganz bestimmte, durch die Erwartungen vorgegebene. Danach ist es schwierig, einen individuellen Wert in sich selbst zu sehen, ein Selbst zu entwickeln. Sein Ich kann zerbrechlich oder gar fragmentiert bleiben. Hinzu kommt, daß ein solches Kind meist die Erwartungen seiner Eltern nicht erfüllen kann. Es wird sich also immer wieder als unfähig und als Versager erleben müssen. Dann ist die Entwicklung eines gesunden Selbstwertgefühls sehr schwierig. Es ist dann leicht, sich selbst als unfähig zu hassen, genau so unbewußt aber diejenigen, die für das Dilemma verantwortlich sind und denen es doch, auch um den Preis der Selbstaufgabe, genügen möchte. Aus dieser Situation heraus können sich später schwere psychosomatische Krankheiten mit selbstzerstörerischen, autoaggressiven und autodestruktiven Anteilen entwickeln – vielleicht alternativ zu einer Psychose, also einem *seelischen Zerfall* der Persönlichkeit. Alle schweren Krankheiten mit Organzerstörungen gehören dazu, wahrscheinlich auch die Krebserkrankung oder in manchen Fällen die multiple Sklerose. Dabei werden Organe oder Organsysteme zerstört, die Organzerstörung setzt sich fort in der Notwendigkeit von Operationen – die chirurgische Medizin wird hier zur Vollstreckerin der Selbstzerstörung. Alles das geschieht natürlich tief unbewußt. Bei solchen Menschen finden wir auch häufig große Schwierigkeiten, die eigene Seele mit Gefühlen und seelischen Regungen wahrzunehmen. Das ist nicht weiter verwunderlich, wenn wir uns die ganz frühe Störung der seelischen Entwicklung, die Zerstörung in seelischen Bereichen ansehen. Wenn die Betroffenen wirklich verstehen würden, was da vorgegangen ist, woran sie gehindert, worin sie gehemmt wurden – wäre dann das Ausmaß der Wut noch steuerbar? Die körperliche Krankheit und die Unfähigkeit, die Zusammenhänge zu seelischen Strukturen herzustellen, ist möglicherweise ein Schutz vor dem Abgleiten in eine Psychose. In beiden Fällen, sowohl bei der schweren psychosomatischen Erkrankung wie auch bei der Psychose wird vermieden, daß die Betroffenen ihre eigenen Defizite und Mängel und deren Ursachen wahrnehmen, die ihre mörderische unkontrollierbare Wut erregen könnten.

Für alle diese Behauptungen gibt es keine Beweise im naturwissenschaftlichen Sinn, wohl aber Hinweise auf Wechselwirkungen, wie sie eben beschrieben wurden.

Aber sehen wir uns an, wie die seelische Entwicklung weitergehen kann. Ein neugeborenes Kind erlebt eine völlig veränderte Situation. Es vertauscht gleichmäßige Wärme und Weiches mit Hartem, Spitzem, Warmem und Kaltem, gleichmäßige Versorgung mit Sauerstoff und Nahrung mit der Übernahme eigener Funktionen, immerwährende Bewegung mit der Mutter und deren Atem mit einsamer Ruhe, und immervorhandenes Geräusch wie beispielsweise den Herzschlag der Mutter mit einsamer Stille. Welche Veränderung – und welche Leistung, sich darauf einzustellen! Ein neugeborenes Kind hat auch zuerst noch kein Gefühl für sich selbst. Es weiß nicht, wo es selbst aufhört und wo die Umwelt anfängt. Seine Begrenzungen kann es kennenlernen durch Berührungen und Versorgung, die ihm zuteil wird. Es lernt unangenehme Berührungen kennen in Form von Schmerzen, Wundliegen, Ablehnung – wenn diese überwiegen, dann wird es seine Körpergrenzen als unlustbetont und als Vermittler unangenehmer Gefühle erleben. Durch liebevolle körperliche Berührung, Zärtlichkeit, behutsame Versorgung und Streicheln der Haut lernt es, seine Grenzen gerne zu spüren und anzunehmen und damit auch sich selbst als angenehm zu erleben.

Die Haut ist unsere Grenze zur Umwelt. Sie trennt Innenraum von Außenraum. Sie ist aber nicht nur Grenze, sondern zugleich auch Vermittler in der Verbindung von innen und außen. Sie ist ein Sinnesorgan, das uns anzeigt, wie unsere Umwelt beschaffen ist. Sie warnt uns durch Schmerzempfinden vor Schäden von außen. Sie zeigt uns aber auch durch die Vermittlung wohliger Gefühle auf, wenn unsere Umwelt uns entspricht, sie dient dem Kontakt zu anderen Menschen und kann sowohl zärtliche Liebe und Streicheln als auch Schläge und Strafen erfahren. Hat das Kind gelernt, seine Haut als unlustbetonte Grenze abzulehnen, dann ist dieses Grenzorgan leichter in der Gefahr zu erkranken. Allergien oder Ekzeme und Hautausschläge können auftreten. Am Beispiel der Urticaria, der Nesselsucht, können wir uns einmal die Art der Reaktion ansehen. Die Haut ist dabei an verschiedenen Stellen gerötet und geschwollen. Dahinter steht eine Gefäßerweiterung als Hautreaktion auf schädigende Einflüsse hin. Wir kennen das alle: Wenn uns jemand hart berührt oder schlägt, rötet sich die betreffende Hautstelle. Bei sehr intensiver Gefäßerweiterung können sich Hautanschwellungen bilden. Eine solche Reaktion entspricht dem Schlag, den die Betroffenen seelisch spüren. Schwache Nesselsuchtreaktionen können sogar schon dann auftreten, wenn die Betroffenen den Eindruck haben, daß sie beobachtet werden.

Zu den störenden Hautreaktionen können auch übermäßige Schweißbildung und Durchblutungsstörungen zählen.

Ein weiteres Organ des Austauschs mit der Umwelt sind die Schleimhäute. So gibt es den sogenannten »nervösen Schnupfen« (Rhinitis vasomotorica). Dieser kann auftreten, wenn die Betroffenen mit Situationen konfrontiert werden, die sie ärgerlich ablehnen und von denen sie wünschen, daß andere dafür die Verantwortung übernehmen sollten: »Ich bin verschnupft«.

Auch Asthma kann sich im Zusammenhang mit ähnlichen Haltungen entwickeln. Die mit Asthma verbundenen Gefühle sind jedoch meist wesentlich intensiver. Dazu müssen wir uns vorstellen, daß die normale Reaktion von Nasen- und Lungenschleimhäuten auf Schädigungen darin besteht, das Eindringen schädigender Stoffe durch Anschwellen und Verengung der Atemwege zu behindern oder durch eine vermehrte Schleimbildung auszuschwemmen. Genauso reagiert also unser Organismus auch auf seelische Reize. Wir kennen ja den Ausspruch: »Ich will dir was husten«, oder »ich muß mir Luft machen«.

Außerdem kann es auch häufige Störungen im Kontakt geben, die Betroffenen können ambivalent auf ihre Umwelt reagieren, weil sie ihre Distanz nicht richtig bestimmen können. Sie spüren nur, irgendwann wird die Überschreitung der Grenze zur Unlust. Aus diesem Grund haben sie Angst vor Abhängigkeit und beharren auf ihrer Autonomie. Als Kompensationsmechanismus verfügt ein solcher Mensch über ein sehr ausgeprägtes Wahrnehmungssystem und über große intuitive Fähigkeiten, die bis zur paranoiden Empfindlichkeit führen können. Eine psychotherapeutische Behandlung ist in solchen Fällen sehr schwierig, weil ein Grundproblem der Betroffenen das fehlende Vertrauen auf ihre eigenen Fähigkeiten, sich abzugrenzen und damit auch, den richtigen Abstand zu finden, ist. Das erschwert das Eintreten in eine therapeutische Beziehung, weil Beziehung Angst macht.

Auch die Nahrungsaufnahme spielt eine große Rolle im Leben eines Kindes. Ein Kind kann überversorgt werden, es muß alles schlucken, aufnehmen, was es angeboten bekommt. Es kann aber auch Mangel leiden. Jedes Kind braucht aber Sättigung und Versorgung, nicht Hunger oder Überfütterung. Ein Kind, das immerzu satt oder aber hungrig ist, wird keine Zufriedenheit kennen. Es wird unlustig sein, kann sogar depressiv wirken, und es wird danach suchen, sich Zufriedenheit zu verschaffen, ohne sie je zu erreichen. Genau so reagiert dann auch der erwachsene Mensch, der aus diesem Kind wird. Er wird möglicherweise Beschwerden des Magens aufweisen, die von unspezifischen funktionellen Oberbauchbeschwerden mit Druck- und Völlegefühl, vielleicht auch vom Luftschlucken, dem Gefühl von Übelkeit oder Erbrechen bis hin zur Gastritis und zum schweren Magengeschwür reichen können. Der Magen ist das Organ des Aufnehmens, der Zufuhr. Die Reaktion des Magens auf die Zufuhr schädigender oder unverdaulicher Substanzen ist das Erbrechen, mit dem sie wieder entfernt werden. Der Magen kann aber nicht unterscheiden, ob es sich um unverdauliche Materie oder um unverdauliche Gefühle handelt. Meistens finden wir aber auch die Zeichen der chronischen Unzufriedenheit beim erwachsenen Menschen, den Wunsch, richtig versorgt zu werden, Erschöpfung, Lustlosigkeit, Antriebsarmut, Resignation und Bedrückung. Für solche Menschen werden oft die Diagnosen »Larvierte Depression« oder »Neurotische Depression«

gebraucht. Die *larvierte Depression* ist dabei hauptsächlich durch krankhafte Körperempfindungen gekennzeichnet, ein Konflikt wird nicht so rasch deutlich sichtbar. Bei *neurotischen Depressionen* hingegen finden wir häufig einen Konflikt und einen Auslöser. In der Vorgeschichte solcher Kranken ist charakteristisch, daß sie oft in Konfliktsituationen auch mit körperlichen Symptomen reagieren können. *Reaktive Depressionen* hingegen treten in direktem zeitlichen Zusammenhang mit tiefen seelischen Erschütterungen auf und können in relativ kurzer Zeit wieder abklingen.

Auch die Sauberkeitserziehung spielt noch heute häufig eine große Rolle für die Entwicklung. Jedenfalls ist die Abgabe von Körpersubstanz an die Außenwelt ein Vorgang, der jedes Kind interessiert. Hier entscheidet es sich zum ersten Mal, ob ein Kind »gehorsam ist« und seinen Stuhl dann abgibt, wenn die Mutter es wünscht, oder ob es sehr bald begriffen hat, daß dies die erste Möglichkeit ist, sich der Mutter gegenüber zur Wehr zu setzen. Etwa gleichzeitig beginnt das Kind, seine motorischen Fähigkeiten, also seine Bewegungsmöglichkeiten zu entdecken, die es befähigen, die Mutter zu verlassen, indem es beginnt zu kriechen und später zu laufen. Es kann dann selbst entscheiden, wo es sein will. Auch hier ist es wichtig, wie es den Erwerb der neuen Fähigkeiten erlebt. Ein Kind, das mit seiner Umwelt in Einklang steht, wird sich freuen, wenn es selbst seine Darmtätigkeit regeln kann und dafür Zuwendung bekommt. Ein Kind, das angstfrei seine Mutter verlassen kann, das seine neuen motorischen Fähigkeiten ausprobieren und benutzen darf, wird zuerst einmal das neue Freiheitsgefühl versuchen, dann aber gerne wieder in die gewohnte Sicherheit zurückkehren. Wichtig ist dabei, wie mit der Kontrolle umgegangen wird. Ein Kind, das durch Kontrollieren und durch ängstliches Beobachten dazu gebracht wird, im Sinne der Mutter zu »funktionieren«, wird diese ängstliche Beobachtung später selbst weiter fortführen. Ein solcher Mensch wird vielleicht auch versuchen, seine Verdauung zu kontrollieren und entsprechend zu manipulieren. Daraus kann die Stuhlverstopfung entstehen, der Durchfall und das sogenannte »Reizdarmsyndrom«, aber auch der Abführmittelmißbrauch. Die Neigung zur Kontrolle selbst kann zur ängstlichen

Selbstbeobachtung, zur Hypochondrie, zum Gesundheitsfanatismus, zum Registrieren kleinster Unregelmäßigkeiten führen, aus denen sich funktionelle Syndrome entwickeln können.

Da in dieser Zeit auch die Entwicklung der Funktion des Bewegungsapparates einsetzt, können wir auch hier entsprechende Störungen finden. Schmerzen im Bereich des Rückens können möglicherweise dann auftreten, wenn die betroffene Person den Wunsch hat, eine Handlung auszuführen, zu der der ganze Körper notwendig ist. Häufig geht es dabei um das Wegrennen oder Weggehen. Die Muskulatur, besonders des unteren Rückens, ist wesentlich für alle Fortbewegungsarten. Der Wunsch, gleichzeitig wegzurennen oder wegzugehen und der Entschluß, es doch nicht zu tun, sei es aus Angst oder aus anderen Gründen, führt dazu, daß Muskelgruppen angespannt werden, die einander entgegengesetzt sind. Der Konflikt zwischen Gehen und Bleiben führt damit zu Verspannung und Schmerzen. Auch Gelenkbeschwerden können ähnlich erklärt werden.

Neben diesen überwiegend körperlichen Störungen können in dieser Entwicklungsphase auch Ängste entstehen, die durch die Entwicklung von Zwangsneurosen unschädlich gemacht werden sollen.

Der nächste Entwicklungsschritt im Leben eines Kindes ist die Aufnahme sozialer Kontakte. Bisher hat es in der Regel, soweit es unsere Kultur betrifft, in der engen Gemeinschaft mit der Mutter gelebt. Jetzt tritt deutlicher auch der Vater in sein Bewußtsein, sofern sich dieser um seine Familie kümmert, vielleicht auch andere Menschen seiner Umgebung, Großeltern, Geschwister oder andere. Auch in dieser Entwicklungsstufe kann es zu Konflikten oder Defiziten kommen, die spätere Erkrankungen vorbereiten. So können entsprechend der Entwicklung Symptome entstehen, die sich nicht in einer funktionellen Störung des vegetativen Nervensystems zeigen, sondern die den Bereich der Wahrnehmung und der Willkürmotorik betreffen, wobei aber Organe wie Magen, Blase und ähnliches durchaus mitbetroffen sein können.

Zusammengefaßt werden solche Erkrankungen unter dem Begriff der »Konversionsneurose«, an deren Anfang ein Triebkonflikt steht. Dieser wird verdrängt und seine Energie wird in körperliche Symptome umgesetzt. Triebkonflikte können aus dem sexuellen oder dem aggressiven Bereich stammen. Wenn der Konflikt nicht gelöst werden kann, dann wird das Leiden oft chronisch. Hinzu kommt der durch die Krankheit erreichte Krankheitsgewinn, der wiederum die Symptomatik verstärken kann. Wird in der Psychotherapie die Besserung eines Symptoms durch die Bearbeitung des Konflikts und die Bewußtwerdung des abgewehrten und verdrängten Materials erreicht, dann kann es zu einer Symptomverschiebung kommen. Die Betroffenen können dann an einer anderen Erkrankung leiden. Die Konversionsneurose kann ein buntes und wechselndes Bild von Symptomen darstellen, die immer eine besondere Symbolik enthalten. Es geht aber immer um Konflikte im zwischenmenschlichen Bereich, wie sich in der Therapie herausstellt.

Besser als jede Krankengeschichte stellt ein Gedicht die Rolle von Kindheitserfahrungen für die Entwicklung eines Menschen dar. Der Betroffene ist ein 48jähriger Mann, der mit schwersten Schlafstörungen, Gelenkbeschwerden und Selbstmordgedanken zur Therapie kam.

Ich habe als kleines Kind den Tod gesehen.
Er regnete vom Himmel und die Häuser brannten
Ich erschrak sehr und fürchtete mich zu Tode.
Ich war klein
der Tod in den Wolken mächtig.
Ich schrie nach meiner Mutter
sie kam und rettete mich
vor dem Tod.
Ich dankte meiner Mutter
indem ich furchtsam wurde
ein stilles Kind
immer in der Nähe der Mutter.
Ich fühlte mich sicher und geborgen
bis mein Bruder geboren wurde.
Ich beging eine Todsünde
Ich wollte meinen kleinen Bruder töten

er nahm mir alles
ich war nichts
ich verlor durch ihn die Liebe und Wärme meiner Eltern.
Ich war plötzlich allein und es wurde dunkel
ich begann zu frieren und glaubte sterben zu müssen
ich zog mich in mich selbst zurück;
und keiner sah mir an,
daß ich ein Mörder war.
Ich lebte allein mit mir viele dunkle Jahre
und keine Wärme wärmte mich
kein Licht leuchtete für mich
weil ich der Mörder meines Bruders war.
Ich wurde Vater
Ich weiß nicht wann
und ich konnte die Verantwortung für meinen dritten Sohn
nicht tragen
da beschloß ich
den ungeborenen Sohn zu töten
obwohl hinter meiner Stirn die Schuld des Brudermordes
brannte.
Der Sohn aber begann zu meinem Entsetzen zu leben
und er klagte mich an
stumm – nur durch sein Dasein
da beschloß ich
Gericht zu halten
und zu büßen
für den Mord an Bruder und Sohn.
Ich war Angeklagter
Richter und Henker zugleich.
Ich verurteilte mich zum Tode
indem ich mich lebendig sterben ließ
jede Sekunde
Tag und Nacht.
Ich starb viele Jahre lang
und ich quälte mich zu Tode.
Meine Sterbephantasien waren unerschöpflich
meine seelischen Folterkammern sah nie eines Menschen
Auge.

Nur ich wußte,
daß ich ein Mörder war.
Da wurde ich wieder Vater,
und ich beschloß,
ein Kind zu werden,
denn Kinder bestraft man nicht.
So gab ich die Verantwortung an mich ab
und beschloß,
das ungeborene Kind zu töten.
Dann brachen alle Dämme,
und ich ertrank in Todesfantasien.
Ich grub mir einen dunklen Schacht
ins Innere meines Selbst
und wartete dort auf das Jüngste Gericht.
Ich wußte nicht mehr
wer ich war
und konnte keinem in die Augen sehen.
Die Schuld brannte in mir.
Da saß ich nun
in meiner kalten Einsamkeit
und wartete auf den Tod.
Ich hatte ihn verdient.
Und als es immer kälter wurde
und ich mich zum Sterben hinlegte,
da nahm mich eine Frau in den Arm
und wärmte mich
und sagte mir
komm zurück ins Leben,
zum Sterben hast du noch Zeit genug.
Da blickte ich mich um
und erkannte,
du bist das Opfer deiner kindlichen Phantasie.
Alle Kinder leben noch
fast alle.
Verstehst du das?

Menschen, die mit psychosomatischen Erkrankungen zur Behandlung kommen, haben also in der Regel eine Lebensgeschichte, aus der Zusammenhänge erklärbar und verstehbar werden können. Dabei muß deutlich gesagt werden, daß es kaum Erkrankungen gibt, die *keinen* psychosomatischen Hintergrund haben. Selbst bei so deutlich körperlichen Krankheiten wie Krebs etwa ist in den letzten Jahren die Beziehung zur seelischen Entwicklung und zu ganz speziellen Persönlichkeits- und Konfliktkonstellationen eingehend untersucht worden. Die Ergebnisse sprechen für sich. Es kann nicht mehr bezweifelt werden, daß seelische Faktoren bei dem Entstehen der Krebskrankheit beispielsweise eine wichtige Rolle spielen. Das Gleiche gilt für viele andere körperliche Erkrankungen, aber sogar auch für die Neigung zu Unfällen beispielsweise.

Die Betroffenen haben aber auch eine Krankheitsgeschichte, die häufig für sie zusätzlich sehr belastend war. Nach Auftreten der ersten Symptome suchten sie meist zuerst ihren Hausarzt oder ihre Hausärztin auf. Oft gab es weitere, zum Teil beängstigende und schmerzhafte Untersuchungen bei verschiedenen Fachdisziplinen. Die Auskunft, daß nichts schwerwiegendes Organisches vorliege, war meist erst einmal eine Beruhigung. Aber die Symptome bestanden weiter. Neue Untersuchungen konnten die Ursachen auch nicht finden, das war für die meisten unbefriedigend, enttäuschend und beängstigend. Sie fühlten sich oft abgelehnt, als hypochondrisch oder als Simulanten betrachtet. Damit hatten sie das Gefühl, daß sie ihre Symptome nur vorspielten, daß sie nicht richtig krank wären und dadurch wurden sie weiter verunsichert und fühlten sich minderwertig. Sie hatten kein Recht auf »ihre« Krankheit, obwohl sie doch fühlten, wie sie litten, wie sie nicht gesund waren. Andere erlebten – und das trägt auch nicht zum Verständnis bei – wie sie durch Scheindiagnosen wie »Sie haben es mit den Nerven« oder durch scheinbare Erblichkeit »schon Ihr Herr Vater hatte einen schwachen Magen« auf eine organische Ursache ihrer Symptome verwiesen wurden, wobei aber nichts Behandelbares gefunden wurde. So blieb alles beim alten. Die Betroffenen waren dann lediglich der Auffassung, daß sie organisch krank seien. Oft stellten sie sich dann beunruhigt die Frage, ob die Störung vielleicht das Frühzeichen einer gefährlichen Krankheit sei, die von der Medizin nur noch nicht erkannt wurde, oder ob sie vielleicht sogar an einer besonderen Erkrankung litten, die mit den heutigen Methoden noch nicht nachgewiesen werden kann. Solche Fragen sind quälend. Sie führen nicht weiter und fixieren die Betroffenen auf eine körperliche Ursache ihres Leidens, sie machen die mögliche Hilfe einer psychosomatischen Behandlung schwieriger oder gar unmöglich. Häufig haben die Betroffenen dabei erlebt, daß ihnen kleinste Abweichungen von Normalwerten mitgeteilt wurden. Das verstärkt das eigene Gefühl, organisch krank zu sein und erfüllt erst einmal mit Freude und Genugtuung. Endlich ist der Grund für alles Leiden gefunden. Abweichende Laborwerte können zwar Hinweise auf Erkrankungen liefern, kleinere Abweichungen sind jedoch nicht selten. Vor allem sind sie keine Krankheitssymptome, aber sie werden so verstanden. Für die Betroffenen wird es wichtiger, welche Zahlen auf einem Papier stehen, als die eigene Körperwahrnehmung. Jedenfalls kann auch hieraus keine effektive Behandlung abgeleitet werden. Alles das bedeutet zusätzlich, daß Medikamente nicht zum Erfolg führen können, da diese nur gezielt bei ganz genau definierten Krankheitsbildern in körperliche Vorgänge eingreifen. Auf eine scheinbare Organkrankheit werden die Betroffenen auch durch Kreislaufmittel, Stärkungsmittel, Vitaminpräparate und durch sogenannte »Aufbauspritzen« fixiert. Eingreifender und gefährlicher noch sind Medikamente mit starker Wirkung und ernsten Nebenwirkungen. Besonders häufig werden auch Psychopharmaka verabreicht, zum Teil in geradezu »traumhaft« hohen Dosierungen, da sie hier oft nur wenig wirksam sind.

Der Weg zur psychotherapeutischen Behandlung ist dann verbaut, denn die wegweisenden Fragen sind nicht gestellt worden, was denn wohl der Körper mitteilen will und welche Lebenshintergründe und seelischen Entwicklungen dahinter stehen.

Psychosomatische Diagnosen können oft nicht in naturwissenschaftlicher Art und Weise einem Organ zugeordnet werden, wie dies unserem Kausalitätsbedürfnis entspricht. Oft besteht nämlich eine Vielfalt von unterschiedlichen Beschwerden, auch wenn im Gesamtorganismus durch Meßdaten keine Störungen der Funktionen nachweisbar sind.

Psychosomatische Behandlung wird daher oft erst dann aufgesucht, wenn alle körperlichen Untersuchungen zum wiederholten Mal durchgeführt worden sind und wenn die verschiedenen Behandlungsmethoden der Organmedizin, von Medikamenten bis hin zu Operationen ohne Erfolg blieben. Die Betroffenen sind dann jedoch derart auf die körperliche Ursache ihres Leidens fixiert, daß sie kaum noch Zugang zu seelischen Vorgängen finden können. Oft sind sie auch derart wütend und enttäuscht auf eine so »unfähige Medizin«, daß sie nicht mehr bereit sind, sich auf eine neue Behandlungsmethode einzulassen. Oft sind sie aber auch ärgerlich, gekränkt oder ablehnend, weil immer noch das Mißverständnis besteht, psychogen hieße »verrückt«. Außerdem sind seelische Vorgänge ohnehin so angstbeladen, sonst hätten sie ja nicht über die Reaktion des Körpers erst deutlich werden müssen, daß eine psychotherapeutische Behandlung auf größte Widerstände stößt.

Es kann schon eine Erleichterung bedeuten, wenn der Versuch gemacht wird, die Organsprache anders zu verstehen. Wenn Symptome als »Warnhinweise« verstanden werden, als »Warnlämpchen«, die Hinweise auf Überlastungen und Fehleinstellungen geben können, dann werden sie nicht mehr mit solcher Angst betrachtet. Manchmal ist der Weg dann schon leichter. Wir müssen uns aber immer deutlich vor Augen halten, daß gerade psychosomatische Krankheiten die Ängste bis hin zur Todesangst widerspiegeln, die die Veranlassung für diesen Weg der Verarbeitung waren.

Literatur

Dührssen, A.: Psychogene Erkrankungen bei Kindern und Jugendlichen. Vandenhoek & Ruprecht, Göttingen 1976

Dührssen, A.: Die Bedeutung der frühen Kindheit für spätere Krankheitsentwicklung. In: Jores, A. (Hrsg.): Praktische Psychosomatik. Huber, Bern 1981

Kächele, H.: Entwicklung und Beziehung in neuem Lichte. Vortrag der 39. Lindauer Psychotherapiewochen 1989

Ohly, A.: Gedanken zum Phänomen der Diagnose. In: Medizinische Klinik 82, 21/1987

v.Rad, M./S.Zepf: Psychoanalytische Konzepte psychosomatischer Symptom- und Strukturbildung. In: v. Uexküll, T. (Hrsg.): Psychosomatische Medizin. Urban & Schwarzenberg, München 1986

2 Allgemeine Störungen

Schlafstörungen

Der Schlaf hat die Phantasie der Menschen schon immer beschäftigt. Er wurde im Altertum als ein mystisches und unheimliches Geschehen aufgefaßt, als »Bruder des Todes«.

Bis vor wenigen Jahrzehnten galt der Schlaf als Unterbrechung der Wachheit, als passiver Zustand mit einer Verminderung der Körperfunktionen und einem Nachlassen der Aktivität, die im Wachzustand besteht. Erst in den 20er und 30er Jahren wurde erkannt, daß der Schlaf genauso wie das Wachsein ein aktiv gesteuertes Geschehen ist und daß er als biologischer Rhythmus verstanden werden muß, der durch komplexe hormonelle Regelkreise gesteuert wird. In ihm erfolgt der höchst aktive Vorgang des Energieaufbaus im Wechsel zum Energieverbrauch der Wachphase.

Der Schlaf ist ein biologisches Bedürfnis aller höher organisierten Lebewesen. Schon bei sehr einfach organisierten Tieren tritt ein periodischer Schlaf auf, der dem des Menschen gleicht. Er wird durch einen inneren Rhythmus gesteuert, der die Körpertemperatur, den Blutdruck, den Stoffwechsel, den Hormonhaushalt, aber auch Funktionen wie Spannung und Entspannung, Produktivität, Konzentration oder Lernfähigkeit bestimmt.

Schlaf ist also das Ergebnis einer aktiven Steuerung, nicht etwa ein einfaches Fehlen von Aktivität. Im Schlaf erfolgt eine Umschaltung des vegetativen Nervensystems. Schlaf ist kein einheitlicher Zustand, es lassen sich verschiedene Schlafstadien unterscheiden, die ineinander übergehen. Sie alle sind notwendig, damit der Schlaf erholsam wird. Wichtig scheinen auch die Traumphasen zu sein, die sich von den anderen Schlafphasen unterscheiden und die im medikamentös ausgelösten Schlaf seltener auftreten oder ganz unterdrückt werden.

»Schlaflosigkeit« ist eines der häufigsten Symptome, mit denen

Menschen in ärztliche Behandlung kommen. Die Klagen über Schlafstörungen haben sich in den letzten zehn Jahren verdoppelt. Es scheint zunehmend schwieriger zu werden, eine ganze Nacht durchzuschlafen. Die Technik hat uns dazu verholfen, die Nacht durch Verwendung des elektrischen Lichtes zum Tage zu machen. Bis zum frühen Morgen gibt es Radio- und Fernsehprogramme. Der Lärm auf den Straßen hat zugenommen, ebenfalls die Lärmbelästigung durch Flugzeuge und Hubschrauber. Die Bedrohung unseres Lebens und des gesamten Lebens auf der Erde durch die nicht mehr voll kontrollierbaren Entwicklungen der Technik wird uns durch die gemeldeten Katastrophen – und Störfälle immer wieder vor Augen geführt und bewirkt letztlich ein Grundgefühl von Unsicherheit. Der moderne Mensch hat mehr Probleme, die ihn wachhalten. Hinzu kommt die Tatsache, daß er körperlich nicht mehr so schwer arbeitet wie seine Vorfahren und insgesamt viel weniger Bewegung hat. Die Klagen über Schlafstörungen umfassen alle sozialen Schichten und alle Altersstufen.

Für die Behandlung von Schlafstörungen ist es notwendig, eine Einteilung hinsichtlich ihrer Ursachen zu finden:

Schlafstörungen durch objektivierbare Faktoren
Umweltbedingte
Organisch bedingte

Schlafstörungen durch seelische Faktoren
Funktionell bedingte
a. Einschlafstörungen
b. Durchschlafstörungen
c. Aufwachstörungen
Durch psychiatrische Erkrankungen bedingte.

Die umweltbedingten Schlafstörungen können am ehesten verändert werden. Die Hauptrolle als Störfaktor spielt hier der Lärm, aber auch ungeeignete Schlafstellen und Matratzen. Helligkeit und Umgebungstemperatur, Luftfeuchtigkeit und Luftdruck spielen ebenso eine Rolle wie die gewohnheitsmäßige Überstimulierung durch Licht, stundenlanges Fernsehen am Abend oder akustische

Überstimulation durch Disco-Besuche und zu lauter Musik. Übergänge zu seelischen Schlafstörungen finden sich, wenn eigentlich leise Geräusche, wie das regelmäßige Atmen oder das leise Schnarchen des Partners oder der Partnerin zu dauernder Schlafstörung führen. Dann ist nämlich meist Ärger im Spiel. Organisch bedingte Schlafstörungen können verursacht werden durch Schmerzen, Juck- oder Hustenreiz, Fieber, Atemnot, Herz- Kreislauf- oder Verdauungsstörungen. Hier muß natürlich die Grundkrankheit behandelt werden. Körperlich bedingt sind auch die Schlafstörungen durch Hunger und Durst, durch den Genuß von Kaffee oder Tee vor dem Einschlafen oder durch die Einnahme bestimmter Medikamente. Hier kann relativ leicht Abhilfe geschaffen werden.

Am häufigsten sind aber die Schlafstörungen, die durch seelische Faktoren bedingt sind.

Oft ist schon die Vorstellung über die notwendige Schlafdauer unrealistisch. Schon eine geringe Verkürzung wird als drohender und bedrohlicher Leistungsverlust erlebt. Dahinter kann ein Leistungsanspruch an sich selbst stehen, der das totale Funktionieren voraussetzt.

Häufig wird aber auch unbewußt der Schlaf umfunktioniert zu etwas, das er seinem Wesen nach nicht ist. Der Schlaf soll als Ausgleich zum oft erheblichen Streß des Alltags dienen, eine Art von Belohnung für gutes Funktionieren und Ertragen von Unangenehmem im Wachzustand. Bei Schlafstörungen kann der Eindruck entstehen, daß die erbrachte Leistung am Tag nicht mehr genügend durch Schlaf belohnt wird, das zu einem Gefühl von Abwertung oder Nicht-Belohnung führen kann. Dahinter stehen dann oft vorwurfsvolle, ängstliche und ärgerliche Gefühle, zu kurz gekommen zu sein. Damit wird der Schlaf ungebührlich aufgewertet, die Aufwertung führt zu noch mehr Angst vor der Schlafstörung und diese erschwert das Einschlafen noch weiter.

Eine andere Funktion, die dem Schlaf untergeschoben wird, ist die Flucht aus dem bedrängenden oder unausgefüllten Alltag, aus Druck, Überdruß oder Langeweile. Der Schlaf läßt sich nicht umfunktionieren und mit unseren Erwartungen befrachten. Er hat die Funktion des Energieaufbaus und mehr nicht. Dabei verfügen wir alle über genügend Energiereserven. Schlafstörungen können beunruhigend und quälend sein, aber sie sind harmlos und nicht gefährlich. Außer subjektiver Müdigkeit, Schlappheit und weiteren unangenehmen Körperempfindungen haben sie keine folgenschweren Konsequenzen. Diese werden aber von den Betroffenen immer wieder befürchtet. Denn auch der »schlafloseste« Mensch bekommt noch genügend Schlaf, um weiterleben zu können. Allerdings geht uns im Schlaf das Zeitgefühl verloren, so daß wir die tatsächlichen Schlafzeiten meist unterschätzen.

Am weitesten verbreitet ist die Einschlafstörung. Hier wirkt der Tagesablauf des vorangegangenen Tages noch nach, die Anspannung kann nicht abklingen, die Ermüdung ist ungenügend und der Tag kann nicht zufrieden abgeschlossen werden. Oft melden sich Geschehnisse wieder, die abgelaufen sind, eine Diskussion oder eine Szene aus dem Alltag wird wiedererlebt. Neue Argumente werden grüblerisch gefunden, aktuelle Konflikte oder Probleme tauchen auf. Auch Ängste, Sorgen oder Befürchtungen, die den nächsten Tag betreffen, können hier eine Rolle spielen. Verschiedene Ängste tauchen ja gerade dann auf, wenn die Ablenkung durch äußere Reize entfällt, wie etwa die Angst vor möglicher Krankheit, vor wirtschaftlichen Schwierigkeiten, vor Dingen also, die eventuell geschehen könnten, die die Betroffenen sich also vorstellen und die sie auf keinen Fall jetzt, vor dem Einschlafen, ändern können. Die Einstellung zum Schlaf wird dadurch gestört, die Unbefangenheit, die das Einschlafen erst möglich macht, geht verloren. Die Aufmerksamkeit richtet sich jetzt auf das Einschlafen-Wollen.

Leider bewirkt die Schlafstörung auch keine Lösung der unerledigt gebliebenen oder latenten Probleme. Im Gegenteil macht sich der wachliegende Mensch vermehrte Sorgen um den nächsten Tag und fragt sich, wie er ihn mit allen seinen Belastungen durchstehen kann. So entsteht ein Teufelskreis.

Diese nichteffektive Art, mit Konflikten und Problemen umzugehen, basiert auf dem Boden einer neurotischen Entwicklung. Diese Entwicklung ist oft der Grund dafür, daß keine Befriedigung oder Zufriedenheit als Voraussetzung für das Einschlafen gefunden werden kann. Um schlafen zu können, muß der Mensch das Vertrauen in sich und seine Fähigkeiten haben, Lösungen zu finden und den Anforderungen gewachsen zu sein. Sonst kann er nicht abschalten, sich nicht dem Schlaf hingeben und unbefangen loslassen. Häufig fehlt das Vertrauen in die Lebensbewältigungsfähigkeiten, dahinter stehen vermiedene Auseinandersetzungen und latente Aggressionen. Unbefriedigte Spannungen und Wünsche tauchen auf. Wer nicht leben und erleben kann, wer sich der Realität nicht stellen kann, für den müssen sich alle Lösungen in der Phantasie abspielen. Die Betroffenen können dann auch nicht einschlafen, denn sie können sich nicht den Geschehnissen ausliefern, wenn sie nicht das Gefühl dafür haben, daß sie im Wachzustand die Fähigkeiten besitzen, sie zu bewältigen. Es kann also damit um eine Selbstwertproblematik gehen.

Manchmal ist es bei Einschlafstörungen relativ leicht, die Sorgen, Wünsche und Probleme, die mit in die Nacht hineingenommen werden, aufzuspüren. Jeder Tag kann ja Ärger und Störungen bringen. Jeder Ärger, jede Angst, jede Störung, jedes ungelöste Problem kann den Schlaf beeinträchtigen. Das ist immer so. Aber Dauer und Ausmaß der Schlafstörung müssen in einem angemessenen Verhältnis zum Anlaß stehen.

Für viele Menschen kommen unbewußte Ängste dazu. Einschlafen heißt ja auch, sich trennen zu müssen vom vergangenen Tag und den Kontakt zu den Menschen der nächsten Umgebung vorübergehend aufzugeben. Mit dem Einschlafen ist immer auch ein Trennungserlebnis verbunden, das uns nicht bewußt wird, aber doch an den »großen Bruder« des Schlafes, nämlich den Tod, erinnern kann. Dazu kann die Angst vor der Dunkelheit und ihren vermeintlichen Gefahren kommen und die Angst davor, die Kontrolle im Schlaf zu verlieren. Das kann für unsichere Menschen, die sich auch im Wachsein ihrer Fähigkeiten nicht sicher sind, zu einer zusätzlichen Verunsicherung führen, die aber meist unbewußt bleibt. Eine Hilfe kann schon ein Gespräch mit nahen, einfühlsamen Menschen sein, die uns sortieren helfen können, oder mit psychotherapeutisch geschulten Fachleuten. Entspannungsübungen können unterstützend gute Dienste leisten.

Etwas schwieriger wird es bei den Durchschlafstörungen. Hier wachen die Betroffenen nach dem Einschlafen wieder auf, um dann ins Grübeln zu kommen und sich mit den eigenen Gedanken im Kreis zu drehen. Oft merken sie nicht einmal, um was es geht. Dahinter stehen unbewußte Ängste, Konflikte, Probleme und Wünsche, deren Aufspüren meistens schwieriger ist. Denn Schlafstörungen sind ja nur ein Anzeichen dafür, daß das Erleben der Betroffenen und ihre seelische Struktur in irgendeiner Form gestört ist. Oft wird jedoch nur das Symptom der Schlafstörung bemerkt und damit behandelt. Eine psychotherapeutische Durcharbeitung der dahinter liegenden Schwierigkeiten und Störungen ist meist angebracht, sie wird in der Regel auch etwas länger dauern müssen. Die Beachtung und die Durcharbeitung von Träumen kann hier eine wichtige Hilfe sein. In ihnen tauchen unbewußte und verdrängte Triebregungen aggressiver oder sexueller Art auf, die bewußt werden und damit bearbeitet werden können. Dazu gehört natürlich eine Sensibilisierung der Betroffenen für ihre Träume und eine Einsicht in die Wichtigkeit dessen, was vom Unbewußten mitgeteilt wird. Auch der Umgang mit der Realität des Tages muß überprüft werden. Eine Neuorientierung ist meist unerläßlich.

Wenn das Aufwachen gestört ist, dann haben die Betroffenen Schwierigkeiten mit dem kommenden Tag und möchten sich eigentlich den Anforderungen der Realität nicht stellen. Sie können zwar nicht schlafen, aber auch nicht wachsein. Sie werden bis zum letzten Augenblick im Bett bleiben, dann unter Druck und Zeitnot geraten, was den Tagesanfang auch nicht gerade leichter macht. Im Gegenteil, sie beweisen sich damit, daß es sich eigentlich nicht lohnt, den Tag zu beginnen, »wenn er schon so mies mit dem Aufstehen anfängt«, wie ein Patient es formulierte. Auch hier ist die Frage nach dem Grund und die Bearbeitung der Schwierigkeiten wichtig.

In der psychotherapeutischen Arbeit sollte im Verlauf klarer werden, welche Rolle der Umgang mit Konflikten für das Auftreten der Schlafstörung spielt. Zusätzlich sollten Entspannungsverfahren geübt werden. Im autogenen Training läßt sich bei regelmäßigem Üben aus eigener Initiative zumindest teilweise das Quälende des nächtlichen Wachliegens ändern. Auch sollte der Übergang von Tag und Nacht möglichst nicht fugenlos sein, ein Feierabend muß eingeschaltet werden, um Angst, Spannungen und Aufregungen abklingen zu lassen. Dazu ist der Konsum von stundenlangen Fernsehsendungen nicht geeignet. Die Zeit zum Schlafengehen muß festgelegt werden, damit eine Verkopplung zwischen Zeit und Schlafengehen erlernt wird. Es ist auch hilfreich, zu verstehen, daß das Ausruhen wichtiger ist als der Schlaf. Es gibt nämlich kein sichereres Mittel, um das Einschlafen zu verhindern, als den heftigen Wunsch, es müsse jetzt sofort geschehen. Für den Schlaf können wir nur Zeit und Raum bereitstellen, wir können ihn aber nicht aktiv herbeiführen.

Die durch psychiatrische Erkrankungen bedingten Schlafstörungen gehören natürlich in psychiatrische Behandlung.

Wie bei kaum einer anderen Störung wird uns bei der Schlafstörung der enge Zusammenhang zwischen Körper und Seele deutlich. Wir haben die biologischen Gesetzmäßigkeiten und die meßbaren Körperfunktionen auf der einen Seite, auf der anderen Seite können wir sehen, wie stark seelisches Geschehen, Konflikte, Probleme, Spannungen und Ängste in die Regulationen des Körperlichen eingreift und dieses unter Umständen empfindlich stört.

Wichtig ist es zu wissen, daß kein Mensch dauerhaft unter seinen Schlafstörungen leiden muß. Wir müssen alle bereit sein, die eine oder andere Nacht einmal mit weniger Schlaf zu verbringen, wenn uns Probleme bedrängen. Gegen längerdauernde Schlafstörungen gibt es Hilfsmöglichkeiten und Lösungschancen.

Literatur

Faust, V.: Wieviel Schlaf braucht der Gesunde. In: Der Allgemeinarzt 9/1986

ders.: Kleines Kompendium der Schlafhilfen. In: Der Allgemeinarzt 10/1986

ders.: Therapie der Schlafstörungen ohne Medikamente. In: Der Allgemeinarzt 11/1986

Hahn, P. (Hrsg.): Psychosomatik. Kindlers Psychologie des 20. Jahrhunderts. Beltz, Weinheim 1983

Jores, A. (Hrsg.): Praktische Psychosomatik. Huber, Bern 1981

Jovanovic, U.: Schlafstörungen. In: Fortschritte der Medizin 102. Jg. 4/1984

Kaiser, H. (Hrsg.): Der gestörte Schlaf. Deutscher Ärzteverlag, Köln 1975

Koella, W. P.: Physiologie des Schlafes. Kohlhammer, Stuttgart 1973

Lenné, R.: Zurück zum gesunden Schlaf. Mosaik, München 1975

Schmidt, M. H.: Schlafstörungen bei Kindern und Jugendlichen. In: Deutsches Ärzteblatt Jg. 1981, 17/1984

Störungen des Eßverhaltens

Die Nahrungsaufnahme gehört zu den fundamentalen Bedürfnissen eines jeden Lebewesens. Verschiedene Strukturen und Einflüsse auf körperlicher Ebene, wie auch seelische Bedingungen bestimmen das Zusammenspiel von Hunger und Nahrungsaufnahme. Die Medizin kennt ein Hungerzentrum und ein Sättigungszentrum im Gehirn. Zwischen beiden Zentren besteht ein Wechselspiel, auf das zusätzlich die verschiedensten Einflüsse einwirken, wie der Blutzuckerspiegel, die Spiegel verschiedener Hormone, die Leerung oder das Auffüllen der Nahrungsdepots, aber auch Wärmeabgabe und Wärmeproduktion des Körpers, Bewegung und Muskelarbeit. Zusätzlich spielt der entweder volle oder leere Magen für das Hungergefühl eine wichtige Rolle.

Körperliche Krankheiten wirken sich teilweise auf das Hungergefühl selbst aus, teilweise aber auch auf die Fähigkeit des Körpers, die Nahrung zu verwerten oder zu speichern. Bei verschiedenen körperlichen Erkrankungen kommt es zur Appetitverminderung und damit zur Gewichtsabnahme. Schon eine Magenverstimmung oder eine Grippe kann uns den Appetit nehmen. Viel mehr gilt dies für schwere Erkrankungen. Bei anderen Krankheiten kommt es trotz mengenmäßig ausreichender Nahrungszufuhr nicht zur normalen Nahrungsverwertung. Ein gutes Beispiel dafür ist die Schilddrüsenüberfunktion. Andere Erkrankungen, zum Beispiel die Schilddrüsenunterfunktion, aber auch Erkrankungen anderer Organsysteme, wie etwa der Nebenniere, führen zu vermehrtem Fettansatz, der häufig eine für bestimmte Krankheiten typische Fettverteilung aufweist.

Körperliche Ursachen sollten daher selbstverständlich in jedem Fall von Eßstörungen abgeklärt werden.

Aber wir kennen auch die Eßstörungen aus seelischen Gründen: manchmal »verschlägt es uns den Appetit«, manchmal »fressen wir alles in uns rein«, manchmal »kommt es uns zum Hals raus« Es gibt verschiedene Theorien, die Über- bzw. Untergewicht zu erklären versuchen.

Die neurologische Theorie geht von einer Störung des Wechselspiels von Hunger- und Sättigungszentrum im Gehirn aus.

Die Insulintheorie geht im wesentlichen von der Tatsache aus, daß zwei Drittel aller Diabetiker Übergewicht haben. Insulin ist ein lebenswichtiges Hormon, das die Zuckeraufnahme in die Zellen mitbewirkt und das dafür sorgt, daß der Blutzuckerspiegel gleichmäßig hoch bleibt. Tatsächlich hat man bei Übergewichtigen zuviel Insulin im Blut gefunden. Dieser sogenannte Hyperinsulinismus entsteht aber als Reaktion des Körpers auf ein Überangebot an Nahrung.

Vererbungstheorien stützen sich auf die Tatsache, daß Übergewichtigkeit häufig familiär bedingt ist. Übergewichtige sollen, nach dieser Theorie, durch ihre Fähigkeit, Fett zu speichern, in Hungerzeiten mehr Überlebenschancen haben. Eine Vererbungstheorie hat immer den Nachteil, daß man gegen »Veranlagung« nichts tun kann. Es ist aber sicher eher so, daß in manchen Familien viel gegessen wird, in anderen wenig – familiäre Eßgewohnheiten werden meistens von der ganzen Familie praktiziert, sie sind jedoch nicht erblich.

Biochemische Theorien gibt es viele. Jeder körperliche Vorgang wird von bestimmten Stoffen, sogenannten Enzymen, gesteuert. Es wird angenommen, daß Übergewichtige andere oder mehr Enzyme produzieren, und daß deshalb ihr Körper anders reagiert. Das könnte aber eher die Wirkung des Übergewichts sein und nicht die Ursache.

Die Fettzellen-Theorie vertritt die Meinung, daß durch Überfütterung in der Kindheit eine Zunahme der Fettzellen im Körper erreicht wird. Bei einer Gewichtsabnahme verkleinern sich zwar die Fettzellen, sie bleiben aber in ihrer Zahl gleich.

Die Nahrungsaufnahme hat auch seelische Funktionen. Einerseits wird körperlich der Hunger gestillt, andererseits dient das Essen auch dem Genuß oder der Geselligkeit. Zum Essen gehört meist die Gemeinschaft mit anderen, es regt den Appetit an, wenn andere essen. Die Mahlzeit ist häufig diejenige Gelegenheit, bei der sich die Familie zusammenfindet und bei der Gespräche zwischen den Familienmitgliedern stattfinden können. Gemeinsames Essen kann auch zum festlichen Anlaß werden, Geburtstag, Hochzeit, Taufe und andere Feste bieten die Gelegenheit, gemeinsam zu essen. Häufig wird durch die Art der angebotenen Gänge auch gezeigt, was man sich leisten kann. So gibt es Parties unter Nachbarn, bei denen jeder versucht, den anderen zu übertrumpfen und zu zeigen, daß er noch Besseres zu bieten hat. Es ist also auch möglich, Wettstreit und Rivalität über das Essen auszudrücken.

Das Essen bedeutet einerseits Verwöhnung, kann jedoch andererseits zur Abhängigkeit von derjenigen Person führen, die das Essen bereitet. Wenn sie gut oder schlecht kocht, beeinflußt sie die Stimmung der Familie, ein gutes Essen kann zur Belohnung, unbeliebte Speisen zur Bestrafung eingesetzt werden. So ist beispielsweise die Hausfrau ihrerseits auch davon abhängig, daß das Essen gewürdigt, vielleicht sogar gelobt wird und für viele Hausfrauen, für die es ja sonst wenig Rückmeldungen für die Qualität ihrer Arbeit gibt, bedeutet die Ablehnung des von ihr gekochten Essens fast so viel, wie die Ablehnung ihrer Person. Viele Frauen fühlen sich persönlich gekränkt, wenn ihr Essen nicht gelobt wird – viele Köche übrigens auch.

Überhaupt ist die Beziehung von Frauen zum Essen meist anders als die der Männer. Frauen sind viel unmittelbarer mit der Nahrungsbereitung beschäftigt. Es fällt auf, daß die Magersucht überwiegend weibliche Personen betrifft. Auch unter Übergewicht scheinen Frauen eher zu leiden als Männer. Frauen sind rascher bereit, Diätkuren zu machen, Abführmittel, Appetitzügler oder sonstige Medikamente zu nehmen. Denn der »Wert« einer Frau wird in unserer Kultur entscheidend von ihrem äußeren Erscheinungsbild mitbestimmt. Es gibt zwar etwa gleichviele übergewichtige Männer wie Frauen, Männer sind jedoch eher auf ärztlichen Rat hin und aus gesundheitlichen Gründen zur Gewichtsreduktion bereit.

»Fettsucht« und »Magersucht« sind scheinbar zwei Extreme, was die Nahrungsaufnahme betrifft.

In dem Wort »Sucht« liegt das Nicht-genug-kriegen-Können und das Immer-wieder-haben-Müssen. Süchtige neigen zu Übertreibungen, denn sie müssen ihre Bedürfnisse zwanghaft mit den Anzeichen der Maßlosigkeit und der psychischen und physischen Abhängigkeit befriedigen. Hinter der Sucht steht ein unerträglicher Zustand von innerer Spannung, Leere und Begierde. Eine Befriedigung bewirkt nur eine kurze Bedürfnislosigkeit, meist folgt danach eine Steigerung der Bedürfnisintensität und auch des Einsatzes der Mittel zur Behebung der Bedürfnislage. Jedes Bedürfnis kann zur Sucht werden. Welches Bedürfnis kann nun bei Störungen des Eßverhaltens zugrunde liegen?

Bei der »Fettsucht« und der »Magersucht« finden wir einerseits große Unterschiede – sie scheinen uns zwei einander entgegengesetzte Pole zu sein – andererseits jedoch ebenso viele Gemeinsamkeiten.

Gemeinsam ist beiden die Wichtigkeit des Essens. Die Betroffenen beschäftigen sich intensiv mit der Vorstellung der Nahrungsaufnahme, bei beiden ist sowohl das Bedürfnis nach Essen, als auch die Ablehnung vorhanden. Es besteht also eine deutliche Ambivalenz dem Essen gegenüber. Beide verwöhnen andere gerne und kochen für sie. Allerdings beteiligen sich die Untergewichtigen im Gegensatz zu den Übergewichtigen selbst am Essen nicht. Beiden gemeinsam ist auch, daß sie häufig bestreiten, daß ihr Über- oder Untergewicht etwas mit dem Essen zu tun hat. Übergewichtige sagen sehr häufig, daß sie nicht viel essen. Untergewichtige sagen meistens, sie essen genug. Bei Übergewichtigen werden Eßphasen von Hungerkuren und Diätphasen unterbrochen. Bei Untergewichtigen wechseln lange Hungerphasen mit extremen Eßphasen ab. Beide versuchen eine Kontrolle der Nahrungsaufnahme, die jedoch in beiden Fällen nicht gelingt. Beide bestrafen sich, die einen dadurch, daß sie sich zuviel Nahrung zuführen, die anderen durch das Verweigern. Häufig fehlt bei beiden die Krankheitseinsicht. Übergewichtige finden sich häufig beim Blick in den Spiegel beschönigend »vollschlank«, während sich die Untergewichtigen häufig noch für zu dick halten.

Hinter diesen Gemeinsamkeiten stehen verschiedene Gründe, die im seelischen Bereich liegen. Beides, Übergewicht wie Untergewicht, tritt gehäuft in Schwellensituationen auf. Zwar kann das Übergewicht bereits aus der Kindheit kommen, es wird jedoch sehr häufig erst in der Pubertät oder nach der ersten Schwangerschaft deutlich. Auch das Altern kann als Schwelle erlebt werden – häufig sind es die Wechseljahre, nach denen das Körpergewicht zunehmen kann.

Die Magersucht entwickelt sich meistens in der Pubertät. Etwas, das in sogenannten Schwellen- oder Übergangssituationen erstmalig auftritt, kann anzeigen, daß die Entwicklung in das neue Lebensstadium hinein nicht angenommen oder gar verweigert wird. So wird bei Magersüchtigen in der Pubertät die erwachsene Körpergestalt nicht angenommen, sondern abgelehnt. Sie bleiben in der spätkindlichen gestreckten Körperform, Mädchen entwickeln keine weiblichen Rundungen, die sexuelle Entwicklung bleibt aus. Die – selten betroffenen – Jungen bleiben ebenfalls in ihrer sexuellen Entwicklung zurück, auch sie haben, wie die Mädchen, einen erniedrigten Hormonspiegel. Beginnt das Übergewicht in der Pubertät, bleibt der »Babyspeck« erhalten. Bei den Mädchen werden die weiblichen Rundungen, bei den Jungen der männliche Muskelansatz durch Fett verdeckt. Fettsüchtige und Magersüchtige sind nicht attraktiv. Sie werden häufig von ihrer Umwelt gehänselt oder gar abgelehnt. Die einen geraten in die Isolation durch ihre Unmäßigkeit, die anderen durch ihre Verweigerung. Der Körper wird zum Zeichen dafür, daß es seelische Schwierigkeiten gibt. Beide kommen mit ihrem Körper nicht klar, der Körper wird nicht geliebt, meist sogar gehaßt. Die Übergewichtigen fühlen sich ohnmächtig dem Essen ausgeliefert, es kommt zu erheblichen Minderwertigkeitsgefühlen, während die Untergewichtigen über das Essen triumphieren, sie müssen sich nicht mehr dem allgemeinen Gesetz der Nahrungsaufnahme unterwerfen. Der Körper bekommt bei den Übergewichtigen wie den Untergewichtigen eine besondere Wichtigkeit. Bei Übergewichtigen finden wir häufig die Angst vor dem Substanzverlust, sie fühlen sich eher immer hungrig. Bei Untergewichtigen besteht die Angst vor der Substanz, sie fühlen sich eher übersättigt. Die Übergewichtigen werden abhängig, die Untergewichtigen streben die Selbständigkeit und Unabhängigkeit an.

Bei beiden ist das innere Körperbild und das Körpererleben gestört.

Solche Störungen erfolgen sehr früh in der Entwicklung des Kindes und hängen von der Einstellung der frühen Bezugspersonen zur Körperlichkeit ab. Häufig finden wir in der Vorgeschichte von Eß-gestörten Konflikte zwischen den Eltern oder ein Verhalten der Mutter, das die eigentlichen Bedürfnisse des Kindes nicht erkennt und befriedigt. Auffällig häufig sind die Mütter von Übergewichtigen überfürsorglich und verwöhnend, bei den Untergewichtigen überfürsorglich und kontrollierend.

Nachdem wir gesehen haben, daß es viele Ähnlichkeiten und Parallelen zwischen Über- und Untergewichtigen gibt, wollen wir uns einmal das Schicksal einer Patientin ansehen.

Frau V. ist 36 Jahre alt. Sie kommt wegen Depressionen und erheblichem Übergewicht zur Behandlung. Ihre Partnerschaft sei nicht mehr in Ordnung, sie habe Schwierigkeiten mit ihrem Mann. Allerdings lehne sie Sexualität völlig ab. Äußerlich fällt auf, daß Frau V. eigentlich hübsch ist, sie hat ein zierliches Gesicht und schöne Augen, auch ihr Haar könnte sehr hübsch sein, wenn es gepflegt wäre. Ihre Kleidung fällt auf: grau, zerknittert, unscheinbar und fast schmuddelig.

Sie wurde nach drei älteren Brüdern geboren, die Eltern hatten ursprünglich nur zwei Kinder haben wollen. Sie sei eine »böse Überraschung« gewesen. Schon früh mußte sie bei der Hausarbeit mithelfen, während die Brüder spielen durften. Besonders auffällig war das Verhalten der Mutter, wenn es um das Essen ging. Für die Brüder wurde, wenn sie einmal später kamen, das Essen aufgehoben und gewärmt. Häufig wartete die ganze Familie mit dem Essen, wenn der älteste Bruder sich verspätet hatte. Auf sie hätte niemals jemand gewartet. Auch die Reihenfolge, nach der sich die Familienmitglieder das Essen nehmen durften, war streng geregelt: sie war die Letzte und mußte das nehmen, was die anderen übrig gelassen hatten. Am Auffallendsten sei dies gewesen, wenn es Hühnchen gegeben habe: sie könne sich nicht erinnern, jemals ein Hühnerbein bekommen zu haben, obwohl sie sich das immer gewünscht habe. Schließlich habe sie dann keine Wünsche mehr geäußert, sondern auf alles verzichtet – es hatte doch keinen Zweck. Als sie 14 war, wurde ihre jüngste Schwester – diesmal, weil die anderen schon groß waren, nicht als »böse Überraschung« – geboren. Sie selbst wurde kurz nach der Geburt der Schwester aus Raumgründen zur Großmutter gegeben, die damit überhaupt nicht einverstanden war. Seitdem gab es in ihrem Elternhaus nicht einmal ein Bett für sie, in dem sie zu Hause übernachten konnte. Bei ihren seltenen Besuchen mußte sie in der Küche auf dem Sofa schlafen.

Mit 16 entwickelte sie eine Magersucht. Damals habe sie eigentlich ganz vom Erdboden verschwinden wollen, da sie doch niemand wirklich haben wollte. Endlich machte sich die Großmutter, dann auch bald die Mutter, große Sorgen um sie. Als sie nur noch etwa 35 kg wog, wurde sie sogar gefragt, was sie denn essen wolle. Zu diesem Zeitpunkt war ihr aber das Essen gleichgültig. Sie wollte nur nicht so werden wie Mutter und Großmutter, bei denen erhebliches Übergewicht bestand. Das war für sie der »absolute Horror«.

Sie heiratete sehr früh, um von der jetzt überbesorgten Großmutter, die ständig darauf bestand, daß sie etwas essen sollte, wegzukommen. Der Wunsch ihres Mannes nach Kindern ging erst nach mehreren Jahren der Ehe in Erfüllung. Nach dem ersten Kind, das bei der Geburt Untergewicht hatte, achtete sie sorgfältig darauf, wieder sehr schlank zu werden. Sie zog sich gerne hübsch an und hatte Freude an bunten Farben. Während der zweiten Schwangerschaft bestand die ganze Familie darauf, daß sie viel essen müsse, denn dieses Kind sollte groß und kräftig werden, nicht so winzig und untergewichtig wie das erste, das zudem noch häufig krank war. Sie sei schuld daran, daß das erste Kind ein solcher Schwächling sei. Unter dem Druck der gesamten Familie brach die Patientin zusammen und begann, wahllos Essen in sich hineinzuschaufeln. Innerhalb kürzester Zeit nahm sie erheblich an Gewicht zu. Vor der Schwangerschaft hatte sie 40 kg gewogen, jetzt wog sie über 80 kg. Das tadelte die Familie und ermahnte sie, sie müsse jetzt weniger essen. Es sei schrecklich, wie dick sie geworden sei und wieviel Geld sie für neue Kleidung ausgeben müsse. Aber sie blieb dabei, das Essen in unmäßigen Mengen in sich aufzunehmen. Wieder war die gesamte Familie besorgt um sie wegen des Essens. Kleidung kaufte sie sich nach den Vorwürfen wegen der Kosten nun nicht mehr, sie begnügte sich mit zwei selbstgenähten grauen »Säcken«. Sie hatte sich selbst aufgegeben, sie wurde depressiv.

In der Folge wollen wir uns beide Krankheitsbilder, das Bild der Fettsucht, des Übergewichts, und das Bild der Magersucht, des Untergewichts, getrennt ansehen.

Von Übergewicht wird gesprochen, wenn das Sollgewicht um etwa 15 bis 20 % überschritten ist. Wann jemand vom ästhetischen Standpunkt aus Übergewicht hat, ist je nach Kultur, Mode, Zeitgeschichte oder Gesellschaft unterschiedlich. Auch soziale Faktoren spielen eine Rolle. In weniger wohlhabenden Gesellschaften ist Übergewicht ein Statussymbol, hohes Körpergewicht kann eine Quelle des Stolzes sein, denn es zeigt, daß die Betroffenen sich Nahrungsmittel im Übermaß leisten können. In Überflußgesellschaften hingegen oder bei ohnehin hohem sozialen Status ist Normal- oder gar Untergewicht, »eine gute Figur«, wichtig – daß Essen im Übermaß vorhanden ist, ist ohnehin bekannt und unerheblich.

Übergewicht ist ein wichtiger Risikofaktor für die Entstehung von Krankheiten wie beispielsweise Zuckerkrankheit, Bluthochdruck, Gefäßveränderungen und Erkrankungen des Bewegungsapparates. Übergewicht entsteht nicht unbedingt altersgebunden, jedoch, wie wir gesehen haben, häufig in Schwellensituationen wie Pubertät, Schwangerschaft und Wechseljahre, manchmal bei Berufsbeginn oder Stellenwechsel. Insgesamt nimmt aber der Fettgehalt des Körpers mit dem Alter zu. Aber auch schwere Verluste und Belastungen sowie Konflikte können mit »Kummerspeck« beantwortet werden.

Ein übermäßiger Fettansatz kann verursacht werden durch

1. Zu viel Nahrung
2. Zu wenig Verbrauch (zum Beispiel Bewegungsarmut)
3. Zu geringe Verbrennung (hormonale Faktoren)
4. Erhöhte Fettbildung bei gestörtem Fettabbau.

Meistens werden mehrere dieser Faktoren eine Rolle spielen. Eines muß mit Nachdruck gesagt werden: in den seltensten Fällen stehen schwere Krankheiten hinter dem Übergewicht, diese führen eher zu einer Gewichtsabnahme. Es liegt fast immer ein Mißverhältnis zwischen Nahrungsaufnahme und Nahrungsverbrauch – allerdings aus ganz verschiedenen Gründen – vor.

Das gestörte Eßverhalten kann entweder verursacht werden durch ein gestörtes Empfinden des Appetits oder ein vermindertes Empfinden der Sättigung. Meistens ist beides kombiniert. Häufig erleben Eßgestörte keine klare Unterscheidung zwischen Hunger und Sattsein. Oft sind sie unfähig, Hunger von anderen Zuständen von Unbehagen zu unterscheiden.

Es lassen sich verschiedene Arten von krankhaftem Eßverhalten unterscheiden:

- Bei starkem Appetitgefühl kann es häufig zu anfallsartiger Aufnahme großer Nahrungsmengen kommen. Ein Sättigungsgefühl ist dann vorhanden, wird jedoch nicht beachtet.
- Es gibt Menschen, die ständig Appetit haben. Sie essen bei den Mahlzeiten nicht besonders viel, die Nahrungsaufnahme wird jedoch über den gesamten Tagesablauf verteilt. Hier scheint die Sättigungsempfindung vermindert zu sein.
- Bei anderen Menschen fehlt der Appetit, aber während der Nahrungsaufnahme, die oft hastig erfolgt, kommt es nicht zu einem wahrnehmbaren Sättigungsgefühl. Sie essen ungehemmt weiter, »der Appetit kommt beim Essen«.
- Dann gibt es noch die nächtlichen Esser, die morgens verminderten Appetit zeigen, oft das Frühstück ausfallen lassen, abends oder nachts dann große Mengen von Nahrung zu sich nehmen und nicht imstande sind, den Eßvorgang rechtzeitig zu beenden. Diese Menschen leiden meist auch unter Ein- und Durchschlafstörungen.

Frauen leiden eher unter ihrem Übergewicht, weil sie sich häufig noch an den gängigen Vorstellungen von Schönheit und Attraktivität orientieren und ihr Selbstwertgefühl von ihrem Erscheinungsbild abhängig machen können. Dies wird ihnen von der Kindheit an durch die Erziehung und später täglich durch das in den Medien verbreitete Schönheitsideal der Frau vermittelt. Zahlenmäßig stellen sie aber nur einen gering höheren Anteil der Übergewichtigen dar. Das Verhältnis von Frauen zu Männern ist für Übergewicht etwa 40 zu 35. Die meisten Menschen legen mit zunehmendem Alter etwas Gewicht zu, wodurch jedoch das Risiko schwerer Erkrankungen erhöht und die Lebenserwartung vermindert wird.

Immer wieder wird die Rolle des Streß' für das Übergewicht diskutiert. Streß führt dazu, daß verschiedene Hormone im Überschuß gebildet werden, so auch Insulin aus der Bauchspeicheldrüse. Ein erhöhter Insulinspiegel im Blut führt zu Hungergefühlen, die dann durch Essen beseitigt werden. Die Nahrungsaufnahme hat jedoch wieder eine vermehrte Insulinproduktion zur Folge, die Hunger bewirkt, und so kann es zu einem Teufelskreis kommen, der noch verstärkt wird, wenn der Wunsch nach Gewichtsabnahme neuen Streß hervorruft. Jedenfalls werden unlustgetönte Gefühle oft mit vermehrter Nahrungsaufnahme beantwortet. Auch Situationen, die eine gesteigerte Aufmerksamkeit erfordern, können zu verstärkter Nahrungsaufnahme führen, wie etwa das Autofahren oder auch der Konsum eines aufregenden Fernsehfilms, wobei dann ständig Kalorienreiches nebenbei geknabbert wird.

Auch das Bewegungsverhalten scheint eine Rolle zu spielen. Bewegung steigert ja bis zu einem gewissen Ausmaß das Bedürfnis nach Nahrungsaufnahme – es ist aber bekannt, daß dies auch bei Inaktivität ab einer gewissen Schwelle geschieht. Diese Schwelle haben wir durch alle die automatischen und mechanistischen Hilfsmittel, mit denen wir uns Arbeit und damit Bewegungen »ersparen«, bereits teilweise erreicht.

Häufig finden wir bei Übergewichtigen auch eine Störung ihres inneren Körperbildes. Der Körper wird nicht so gesehen, wie er wirklich ist, sondern entweder als übertrieben entstellt und ekelerregend, als Auslöser für Feindseligkeiten und Grund für Verachtung, die dann die Betroffenen selbst von ihrer Umwelt erwarten, oder aber der Fettzuwachs wird nicht wahrgenommen, die Betroffenen empfinden sich beschönigend als »vollschlank« und »gut proportioniert«.

Wie kann es nun dazu kommen, daß die Nahrungsaufnahme mit Gefühlen verbunden sein kann? Wir können das ganz gut bei Kindern beobachten, für die das Essen nicht nur Nahrungsaufnahme, sondern zugleich Belohnung oder Strafe ist. Das Essen kann zum Zeichen für Zuneigung, Liebe und Geborgenheit werden und kann das Kind über Enttäuschungen und Verluste hinwegtrösten. Wir sehen es ja häufig, daß Kinder bei Krankheiten oder dann, wenn sie sich vielleicht verletzt haben, Süßigkeiten als Trost bekommen. Andererseits wird ihnen als Strafe vielleicht eine Mahlzeit oder etwa der Nachtisch entzogen. Dieser Mißbrauch führt zur Umbewertung der Nahrungsaufnahme als Belohnung oder Strafe und unterstellt ihr eine ganz andere Funktion, als die, die sie wirklich hat. Dies kann zu einer mangelhaften Unterscheidung von Hunger und Sattsein führen. Hunger, Unlust und Strafe werden gleichgesetzt, eine sofortige Nahrungsaufnahme wird mit Zuwendung, Befriedigung und Konfliktlösung gleichgesetzt. Sie kann Leeregefühle, Trennung, Langeweile, Unzufriedenheit, Verzweiflung oder Angst kompensieren. Essen beruhigt und macht träge. Damit scheinen Übergewichtige auf den ersten Blick emotional weniger gestört zu sein als andere Menschen. Sie gelten ja auch als besonders umgänglich, friedfertig und gemütlich. Sie haben jedoch lediglich einen Weg gefunden, ihre Defizite, Konflikte und Störungen zu kompensieren, statt sie zu lösen.

Zudem wird Übergewicht auch oft mit »Gewichtigkeit« gleichgesetzt, wir sprechen nicht umsonst von »gewichtigen Persönlichkeiten«. Übergewichtigkeit kann auch etwas mit dem Selbstwertgefühl zu tun haben.

Für die Therapie wäre es einfach, wenn eine Gewichtsreduktion allein einen dauerhaften Erfolg hätte. Es wird immer wieder versucht, über eine Verminderung der Zufuhr von Kalorien, oder durch erhöhten Verbrauch durch Sport und andere Aktivitäten, das Übergewicht zu behandeln. Der einfachste Weg wäre also eine niedrigkalorische Diät, die aus überall erhältlichen Nahrungsmitteln besteht. Das würde voraussetzen, daß Übergewicht ausschließlich durch ein einfaches Ungleichgewicht zwischen Nahrungsverbrauch und Nahrungsaufnahme entsteht und daß das Essen nur dem Zweck dient, die notwendigen Kalorien zuzuführen. Das ist nicht so, wenn die Nahrungsaufnahme umfunktioniert ist und Trost, Zuwendung, Konfliktlösung, »Gewichtigkeit«, Belohnung und Kompensation von Frustrationen bedeutet. Auch der Lustgewinn durch das Essen ist nicht zu unterschätzen. Dann heißt fehlende oder reglementierte Nahrungsaufnahme wie bei einer Diät dementsprechend Entzug von Zuwendung und Trost, Versagung, Auftreten von Frustrationen ohne die gewohnte Kompensationsmöglichkeit und damit Auslieferung an eine ohne Essenszufuhr als feindselig und defizitär erlebte Welt voller Konflikte, also Strafe bis hin zum Vernichtungsgefühl. Das erklärt die dauerhafte Wirkungslosigkeit von Diätkuren.

Sicher ist es aber zur Reduktion des Übergewichtes notwendig, die Kalorienzufuhr zu begrenzen. Fastenkuren werden dabei meist eher toleriert als eine selbstgesteuerte Diät, zumal das Fasten raschere Erfolge verspricht. Allerdings ist der Gewichtsanstieg danach, wenn nicht die Einstellung zum Essen und damit andere Faktoren ebenfalls dauerhaft geändert werden, fast unvermeidlich. Gerade das Dosieren ist ja einmal infolge des meist gestörten Sättigungsgefühls erheblich erschwert, zum anderen heißt Diät-Halten gleichzeitig, auf viel mehr als nur auf Nahrung zu verzichten.

Für eine medikamentöse Behandlung gibt es kaum eine wirklich fundierte Begründung. Appetitzügler führen rasch zur Sucht und haben erhebliche Nebenwirkungen. Andere Mittel rufen ein Sättigungsgefühl hervor, wie etwa quellende Stoffe. Da aber oft gerade das Sättigungsgefühl gestört sein kann, ist hiervon ebenfalls auf Dauer wenig Wirkung zu erwarten. Auch die Einnahme von Abführmitteln ist ein nicht ungefährlicher Versuch, der zu einer Störung des Salzhaushaltes im Körper führen kann und keine dauerhafte Hilfe bringt.

Noch weniger Gründe, außer bei extremem Übergewicht, gibt es für chirurgische Eingriffe. Es gibt eine Darmoperation, durch die Teile des Dünndarms außer Funktion gesetzt werden, wodurch die Nahrung nicht genügend verwertet wird. Diese Operation löst aber in vielen Fällen körperliche und seelische Schwierigkeiten aus.

Eine andere operative Möglichkeit besteht darin, Fettschichten abzutragen. Diese Operation ist mit einem hohen Risiko für Infektionen und Thrombosen behaftet. Todesfälle sind bekannt geworden.

Die Kombination von Verminderung der Kalorienzufuhr, also ausgewogener Diät und Psychotherapie erscheint am sinnvollsten. Für die Psychotherapie ergeben sich jedoch mehrere Schwierigkeiten. Wir finden gerade bei Übergewichtigen eine ganz erhebliche Angst vor den Folgen der Nahrungsreduktion und der Gewichtsabnahme. Sie sind in hohem Maße abhängig vom Essen, weil es für sie mit vielen Funktionen befrachtet ist, so daß sie vor sich selbst und auch in der Therapie die Tatsache einer vermehrten Kalorienzufuhr oft verleugnen. Sie sind häufig selbst davon überzeugt, daß sie nicht zu viel essen. So kann es zu einem Ausbrechen aus der therapeutischen Beziehung und aus dem Diätprogramm kommen, denn beides bedeutet für sie äußersten Streß. Der Kreis von Streß – Nahrungsaufnahme – Gewichtszunahme ist nur äußerst schwer zu durchbrechen. Hinzu kommt, daß bei Übergewichtigen häufig die Gewichtsabnahme selbst zu Angstgefühlen führen kann, insbesondere zu dem irrationalen Gefühl, immer weniger Substanz zu haben und sich schließlich ganz aufzulösen oder zu verlieren. Dahinter steht eine tiefe Störung im Selbstwertbereich. Sie sind ja nicht umsonst »gewichtige Persönlichkeiten« geworden, die Substanzzunahme hat nach ihrem Gefühl manchmal ihren Wert beziehungsweise den Wert ihres Auftretens vermehrt. Andere Ängste können die Attraktivität und damit die Angst vor Sexualität betreffen. Gewichtszunahme kann auch gleichzeitig eine Form des Protestes sein gegen Maßstäbe, Verbote, Schönheitsideale und Wertvorstellungen anderer Menschen, oft der Eltern oder der Gesellschaft. Alle diese Möglichkeiten müssen in einer Therapie berücksichtigt werden. Auch die Störungen des Körperschemas und der Selbstwahrnehmung sollten psychotherapeutisch, unterstützt durch Körperverfahren, bearbeitet werden. In jedem Fall muß das beeinträchtigte Selbstwertgefühl in die Therapie einbezogen und in ihr gestärkt und stabilisiert werden. Es müssen andere Konfliktlösungs- und Kompensationsmöglichkeiten gesucht werden. Eine solche Umorientierung kann oft eine längere psychotherapeutische Behandlung notwendig machen.

Beim verhaltenstherapeutischen Vorgehen wird das krankmachende Eßverhalten verändert, indem die Selbstkontrolle geübt wird. Verbunden damit ist auch eine systematische Einführung in die

Probleme der Ernährungslehre. Die Betroffenen müssen genau schriftlich festhalten, welche Nahrungsmittel in welcher Menge sie sich zuführen und sie werden ständig mit diesen Tabellen konfrontiert. Dazu gehört auch die Umgestaltung sozialer Bedingungen und die Trennung des Eßvorgangs von anderen Tätigkeiten wie Lesen und Fernsehen, sowie die Einübung des langsamen Essens mit der Einschaltung von Pausen zwischen den einzelnen Bissen. Es scheint so, daß die Verhaltenstherapie bei kürzerer Dauer etwas bessere Ergebnisse erzielen kann als andere Psychotherapieverfahren.

Am erfolgreichsten scheinen die Selbsthilfegruppen zu sein. Das sind Laiengruppen, in denen sich Übergewichtige mit dem Ziel der Gewichtsreduktion zusammenfinden. Hier wird durch ein System von zum Teil auch finanzieller Belohnung und durch den Austausch von Erfahrungen und Rezepten ein besserer Erfolg erreicht als mit anderen Methoden.

In jedem Fall ist das Übergewicht ein ernstzunehmendes Symptom, weil es einerseits Risikofaktor für schwere körperliche Erkrankungen ist und damit lebenverkürzend wirken kann. Andererseits ist es in der Regel Hinweis auf gestörte Konfliktverarbeitung und Defizite in der seelischen Entwicklung.

Untergewicht

Die Magersucht ist eine schwere Störung des Eßverhaltens, die vorwiegend bei Mädchen auftritt und meistens in der Pubertät beginnt. Sie ist gekennzeichnet durch die Verweigerung der Nahrungsaufnahme sowie durch meist künstlich herbeigeführtes, später chronisches Erbrechen und durch häufigen Abführmittelmißbrauch. Das Krankheitsbild kann durch die resultierende Unterernährung lebensbedrohliche Formen annehmen. Todesfälle sind bekannt.

So gut wie immer zeigt sich die Magersucht in drei körperlichen Symptomen: in extremer Gewichtsabnahme, Stuhlverstopfung und dem Aufhören der Menstruation. Bei Laboruntersuchungen finden wir nicht sehr viel Auffälliges, außer einer Verschiebung im Salzhaushalt mit einer Verringerung des lebensnotwendigen Kaliums als Folge des Erbrechens und des Abführmittelmißbrauchs sowie einen sehr niedrigen Hormonspiegel. Für die Bildung von Hormonen werden bekanntlich Substanzen aus der Nahrung benötigt, die ab einem gewissen Grad der Abmagerung fehlen. Sonst gibt es keine nachweisbaren Abweichungen von den Normalwerten.

Im seelischen Bereich finden wir eine extreme Angst vor Gewichtszunahme und eine Störung des Körperbildes. Die Betroffenen finden sich immer zu dick oder haben erhebliche Angst, »fett« zu werden, ganz gleich, was sie wirklich wiegen. Sie haben eine erhebliche Abneigung gegen die Ausbildung erwachsener Körperformen. Vor dem Auftreten ihrer Krankheit war es ihnen gelungen, ihre Selbstunsicherheit durch oft erhebliche Anpassungsleistungen zu überspielen und auf eine autonome Entwicklung zu verzichten. Die Anforderungen der Pubertät können dann dieses System zum Zusammenbruch bringen.

Die extreme Gewichtsabnahme führt häufig bis zu einem Körpergewicht von 30 kg, in Extremfällen auch darunter. Die Nahrungsaufnahme als menschliches Grundbedürfnis wird radikal verweigert, zugeführte Nahrung wird sofort aus dem Körper wieder entfernt. Abgelehnt wird jede kalorienreiche Nahrung, abgelehnt wird aber auch das gemeinschaftliche Essen. Das Erbrechen wird nach der Mahlzeit auf der Toilette selbst herbeigeführt, später tritt es dann reflexartig von selbst auf. Außerdem werden häufig Abführmittel in großen Mengen konsumiert. Es besteht durch die geringe Nahrungsaufnahme ja meist eine scheinbare Verstopfung, eine Entleerung wird von ihnen jedoch erzwungen.

Nicht selten beginnt die Gewichtsabnahme mit einer übertriebenen Diät, da sich Magersüchtige als Folge ihres gestörten Körpergefühls zu dick finden. Dazwischen können sie rauschartig große Mengen von Nahrungsmitteln zu sich nehmen, häufig nachts. Magersüchtige stehlen auch bisweilen Lebensmittel. Darauf folgt immer Scham und Ekel vor sich selbst und die Reinigung des Körpers durch Erbrechen oder Abführmaßnahmen, sie muß um so rigoroser sein, je mehr Schuldgefühle wegen der »Verfehlung« bestehen. Die Betroffenen beschäftigen sich ebenso zwanghaft mit der Thematik des Essens wie die Übergewichtigen. Sie gehen allerdings anders damit um, indem sie zu wenig aufnehmen oder sich des Aufgenommenen wieder entledigen.

Die Verstopfung ist verständlich als Folge der verminderten Nahrungszufuhr. Der Stuhl wird als Schmutz erlebt und die Stuhlentleerung als Entlastung und als Reinigungsakt, der erzwungen werden muß.

Schließlich hört die Periode fast immer auf. Oft ist es das erste Zeichen einer Anorexie. Es kann die Abmagerung noch um Jahre überdauern, auch wenn dann eine ausreichende Eiweißzufuhr zur Hormonbildung vorhanden ist. Bei Jungen sind die Spiegel des männlichen Hormons Testosteron ebenfalls erniedrigt und die Geschlechtsreife verzögert.
Ein weiteres auffälliges Symptom ist die übertriebene Aktivität. Selbst bei extremer Abmagerung werden weite Spaziergänge unternommen, Sport getrieben, häufig fällt auch auf, daß die Betroffenen viel für andere tun und sich übersozial verhalten.
Viele Mädchen erleben die Veränderungen in der Pubertät als beängstigend. Sie haben ja keinerlei Einfluß darauf, wie diese Entwicklung verläuft und ob sie dann schließlich den vorgegebenen Normen des üblichen Entwicklungsziels, also einem vorgegebenen Ideal, einigermaßen entsprechen. Das kann die Frage nach dem eigenen Wert sehr aktualisieren. Diese Jugendlichen haben Angst und fühlen sich machtlos. Das Gefühl des Ausgeliefertseins ist ja zum einen, besonders für Frauen in unserer Kultur, völlig real, zum anderen steht dahinter, wenn eine Anorexie auftritt, eine Fehlentwicklung, die bis weit in die Kindheit zurück reicht und ihre Gründe hat. Die körperliche Entwicklung, die Konfrontation mit Sexualität und mit Triebhaftigkeit überhaupt, überfordert sie dann erheblich und führt zu ganz massiven Ängsten. Diese Ängste können wiederum das Gefühl zu versagen, also wertlos zu sein, verstärken. Es kommt zu einem verhängnisvollen Teufelskreis von Unsicherheit, geringem Selbstwertgefühl und Angst. Die manipu-

lierte Gewichtsabnahme wird dann als Stärke erlebt, die Unabhängigkeit von der Nahrungsaufnahme als Selbständigkeit und Autonomie, die sie aus der Machtlosigkeit befreit. Die Betroffenen erleben sich als moralisch hochstehend und rein. Sie sind nicht wie andere von der Materie abhängig, ihr Körper ist damit nicht verunreinigt. Die Unabhängigkeit von den üblichen menschlichen Trieben erhebt sie über andere Menschen, die Biologie wird in ihre Schranken verwiesen. Auch der Bewegungsdrang weist in diese Richtung. Magersüchtige meiden Faulheit, Bequemlichkeit, Trägheit, oft auch den Schlaf. Damit ist die Anorexie gleichzeitig ein Selbstheilungsversuch, nämlich der Versuch, der Unsicherheit und Abhängigkeit gegenzusteuern. Die gelegentliche Überwältigung durch das Triebhafte, die sich in den Freßorgien zeigt, wird als schwerste Niederlage und als Unterwerfung unter biologische Bedürfnisse erlebt. Magersüchtige fallen häufig durch überdurchschnittliche Intelligenz auf. Das sollte uns nicht weiter verwundern, denn wenn sich ein Mensch zum Geistigen, Nichtmateriellen, Nichttriebhaften hingezogen fühlt, muß er dafür ja auch bestimmte Fähigkeiten mitbringen.

In der Familie von Magersüchtigen finden wir auffallend häufig Spannungen zwischen den einzelnen Familienangehörigen. Die Erkrankung trägt dann dazu bei, sie aufrecht zu erhalten und zu verstärken. Oft behindern die Mütter die Behandlung oder brechen sie von sich aus ab, oder aber sie beeinflussen ihre Töchter dahingehend. Sie greifen immer wieder ein, obwohl sie oft die Behandlung vorher für notwendig angesehen haben. In dieser Haltung steckt eine doppelte Botschaft, nämlich die, daß eine Behandlung wichtig ist – und daß sie abgebrochen werden sollte. Häufig bestimmen in diesen Familien Mütter oder Großmütter. Sie können es nicht zulassen, daß sich die Kinder in Ruhe entwickeln und wachsen. Immer wieder greifen sie durch Ermahnungen, Kontrollen und Bestrafungen in die natürlichen Wachstums- und Entwicklungsprozesse ein und behindern dadurch die Entwicklung eines gesunden Selbstwertgefühls. Zum Teil spielen hier auch doppelte Botschaften eine Rolle, wie etwa: »werde erwachsen, aber nicht selbständig«. Der Vater hat in solchen Familien wenig Einfluß, weil er schwach, selbst krank oder viel beschäftigt ist. Hinter seiner Vielbeschäftigtheit kann die Flucht vor der Familie oder ein eigenes Leistungsideal stehen.

Oft sind die betroffenen Kinder gut in der Schule, da sie durch Leistung Anerkennung, und damit einen Ausgleich zu finden hoffen. Die Kontrolle der Eltern erstreckt sich häufig auch auf die Nahrungsaufnahme. Es muß gegessen werden, was auf den Tisch kommt und nicht das, was den Bedürfnissen entspricht. In gleicher Weise wird auch die notwendige Entwicklung der heranwachsenden jungen Menschen gehindert. Sie werden weiterhin dirigiert und kontrolliert in einer Art, die ihnen starke Schuldgefühle einflößen kann, weil ja scheinbar alles zu ihrem eigenen Besten geschieht. Recht häufig besteht zusätzlich ein Harmonisierungsideal nach außen hin, das Ideal einer funktionierenden, tüchtigen Familie ohne Probleme, aus der niemand ausbrechen darf.

Die Therapie dieser Erkrankung ist schwierig. Es ist auch heute noch üblich, stark abgemagerte Jugendliche in ein Krankenhaus oder eine Klinik einzuweisen. In der Regel wird dort eine Infusionsbehandlung oder, noch entwürdigender, eine Sondenzwangsernährung eingeleitet. Oft werden sie dann in Zimmer mit schwerkranken Patienten gelegt, damit sie sehen, was eine »wirkliche Krankheit« ist, oder bekommen zu hören, daß ihr Anblick eine Zumutung für die Umwelt bedeutet. Durch solche Maßnahmen werden sie extrem gedemütigt und ihr ohnehin schwaches Selbstwertgefühl wird noch weiter verringert, denn ihr Lebensziel wird als wertlos und ihre Bestrebungen der Selbstheilung als strafenswürdig hingestellt. Es fällt immer wieder auf, daß die Anorexie bei den Behandelnden unbewußte Aggressionen hervorrufen kann. Durch die Sondenernährung erfolgt ja gerade das, was die Betroffenen unbedingt vermeiden wollen: sowohl eine Zufuhr von Nahrung, als auch ein zwangsweises Eindringen in den Körper. Jede noch so geringe Autonomieentwicklung wird damit zunichte gemacht. Ihr Körperbild wird von außen verändert, ohne daß eine innere Veränderung der Ursachen damit einhergeht. Die Erfolge einer Zwangsernährung sind in der Regel, was die Gewichtszunahme betrifft, gut. Es ist jedoch leicht einzusehen, was eine solche

Behandlung seelisch bedeuten kann. Die Jugendlichen müssen sich selbst und ihre Ziele aufgeben, sie erleben, daß sie gezwungen werden und daß andere stärker sind als sie. Ihr Lebensziel wird ganz selbstverständlich in Frage gestellt und sie bekommen keinen Ersatz dafür. Häufig werden sie dann unförmig dick und haben sich damit aufgegeben. Dennoch ist eine Zwangsernährung dort, wo es um lebensgefährliche Zustände geht, manchmal nicht zu vermeiden.

Eine ambulante psychotherapeutische Behandlung sollte nur in leichten Fällen mit kurzer Vorgeschichte erfolgen. Die Magersucht ist immerhin eine Erkrankung, die mit dem Tod enden kann. Behandlungsziel muß immer eine Bearbeitung einerseits der Selbstwertproblematik, andererseits der familiären Konflikte sein, deshalb müssen die Eltern meistens in die Behandlung einbezogen werden.

Besteht jedoch die Krankheit schon länger und hat die Abmagerung einen höheren Grad erreicht, ist eine stationäre psychotherapeutische Behandlung erforderlich.

Die Hauptschwierigkeit in der Therapie liegt erst einmal darin, ein Vertrauensverhältnis zu den betroffenen Jugendlichen herzustellen, denn die frühen Bezugspersonen wurden als eingreifend, kontrollierend, überbeschützend und entwicklungsbehindernd erlebt. Gegen diese Verhaltensweisen war die Nahrungsverweigerung einerseits ein Protest und hatte andererseits das Ziel, die Selbständigkeit der Betroffenen zu beweisen. Hinter der Anorexie finden wir häufig Angst- und Ohnmachtsgefühle, sowie groteske und übersteigerte Idealvorstellungen, so daß die Therapie zuerst eine Verschlechterung des Zustandes bewirken kann. Dazu kommt, daß die Betroffenen an doppelte Botschaften, an »doublebinds« gewöhnt sind und eigentlich nicht wissen, woran sie sind. So kann die Notwendigkeit der Therapie für sie oft eine Infragestellung ihrer Lebenshaltung, der Autonomie, sein mit der gleichzeitigen Forderung, autonom zu werden.

Schwierig wird die Behandlung auch deshalb, weil meist jede Krankheitseinsicht fehlt. Die Tricks der Nahrungsverweigerung werden weiter durchgeführt, das heimliche Erbrechen, der Abführmittelmißbrauch und die Täuschungsmanöver beim Wiegen sind bekannt. Eine Therapie mit Aussicht auf einen gewissen Erfolg muß verstehend, aber konsequent sein. Absprachen sollten von beiden Seiten aus eingehalten werden. Auch bei der stationären Behandlung hat es sich herausgestellt, daß in der Regel eine Familientherapie notwendig ist, da die Erkrankung auf eine tiefe Störung der Beziehungsmuster innerhalb der Familie zurückgeht. Welches Gefühl für sich, welches Lebensgefühl Magersüchtige haben, können wir uns gut vorstellen, wenn wir den folgenden Traum einer 18jährigen jungen Frau betrachten.

Ich gehe über eine sumpfige Wiese mit meiner Großmutter zum Bach, der im Tal fließt.
Ich gehe einen Schritt ins Wasser hinein. Da erfaßt mich der Bach und reißt mich mit sich. Meine Großmutter bleibt stehen, als ob sie das nichts angeht.
Ich werde weitergespült bis an ein Wehr, wo das Wasser hinunterstürzt. Im Hinunterstürzen werde ich zu einem Stück Holz, das weitergetrieben wird.
Ich erlebe dann, wie ich an Steinen hängenbleibe und wie ich herumgewirbelt werde. Ich kann das alles fühlen. Aber ich bin ein Stück Holz, das weitertreibt und sich nicht helfen kann.

Im Traum geht die junge Frau zuerst über eine sumpfige Wiese. Der Untergrund, auf dem sie geht, ist nicht fest, nicht tragfähig, er bietet keine Sicherheit. Das können wir direkt auf das Lebensgefühl von Magersüchtigen übertragen. Sie ist in Begleitung ihrer Großmutter, die hier in Vertretung der Mutter steht – Mutter und Großmutter dominieren die Familie ganz erheblich. Die junge Frau steht also unter Aufsicht. Dieser Aufsicht kann sie sich nur entziehen, wenn sie weitergeht. Sie tut einen Schritt ins Wasser hinein. Ein solcher Schritt nach vorne, ins unbekannte Element hinein, kann uns auch auf einen »Fortschritt« hinweisen. Der Traum zeigt uns aber, wohin dieser Schritt führt. Die junge Frau verliert den Boden unter den Füßen, der Bach erfaßt sie und reißt sie mit. Die Großmutter tut so, als ob sie das Ganze nichts angeht. Im Erleben der jungen Frau ist sie kein Schutz, nicht hilfreich, sie unternimmt nichts zur Rettung. Sie sieht nur zu, wie das Unglück geschieht.

So erlebt sie ihre ganze Familie: beziehungslos, teilnahmslos, nicht hilfreich, wenn ein Unglück geschieht.

Nun wird sie weitergespült bis an ein Wehr. An einem Wehr staut sich das Wasser auf und wird erst richtig zur Gefahr. An diesem Gefahrenpunkt geschieht die Verwandlung: die junge Frau wird zu einem Stück Holz, das fortgetrieben wird, ausgeliefert ist und nichts mehr selbst bestimmen kann. Ein Stück Holz ist ein ehemals lebendiger Teil eines Baumes, der abgebrochen, abgestorben oder abgetrennt vom Wachstum des Baumes ist. Ein Stück Holz ist ausgeliefert, leblos, »hölzern«. Und so sehen Magersüchtige ja häufig auch aus, dafür werden sie oft gehänselt und gekränkt: sie sind »hölzern«, »dürr wie ein Stock«. Sie erlebt sich hier wie der ausgestoßene Teil eines lebendigen Organismus, als Symptomträgerin der Familie.

Im Traum wird deutlich, daß ein »Aufstau« zur Gefahr geworden ist und die »Verwandlung« zur Magersüchtigen bewirkt hat. Wenn ein Mensch das Wehr hinunterstürzt, so kann er sehr schwer verletzt oder gar getötet werden. Einem Stück Holz geschieht das nicht. Das Wehr kann also nur mittels der Verwandlung bewältigt werden. Der Stau der Triebregungen in der Pubertät kann nur durch die Verwandlung zur Magersucht bewältigt werden – wieder ein Hinweis auf den Selbstheilungsversuch durch die Krankheit.

Das Traumbild sagt alles aus über das Lebensgefühl, die Einsamkeit und Gefährdung einer solchen Frau, aber auch über die lebensfeindliche Verwandlung durch ihre Krankheit, die ihr aber das Überleben erst möglich macht. Im Traum wird sie dann hilflos hin- und hergespült. Sie fühlt alles, kann sich aber nicht helfen. Sie empfindet das ganze Ausmaß der Auslieferung, des Schmerzes, der inneren Verlassenheit, das ihr Lebensgefühl prägt. Im Traum erlebt sie also noch einmal die Geschichte ihres Lebens, ihren unsicheren Untergrund, die beziehungslose Familie, repräsentiert durch die Großmutter, den ersten Schritt ins Leben hinein, der so gefährlich ist, die noch größere Gefahr des Aufstauens von Gefühlen und dann die ganze Ambivalenz der Verwandlung.

Magersucht kann nicht durch ein Überreden, doch vernünftig zu sein, oder gar durch Drohungen geheilt werden. Hinter diesem

Krankheitsbild stehen massive Ängste und Konflikte, die sogar tödlich werden können und die das ganze Familiengefüge betreffen. Sie müssen in jedem Fall psychotherapeutisch bearbeitet werden, wobei noch einmal klar gesagt werden muß, daß eine solche Therapie schwierig, belastend und langwierig ist und zwar für die betroffenen Kranken, für die ganze Familie und für die Therapeutin oder den Therapeuten.

Literatur

Köhle, K. u.a.: Anorexia nervosa. In: v. Uexküll, T. (Hrsg.): Psychosomatische Medizin. Urban & Schwarzenberg, München 1986
Orbach, S.: Anti Diät Buch. Frauenoffensive, München 1978
dies.: Anti Diät Buch II. Frauenoffensive, München 1983
Stunkard, A., J. u.a.: Adipositas. In: v. Uexküll, T. (Hrsg.): Psychosomatische Medizin. Urban & Schwarzenberg, München 1986

Störungen der Abwehr von Infektionskrankheiten

Infektionskrankheiten wurden lange Zeit als rein körperliche Erkrankungen betrachtet. Interessant ist jedoch, daß Krankheiten, die bisher abgewehrt wurden, plötzlich auftreten und die Abwehr zusammenbricht. Das weist darauf hin, daß es Faktoren geben könnte, die unsere Infektabwehr oder die Funktionen unseres Immunsystems verändern können.

Das Immunsystem galt bisher als ein sich selbst regulierendes System aus sehr unterschiedlichen Anteilen, deren genaue Bedeutung und Abhängigkeit voneinander nicht bekannt war. Inzwischen wurde die Forschung vorangetrieben, besonders gefördert durch das Auftreten der Krankheit AIDS. So konnte mit zunehmender Sicherheit von Wechselwirkungen zwischen seelischen Gegebenheiten und dem Immunsystem ausgegangen werden, aber auch von dessen Beeinflußbarkeit durch verschiedene Hormone, die ihrerseits teilweise durch seelische Vorgänge gesteuert werden. Am bekanntesten ist das Cortison, ein Hormon der Nebennierenrinde, das bei Entzündungen eingesetzt wird und deshalb entzündungshemmend wirkt, weil es die Arbeit des Immunsystems behindert. Entzündungen sind ja aktive Reaktionen des Körpers, die im Dienst der Abwehr stehen.

Viele Beobachtungen an Menschen, die auch statistisch ausgewertet wurden, haben inzwischen gezeigt, daß seelische Belastungen eine Wirkung auf das Immunsystem haben. Infektionskrankheiten treten dann häufiger auf, wenn im seelischen Bereich Konflikte oder Streß vorliegen mit Spannung, Unstimmigkeiten, Angst und Ruhelosigkeit. Als belastende Lebensumstände kommen Beziehungsprobleme, Probleme im Arbeitsbereich, insbesondere auch Prüfungen, gesundheitliche Schwierigkeiten oder Sorgen um die Gesundheit, finanzielle Probleme, aber auch Trennungserlebnisse, wie etwa der Tod eines Familienmitglieds, Beendigung von Partnerschaften, Auszug von Kindern oder Umzug und damit Wechsel des Lebensraumes in Frage. Auch Einsamkeit und Zurückgezogenheit scheinen die Arbeit des Immunsystems und damit die körpereigene Abwehr negativ zu beeinflussen. Es läßt sich also inzwischen mit Sicherheit sagen, daß die Abwehrlage von seelischen Faktoren abhängig ist und daß Belastungen verschiedener Art das Abwehrsystem schwächen. Dabei scheint es jedoch nicht das Ereignis selbst zu sein, das die Abwehr herabsetzt, sondern die Art, wie seelisch damit umgegangen wird. Eine große Umfrage bei Frauen vor Brustoperationen hat gezeigt, daß diejenigen Patientinnen, die Angst, Trauer und Wut wegen der Krankheit und der Operation, aber auch überhaupt in ihrem Leben, offen zeigen konnten, normale Immunfunktionen hatten. Hingegen trat bei denjenigen Frauen, die sich gefühlsmäßig nicht äußern konnten oder ihre Gefühle nicht wahrnahmen, eine Verschlechterung der Abwehrlage ein. Das gleiche Ergebnis zeigte sich bei Frauen nach einer Fehlgeburt. Diejenigen Frauen, die sich mit dem Verlust ihres Kindes auseinandersetzten und diesen akzeptieren konnten, zeigten nur geringe Veränderungen ihrer Abwehrfähigkeit, während sich bei denjenigen Frauen, die den Verlust nicht annehmen und nicht betrauern konnten, eine deutliche Schwächung der Abwehrfunktionen nachweisen ließ.

Das gilt natürlich auch für andere Belastungen. Wir wissen, daß die Art des Umgangs mit Verlusten lebensgeschichtlich bedingt ist. Viele Menschen sind durchaus in der Lage, Streß, Verluste oder belastende Ereignisse angemessen zu verarbeiten und mit Problemen und Konflikten aktiv und verantwortungsbewußt umzugehen. Als Rückschluß könnten wir sagen, daß bei infektanfälligen Menschen gewisse Arten der Konfliktbewältigung nicht effektiv genug sind, wie uns die folgenden Beispiele aufzeigen.

Wir alle kennen das Krankheitsbild, das wir Grippe, grippaler Infekt oder einfach Erkältung nennen. Diese Erkrankung hat meistens zur Folge, daß wir gezwungen sind, unseren gewohnten Tagesablauf zu unterbrechen, wir müssen uns schonen, mit der Leistung zurückgehen, vielleicht ein paar Tage »krank feiern«.

Es ist bekannt, daß für diese Erkrankung Viren verantwortlich sind, die mehr oder weniger immer in der Luft vorhanden sind, jedoch in unterschiedlicher Konzentration. Weiterhin ist bekannt, daß auch oft Bakterien beteiligt sind, die ebenfalls ihre Chance bei der Schwächung der Abwehr nutzen.

Hier stellt sich nun die Frage, warum einige Menschen nicht betroffen sind, während andere auffallend oft unter solchen Erkältungskrankheiten leiden. Natürlich läßt sich sehr einfach sagen, daß manche Menschen ein gut funktionierendes, andere wieder ein weniger gutes Abwehrsystem haben. Dabei spielen sicher auch sogenannte anlagebedingte Faktoren eine Rolle. Aber dennoch: Die Frage bleibt damit unbeantwortet, warum denn gerade zu einem bestimmten Zeitpunkt eine Infektionskrankheit auftritt.

Dazu ein Beispiel:

Eine Frau, die sich in einer Situation seelischer und beruflicher Belastung den Arm gebrochen hatte, konnte sich auf die unfallbedingte Ruhe nicht recht einlassen. Immer wieder nahm sie Kontakt zu ihrem Arbeitsplatz auf, immer wieder versprach sie, in der nächsten Woche aber bestimmt arbeiten zu können. Sie nutzte die unfreiwillige Pause nicht ausgiebig genug dazu, ihre Konflikte durchzuarbeiten und vielleicht zu lösen. Nach der ganz festen Zusage, an einem bestimmten Tag nun doch am Arbeitsplatz zu erscheinen, erkrankte sie schwer an einer Grippe. Natürlich herrschte in dem ganzen Gebiet eine Grippeepidemie, so daß eine Ansteckung stattfinden konnte. Sie war aber nun endlich viel wirkungsvoller »stillgelegt«, denn infolge des Infektes fiel ihr auch das Reden schwer und sie fühlte sich zusätzlich schlapp und müde. Hier signalisierte der Körper, daß er eine längere und zwar eine wirkliche Ruhepause benötigte – nicht etwa nur aus körperlicher Schwäche heraus, die nur eine Folge der Erkrankung war, sondern vielmehr, um Zeit und Abstand zu gewinnen. Die Erkrankung diente der Abwehr weiterer Belastungen. Anders ausgedrückt, das »Abwehrsystem« war so mit der Konfliktabwehr beschäftigt statt mit der Lösung, daß für die Krankheitsabwehr keine Kraft mehr blieb.

Eine andere Infektionskrankheit, die weit verbreitet ist und die immer wieder bei den Beobachtungen der immunologischen Reaktionen eine Rolle gespielt hat, ist die Erkrankung an Herpes simplex, den sogenannten »Fieberbläschen«. Etwa 75-80 % aller Menschen haben in ihrem Leben eine Herpes-Infektion durchgemacht. Das Krankheitsbild ist meistens nicht sehr ernsthaft, die Krankheit ist häufig und damit stehen viele Beobachtungspersonen zur Verfügung. Die Krankheitserscheinungen sind auch deutlich sichtbar und gut erfaß- und meßbar.

Es ist bekannt, daß die Herpes-Bläschen direkt durch äußere Reize ausgelöst werden können. Hierzu gehören Verletzungen oder Verbrennungen, aber auch das Einwirken bestimmter Nahrungsbestandteile oder Sonne und Hitze, besonders auch das Fieber, was zu dem Namen »Fieberbläschen« geführt hat. Es wurde aber auch beobachtet, daß es seelische Auslöser gibt wie Angst, Aufregung, Spannung, Streß, Ekel und Einsamkeit. Ein gutes Beispiel dafür ist ein Mann, der mitteilte, daß es bei ihm genüge, einen Menschen mit Herpes-Bläschen zu sehen und zu denken, er habe nun schon lange keinen Herpes mehr gehabt. Er ekele sich nämlich sehr vor diesem Anblick. Etwa zwei Tage nach einer solchen Beobachtung habe er regelmäßig selbst die bekannten Bläschen an der Lippe. So deutlich ist der Zusammenhang jedoch selten.

Dazu ein weiteres Beispiel:

Bei einer 45jährigen Frau traten schon viele Jahre regelmäßig alle vier Wochen vor der Periode eine Woche lang Herpes-Bläschen an der Lippe auf. Zunehmend häufiger bemerkte sie dann, daß sie auch auftraten, wenn sie sich in die Enge getrieben oder in seelische Not geraten fühlte, bei Überforderungen und bei Existenzängsten. Die körperlichen Untersuchungen zeigten eine reduzierte Abwehrlage.

Aus der Lebensgeschichte ist zu erfahren, daß die Patientin eine sehr gute Beziehung zu ihrer Mutter gehabt habe. Von Anfang an mußte sie deren Schwierigkeiten mittragen, denn Bruder und Vater starben im selben Jahr, als die Patientin noch ein Kind war. Seitdem war sie die engste Vertraute ihrer Mutter, die ihr alles erzählte und sie als »Blitzableiter« benutzte. Diese überfordernde Beziehung veränderte sich nicht, sondern wurde eher noch intensiver und belastender, als die Mutter einen Alkoholiker heiratete, der das Geld vertrank und die Mutter schlug.

Ihre eigene Ehe gestaltete sie nach dem Muster ihrer Beziehung zur Mutter. Sie war hilfreich und versuchte, in allem die Vertraute des Ehemannes zu sein. Sie verzichtete seinetwegen auf eine Ausbildung und sogar, wegen der Pflege der Mutter bei einer chronischen Krankheit, auf eigene Kinder. Sie hatte nie die Möglichkeit zu lernen, sich angemessen abzugrenzen und sich »wohl in ihrer Haut« zu fühlen. Ihr Einsatz für andere weitete sich schließlich auch auf Arbeitskolleginnen und weitere Bekannte aus. Er verschaffte ihr die notwendige Befriedigung ihres überhöhten Leistungsanspruchs an sich selbst auf Kosten der fehlenden Abgrenzungsmöglichkeiten. Aber trotz aller Mühe, die sie sich gab, konnte sie den eigenen Ansprüchen nie genügen. Sie hatte immer das Gefühl, daß sie noch besser, noch einsatzfreudiger, noch aufopfernder hätte sein sollen. Sie wertete sich ständig ab und kam damit einer möglichen Abwertung durch die Umgebung zuvor. Auch in der Therapie glaubte sie anfangs, ihre Bestätigung nur im Einsatz für andere zu erhalten, und gleichzeitig fand sie immer wieder den Beweis eigenen Versagens und Ungenügens, der sie zu immer neuen Höchstleistungen antrieb. Nur die Herpes-Bläschen konnten sie nach und nach, je häufiger sie auftraten, vor dieser Überforderung etwas schützen. Sie wollte den »unappetitlichen Anblick« anderen nicht zumuten. So blieb es ihr erspart, bis an die Grenzen ihrer Belastbarkeit gehen zu müssen. Die Krankheit schränkte also das Ausmaß der Hilfeleistungen ein und setzte Grenzen gegen die Belastung durch die Anderen.

Die Therapie ist natürlich in einem solchen Falle schwierig. Die Betroffenen wollen auch der Therapeutin oder dem Therapeuten helfen, eine gute Therapie mit ihnen durchzuführen. Hier wird deutlich, daß sie nicht unbedingt helfen, weil sie anderen Menschen etwas Gutes tun wollen, sondern sie helfen, um sich selbst zu beweisen, daß sie eine Lebensberechtigung haben. Sie müssen sich immer wieder zeigen, daß sie »gut« sind und daß sie deshalb geliebt werden können. Der eigene Wert wird fast nur in bezug auf die Helfertätigkeit erlebt.

In der Therapie geht es nun darum, ganz allmählich das Gefühl für den eigenen Wert zu entwickeln, unabhängig von der Leistung und der Hilfsbereitschaft. Das ist ein schwieriger und langwieriger Weg, der am Anfang auch sehr viel Angst macht, weil hier die einzige »Lebensberechtigung« in Frage gestellt zu werden scheint. Am Ende einer solchen Therapie steht dann im Optimalfall ein Mensch, der nur noch dann hilft, wenn es für andere richtig ist und nicht mehr zur eigenen Selbstbestätigung. Ein solcher Mensch muß sich dann auch nicht mehr überfordern und bezieht seinen eigenen Wert aus anderen Fähigkeiten und Möglichkeiten als ausgerechnet aus der Hilfsbereitschaft. Er hat aus sich selbst heraus auch das Recht, sich abzugrenzen und muß dies nun nicht mehr seiner Krankheit überlassen.

Für Infektionskrankheiten allgemein gilt, daß seelische Faktoren für ihre Entstehung wie auch für den Verlauf der Krankheit eine wichtige Rolle spielen. Dem Eindringen von Krankheitserregern in die Haut oder gar ins Körperinnere wird keine oder nur eine reduzierte Abwehr entgegengesetzt. Genauso sieht es auch im seelischen Bereich aus. Auch hier können reale Anforderungen und Überforderungen von außen, wie sie in unserem Fallbeispiel die Mutter viel zu früh von der Tochter verlangte, nicht abgewehrt werden. Später wurde – und das geschieht oft – die Überforderung von der erwachsenen Frau selbst fortgeführt, sie setzte keine Abwehr gegen Überforderungen ein. Sie ging sogar noch weiter, sie verlangte von sich selbst, daß sie allen Anforderungen genügen müsse. Damit lieferte sie sich auch grenzenlos aus.

Es ist also wichtig, Abgrenzungen zu üben und damit Vereinnahmung und Auslieferung abzuwehren. Natürlich löst dies erst einmal Angst vor Verlust an Zuwendung und Liebe aus, es entsteht die Angst, abgelehnt zu werden. Genau diese Angst hat die Betroffenen ja dazu geführt, so hilfsbereit zu werden und auf jede Art der Abwehr gegenüber den fordernden Mitmenschen zu verzichten. Die Angst vor dem Verlust an Zuwendung ist groß, denn als sie zum ersten Mal auftrat, waren die Betroffenen als kleine Kinder ganz real abhängig. Ein Verlust an Zuwendung hätte Lebensgefahr bedeutet, den Verlust der Lebensberechtigung und der Lebensmöglichkeiten.

Es kann hier auch eine Hilfe sein, sich zu verdeutlichen, ob nur die Hilfsbereitschaft und damit die Verfügbarkeit geliebt oder gemocht wird, oder ob vielleicht doch der ganze Mensch gemeint ist. Denn in jedem Menschen gibt es noch andere Werte außer dem, was er leistet und für andere tut. Diese gilt es zu entdecken. Dann muß nicht die gesamte Abwehrkraft konzentriert werden auf die Abwehr der Angst und der Aggressionen, die unbewußt durch die Vereinnahmung entstehen. Denn in jedem Menschen gibt es auch gleichzeitig den Wunsch nach der eigenen Lebensgestaltung und den Ärger gegen alle, die diese verhindern. Aggressionen sind das Werkzeug der Abwehr – ohne sie können wir uns nicht wehren und sind ausgeliefert.

Wenn die seelischen Belastungen weiter anhalten, wenn die Konflikte nicht gelöst werden durch Abgrenzungen, durch sinnvollen

Einsatz von Aggressionen und damit von Abwehr, dann kann auch die Infektabwehr und damit die Heilung gestört sein und der Verlauf von Infektionskrankheiten kann schwerer sein. Bei reduziertem Abwehrvermögen, bei dem immer auch die Abwehrkräfte zur Abwehr von Gefühlen eingesetzt werden, kann es auch nach scheinbarer Heilung zum Wiederauftreten erneuter Krankheitszeichen oder zum Auftreten eines anderen Infektes kommen.

Bei Störungen der Infektabwehr ist also immer die Frage zu stellen: Wo steckt die Kraft zur Abwehr und wäre es nicht sinnvoll, sie anders einzusetzen?

Literatur

Glaser, R. u.a.: Stress, Loneliness, and Changes in Herpesvirus Latency. In: Journal of Behavioral Medicine, Vol. 8, 3/1985

Jemmott III, J. B.: Psychosocial Factors, Immunologic Mediation, and Human Susceptibility to Infectious Diseases: How much do we know? In: Psychological Bulletin 1984, Vol. 85 No. 1

Kiecolt-Glaser, J. K. u.a.: Stress and the Transformation of Lymphocytes by Epstein-Barr Virus. In: Journal of Behavioral Medicine, Vol. 7, 1/1984

Kiecolt-Glaser, J., K.: Psychosocial Enhancement of Immunocompetence in a Geriatric Population. In: Health Psychology 1985, 4 (Copyright 1985, Lawrence Erlbaum Associates, Inc.)

Olbricht, I.: Dem Virus auf der Spur. Kösel, München 1987

Rechenberger, I. u.a.: Psychosomatische Aspekte bei Herpes simplex Virus-Infektion. In: Praxis der Psychotherapie und Psychosomatik, Springer 1984

Schmidt, D. D.: Stress as a Precipitating Factor in Subjects With Recurrent Herpes Labialis. In: The Journal of Family Practice, Vol. 20, 4/1985

Schulz, K.H.: Psychoneuroimmunologie. In: Zeitschrift für Allgemeinmedizin Jg. 62, 26/1986

Smith, R. G. u.a.: Psychologic Modulation of the Human Immune Response to Varicella Zoster. In: Arch. Intern. Med., Vol. 145, 11/1985

Vegetative Störungen oder »Funktionelle Syndrome«

Die meisten seelisch bedingten oder mitbedingten Erkrankungen werden von Störungen begleitet, die dem vegetativen oder autonomen Nervensystem zugeordnet werden können. Diese Störungen können so stark sein, daß sie oft Krankheitswert haben. Schwierig ist es aber, sie zuzuordnen und zu formulieren, weil sie so unscharf und undeutlich sind.

Alle unsere Gefühle werden von vegetativen Steuerungsveränderungen begleitet. Damit greifen Gefühle in die verschiedensten Funktionen ein. Es kommt zu Änderungen von Pulsfrequenz und Blutdruck, unsere Drüsen reagieren mit veränderter Hormonbildung, aber auch beispielsweise mit Schweißbildung auf gefühlsbetonte Situationen und die Muskelspannung wird erhöht oder erniedrigt. So wissen die meisten Menschen von sich, daß sie in besonders aufregenden oder belastenden Situationen, Prüfungen beispielsweise, schwitzen, daß sie vielleicht häufiger den Darm oder die Blase entleeren müssen, oder mit anderen Reaktionen konfrontiert sind. In jedem Fall zeigt sich hier eine Organreaktion auf belastende Situationen.

Das Wechselspiel der vegetativ gesteuerten Funktionen ist für unser Wohlbefinden sehr wichtig. Es wirkt sich auf viele Organreaktionen aus, so auch auf den Wechsel zwischen Spannung und Ruhe und damit beispielsweise auf den Schlaf.

Die Steuerung der Funktionsänderungen erfolgt durch ein noch nicht endgültig erforschtes, sehr kompliziertes Regelsystem. Wir müssen aber deutlich sagen, daß psychovegetative Reaktionen auf Gefühle wie Angst, Wut, aber auch Freude an sich gesunde, normale Vorgänge sind. Sie begleiten alle unsere Erlebnisse und Erfahrungen, sie verursachen sie aber auch teilweise mit und können unsere Reaktionen auf unsere Umwelt und damit unser Handeln und unsere Beziehungen vielfältigster Art regulieren und mitbestimmen. Dabei verlaufen die körperlichen Funktionsveränderungen eher unbemerkt, während die Wahrnehmung des Gefühls im Vordergrund steht.

Bei psychosomatischen Krankheiten kann es jedoch anders sein. Diese gehen häufig mit den gleichen psychovegetativen Veränderungen einher, wie wir sie von Gefühlen kennen. Die Gefühle selbst, besonders die sogenannten »unangenehmen« wie etwa Angst, Trauer, Neid, Haß oder Zorn, werden jedoch nicht mehr wahrgenommen und damit kommt es auch nicht mehr zu einer Handlung, also zu einer Veränderung der Situation oder zu einer Konfliktlösung, die den entsprechenden Gefühlen angemessen wäre. Die psychovegetativen Veränderungen sind damit von den Gefühlen getrennt, sie haben ihren eigentlichen Sinn verloren. Seelische Abwehrmechanismen bewirken, daß die verursachenden Gefühle nicht mehr wahrgenommen werden. Im Vordergrund des Erlebens steht nun die Wahrnehmung der körperlichen Veränderungen und Symptome.

Der Grund für eine solche Entwicklung kann unterschiedlicher Art sein. In jedem Fall liegt die Störung eines an sich normalen und auch notwendigen Geschehens vor. Die Ursache für die veränderte Reaktionsweise liegt in der Lebensgeschichte und damit in der Vorerfahrung der Betroffenen und ist nur aus ihr heraus verständlich. Natürlich gibt es dafür nicht nur einen einzigen Grund. Bei dem komplizierten Aufbau der Regelsysteme sind die Störungen häufig durch mehrere, oft sehr verschiedene Faktoren bedingt. Es verwundert also nicht, daß sogenannte psychovegetative Störungen so häufig und allgemein auftreten.

Die Bereitschaft zur psychosomatischen Reaktion, vielleicht auch die Wahl des Symptoms oder des Organsystems, könnte anlagebedingt sein. Dies alleine reicht jedoch nicht aus, um wirklich krank zu werden. Sicher führen auch familiäre Gewohnheiten und das Beispiel unserer frühesten Bezugspersonen zu bestimmten Reaktionsweisen. Daneben spielt die eigene Lebensgeschichte, die Entwicklung mit allen Schwierigkeiten, mit Konflikten und Defiziten, mit Förderungen und Hemmungen eine entscheidende Rolle. Die Auslöser für eine Erkrankung oder eine Störung können dabei ganz unterschiedlicher Art sein. Sie können dem beruflichen oder dem familiären Bereich entstammen. Immer aber werden alte Konflikte oder Erfahrungen wiederbelebt. Alte Angst kommt auf, alter

Ärger kann wiedererlebt werden, die Abwehr wird überfordert und die Konflikte können auf der Realebene nicht gelöst werden.

Ein kleines Beispiel soll dies verdeutlichen:

Eine 32jährige Frau hatte von ihrer älteren Schwester einen Teppich geschenkt bekommen. Eines Tages, als diese zu Besuch war, fiel ihr trotz aller Achtsamkeit ein Plätzchen auf den Teppich. Die Schwester schimpfte und wies darauf hin, daß der Teppich sehr teuer gewesen sei und daß sie achtsamer damit umzugehen habe. Schuldbewußt nickte die Frau nur und nahm sich in Zukunft noch mehr in acht. Aber immer, wenn die Gefahr bestand, daß der Teppich beschmutzt würde, sei es von ihr selbst oder durch andere, spürte sie eine Hitzewelle. Der Schreck, wie sie sagt, durchfuhr sie und sie begann heftig zu schwitzen. Es kam also zu einer ausgeprägten vegetativen Reaktion als Folge der schwesterlichen Rüge. Was die betroffene Frau nicht merkte und was ihr unbewußt blieb, waren ihre massiven Aggressionen der Schwester gegenüber. In ihrer Familie war Ärger verpönt, wer sich wehren mußte, war automatisch im Unrecht. Die Schwester hatte für die betroffene Frau in ihrer Kindheit als Mutter-Ersatz eine wichtige Rolle gehabt, da die Mutter berufstätig war. Natürlich war die kleine Schwester für die ältere eine an sich unzumutbare Belastung gewesen, deshalb ging sie strenger und reglementierender mit ihr um, als dies notwendig gewesen wäre. Das gegenseitige Gefüge aus Abhängigkeit, Aggressionen und Angst, die Gefühle also, wurde für die betroffene Frau erst durchsichtiger, nachdem sie den scheinbar unbedeutenden Vorfall geschildert hatte, dessen Folge eine weiterbestehende Reaktion ihres Körpers war. Ihr fiel dann auch ein, daß dieses Hitzegefühl in der Folge auch bei Telefonaten mit ihrer Schwester auftrat. Wir sehen hier also auch die Ausweitungstendenz von Symptomen.

Bei psychovegetativen Störungen liegt demnach immer ein früherer Konflikt vor, der nicht gelöst werden konnte. Hier war es der Konflikt zwischen Abhängigkeit und Versorgtwerden auf der einen Seite, der eine Unterdrückung aller Aggressionen notwendig machte, und dem Wunsch der Zurückweisung der schwesterlichen Normen und ihrer Rüge auf der anderen Seite, also der Wunsch nach eigener Geltung, zu dessen Durchsetzung Aggressionen notwendig gewesen wären. Automatisch hatte die Frau ihrer Schwester recht gegeben und deren Normen übernommen, ihre eigene Wut über den Vorfall aber ganz unterdrückt beziehungsweise nicht wahrgenommen.

Auffällig ist bei Menschen mit psychovegetativen Störungen auch oft ein Mangel an Vertrauen in die Umwelt, das aus fehlendem »Selbstvertrauen«, also aus einer Selbstwertproblematik herrührt. Die Lebensberechtigung wird häufig ganz überwiegend aus der Leistung oder aus Wohlverhalten und daraus erfolgender äußerer Bestätigung hergeleitet. Entsprechend deutlich sind die Folgen, wenn ein vermeintliches Versagen eintritt, sei es aus äußeren Gründen (beruflicher Streß, Arbeitslosigkeit, häusliche Konflikte oder Verluste) oder aus inneren Gründen (körperliche Erkrankungen, ungelöste Konflikte).

Für die Therapie ist die spezielle Lebensgeschichte, wie immer im psychosomatischen Bereich, wichtig. Wo liegt die Störung, die zu den vorliegenden unverarbeiteten und im Augenblick auch unlösbaren Konflikten und zu der besonderen Art des Reagierens geführt hat? In welchem Ausmaß liegt eine Störung des »Selbstvertrauens«, also eine Selbstwertproblematik vor? Wozu dient das Leiden und welche zur Zeit unverarbeitbare Lebenssituation soll es beenden? Wo hilft die Krankheit auch, wo liegt also der Krankheitsgewinn?

In einer Therapie dürfen solche Fragen natürlich nur indirekt gestellt werden, denn sie alle könnten als Zweifel und als Infragestellen des Kompromisses dienen, der durch die Krankheit gefunden werden soll. Jede psychosomatische Erkrankung ist ja ein Selbstheilungsversuch, der allerdings, da er Konflikte nicht löst und keine wirklich neuen Lösungsmöglichkeiten einbezieht, selten zu einer wirklichen körperlichen und seelischen Heilung führt. Hier muß die Ursache der vorliegenden Verdrängung oder Abspaltung von Gefühlen gesucht werden, damit angemessenere Lösungsmöglichkeiten erarbeitet werden können. Voraussetzung dafür ist eine seelische Weiterentwicklung und das ist eine meist langwierige, oft anstrengende psychotherapeutische Arbeit, die sich an der aktuellen Situation einerseits und an den zugrunde liegenden Konflikten und Defiziten andererseits orientiert.

Die Wahl des hauptsächlich betroffenen Organsystems ist hierfür auch wichtig – bei Störungen der Atmung oder des Blutdrucks etwa oder der Herzfunktion liegen andere Konflikte vor, als beispielsweise bei Störungen der Funktion des Magen-Darm-Traktes oder bei Schlafstörungen.

In jedem Fall ist es sehr wichtig, daß psychovegetative Störungen ernstgenommen werden. Sonst kann keine Psychotherapie durchgeführt werden. Immer steht dahinter ein Mensch, der leidet und der meistens einen langen Weg voller Angst und Unsicherheit und voller Frustrationen hinter sich hat. Häufig sind die Betroffenen bereits den langen Weg durch diagnostische Instanzen gegangen, sie haben vielfache, oft unangenehme Begegnungen mit der Apparatemedizin hinter sich, aber auch medikamentöse Behandlungsversuche bis hin zum jahrelangen Psychopharmakamißbrauch. Durch solche Erfahrungen kann das Gefühl, daß eine organische Krankheit vorliege, verstärkt werden und damit ist der Weg in die Möglichkeiten der Psychotherapie oder der Psychosomatik erschwert.

Literatur

Bräutigam, W./P. Christian: Psychosomatische Medizin. Georg Thieme, Stuttgart 1975

Dethlefsen, T./R. Dahlke: Krankheit als Weg. C. Bertelsmann, München 1983

Ermann, M.: Die Persönlichkeit bei psychovegetativen Störungen. Springer, Berlin 1987

v. Uexküll, T./K. Köhle: Funktionelle Syndrome in der inneren Medizin. In: v. Uexküll, T. (Hrsg.): Psychosomatische Medizin. Urban & Schwarzenberg, München 1986

Selbstschädigung

Jeder Mensch kennt selbstschädigende Verhaltensweisen bei sich. Müdigkeit und Erschöpfung werden übergangen, genauso wie wir uns selbst überfordern oder durch schädliche Stoffe wie Rauchen, übermäßiger Alkoholgenuß und ungesunde Ernährung trotz besseren Wissens schädigen. Diese Art der Selbstschädigung ist aber eher Achtlosigkeit, sie dient nicht direkt der Erzeugung einer Krankheit. Wir sehen hier auch die Nähe zwischen Selbstschädigung und Sucht, wobei die Übergänge fließend zu sein scheinen. Näher an die Selbstschädigungen reichen schon extremere Verhaltensweisen, beispielsweise die Eßgewohnheiten, die zur Anorexia nervosa führen.

Es geht also um Krankheiten, deren Symptome und Krankheitserscheinungen von den Betroffenen selbst erzeugt und unterhalten werden, so daß das Bild einer längerdauernden Erkrankung entsteht. Natürlich könnten psychosomatische Krankheiten insgesamt als selbstschädigend betrachtet werden. Sie beruhen aber in der Regel nicht auf aktivem Handeln der Betroffenen. Beiden gemeinsam ist jedoch, daß dahinter Konflikte und Defizite stehen, die offenbar nicht anders zum Ausdruck kommen können. Es handelt sich also bei Selbstschädigungen um ein sehr ernstzunehmendes Krankheitsbild.

Wir müssen jedoch dabei die Simulation von der tatsächlichen Selbstschädigung unterscheiden. Simulationen sind von alters her bekannt. Wir alle kennen Kinder, die sich vor drohenden Klassenarbeiten in der Schule schützen, indem sie Bauchschmerzen vortäuschen – vielleicht haben wir selbst einmal so gehandelt. Bei der Simulation geht es immer um eine bewußte Absicht, durch die reale, erkennbare Vorteile erlangt werden können. Daß es sich dabei um Vorteile handelt, ist für andere ohne weiteres nachvollziehbar. Es kann darum gehen, beispielsweise eine Rente zu erhalten, bestimmte Dinge nicht tun zu müssen oder ähnliches. Es liegt in jedem Falle keine körperliche Störung vor, jedoch eine bewußte Absicht und ein erkennbarer Vorteil.

Die eigentliche Selbstschädigung zeigt jedoch körperliche Erscheinungen, die durch schädigende Manipulationen am eigenen Körper hervorgerufen werden. Da die Betroffenen die Eigenbeteiligung in der Regel leugnen, wurden die selbstinduzierten Krankheiten unter dem Begriff »Münchhausen- Syndrom« zusammengefaßt. Münchhausen als der bekannte Lügenbaron war ein Meister der Täuschung. Mit diesem Ausdruck wird den Betroffenen aktive Täuschung und Lüge unterstellt. Dies gibt es sicher, es ist aber bei Selbstschädigungen nicht die Regel.

Die extremste Form der Selbstschädigung ist der Selbst-Mord, der Suizid, bei dem nicht nur eine Schädigung des Organismus oder einzelner Bereiche, sondern Selbstzerstörung vorgenommen wird.

Die Schädigungen können bestimmte Körperteile und Bereiche betreffen. Am häufigsten wird die Haut beschädigt, da sie ohne Schwierigkeiten zu erreichen ist. Es handelt sich dabei um meist chronische Verletzungen, die durch Hautmanipulationen oder das Aufbringen schädlicher Stoffe geschehen. Diesen Schädigungen gemeinsam ist, daß sie an leicht erreichbaren Hautbezirken zu finden sind. Es kann aber auch das Abheilen von Wunden oder Abszessen, von offenen Beinen beispielsweise oder von bestehenden Hautkrankheiten verzögert und verhindert werden. Selbstschädigungen sind ebenfalls bekannt aus dem Bereich des Darms, der Blase und des Nasen-Rachen-Raumes. Auch Blutverluste werden nicht selten selbst herbeigeführt, so daß das chronische Bild einer Blutarmut entstehen kann. Durch die Einnahme von Medikamenten werden Vergiftungen erzeugt, aber auch Kreislauf- und Stoffwechselstörungen. Bekannt sind durch Insulin künstlich herbeigeführte Krankheitsbilder. Sehr häufig dürften chronische Durchfälle mit entsprechenden Auswirkungen auf den Stoffwechsel sein, die durch dauernde Einnahme von Abführmitteln erzeugt werden. Dabei können sekundär auch Schädigungen des Darms entstehen. Auch Fieber kann selbst durch das Einspritzen fiebererregender Substanzen herbeigeführt werden. Dies ist relativ selten – häufiger ist hier die Täuschung, indem das Fieberthermometer manipuliert wird. Das ist keine direkte Schädigung des eigenen Körpers, aber eine vorgetäuschte Krankheit. Bekannt sind ebenfalls Brustentzündungen durch das Einspritzen von schädigenden Stoffen, aber auch Hautschwellungen durch Selbststrangulation oder durch das Einspritzen von Luft.

Auch manche Unfälle können als Selbstschädigung interpretiert werden.

Häufig fangen schon Kinder mit der Selbstschädigung an. Ein Junge kratzte sich von seinem 6. bis zu seinem 14. Lebensjahr fast ausschließlich beim gemeinsamen Essen der Familie Pickel auf, bis ihm das Blut über das Gesicht lief. Für dieses »unappetitliche« Verhalten wurde er von der Mutter geschlagen. Besonders auffällig und massiv war es, wenn Familienfotos beim Fotografen bevorstanden. Der Junge stammte aus sozial schlechten Verhältnissen, die Mutter war minderbegabt, der Vater häufig abwesend. Sein Symptom war die einzige Möglichkeit, bei der Mutter ein stärkeres Gefühl, in diesem Fall Ärger, zu erzeugen, ohne daß diese es verhindern konnte. Er konnte damit in gewisser Weise über seine Mutter verfügen.

Seine zwei Jahre ältere Schwester fiel durch dick geschwollene Hände auf, zwischen den Fingern und auf dem Handrücken fanden sich tiefe Risse und Eiterungen. Sie trug im Winter keine Handschuhe und konnte mit den geschwollenen und vereiterten Händen jede Hilfe im Haushalt und vor allem das verhaßte Handarbeiten vermeiden. Auch dagegen war die Mutter machtlos.

Ein 5jähriges Mädchen, dessen Mutter sich nur dann intensiver um sie kümmerte, wenn sie krank war, erzeugte auf Hand und Arm etwa ein Jahr lang Blasen durch festes und langdauerndes Reiben mit dem feuchten Finger. Die Mutter war darüber sehr besorgt, sie ging mit ihr zum Arzt, der dann allerdings die Mutter über die Selbstschädigung aufklärte. Von diesem Augenblick an konnte das Kind sich keine Zuwendung mehr bei ihr mit seinem Symptom holen. Es wurde vielmehr dafür bestraft. Das Symptom hörte also auf, das Kind hatte aber dann in den folgenden Jahren auffallend viele, schwere, teilweise lebensgefährliche körperliche Erkrankungen. Vielleicht hätten diese vermieden werden können, wenn das Symptom der Selbstschädigung als Hilferuf verstanden worden wäre und wenn die dahinter stehenden Bedürfnisse nach Zuwendung und Beachtung erfüllt worden wären.

Eine 36jährige Frau fiel durch zahlreiche kreisrunde Narben an Unterarmen und Oberschenkeln auf. Danach befragt, sagte sie zuerst, sie habe da kleine Geschwüre gehabt, die immer wieder aufgetreten seien. Die Patientin war wegen Erschöpfungszuständen, Schlafstörungen und niedrigem Blutdruck zur Behandlung gekommen. Nachdem eine therapeutische Beziehung hergestellt werden konnte, erzählte sie dann, daß sie häufig das Gefühl habe, sich nicht richtig selbst zu spüren. Sie drücke dann eine glimmende Zigarette auf ihren Armen oder Oberschenkeln aus. Das tue zwar sehr weh, sie habe aber dann das Gefühl, richtig dazusein.

Aus diesen Beispielen können wir entnehmen, daß es sich bei der Selbstschädigung um Signale handeln muß, um Hilferufe ohne Worte, um die Unfähigkeit, sich anders auszudrücken, und damit um eine Beziehungsstörung, die sowohl den Umgang mit sich selbst als auch den Umgang mit anderen Menschen betrifft.

Die betroffenen Kranken fallen häufig dadurch auf, daß sie eher still und zurückhaltend sind, keine dramatischen Klagen über ihre Krankheit bringen, sie sind eher zurückgenommen, manchmal fast unterwürfig, sie setzen sich aber still und beharrlich durch. Dahinter wird häufig eine Spannung spürbar. Sie erwarten viel Aktivität und Zuwendung, jedoch nicht Heilung oder Besserung der Symptome. Sie sind dankbar für Zuwendung, auch wenn die Behandlung nichts nutzt – oder vielleicht gerade deshalb. Dahinter steht eine depressive Stimmung und eine deutliche Hemmung im aggressiven Bereich. Aber auch alle anderen Gefühle erscheinen gehemmt. Frustrationen werden meist nicht gut ausgehalten und nicht verarbeitet. So sind die Betroffenen nicht durchsetzungsfähig und haben meist ein herabgesetztes Selbstwertgefühl.

In der Vorgeschichte werden bei genauem Befragen häufig Suizidversuche geschildert.

Damit es zu einer Verletzung kommt, muß, ganz allgemein gesehen, erst einmal eine aggressive Handlung stattfinden. Bei der Verletzung des eigenen Körpers richten die Betroffenen ihre aggressive Handlung gegen sich selbst. Sie zerstören gesunde Haut, gesunde Organfunktionen, gesunde Organe. Außerhalb der Zeit, in der die Selbstbeschädigung geschieht, wissen sie nichts davon.

Sie verleugnen ihre Selbstmanipulation vor sich selbst und verheimlichen sie gegenüber denjenigen, die sie behandeln sollen. Es kann nicht darüber gesprochen werden. Selbstschädigungen sind eine körpersprachliche Symbolisierung von etwas, das anders nicht mitgeteilt werden kann. Dahinter steht der Wunsch, eine Sache nicht beim Namen zu nennen, weil dies zu schlimm wäre. Die Betroffenen sind ganz auf sich gestellt, sie sind nach außen hin häufig isoliert und haben Umgang nur mit sich selbst – sie gehen aber schlecht mit sich um. Das Austragen von Konflikten nach außen hin ist nicht möglich, sie müssen alles mit sich selbst abmachen. Wegen der Selbstschädigung bestehen sehr häufig Schuldgefühle – diese scheinen aber durch den zum Teil heftigen Schmerz, den beispielsweise das Ausdrücken einer Zigarette auf dem Arm machen muß, »abgegolten« zu werden. Schmerz und Schuldgefühle scheinen einander aufzuheben.

Auch diese Krankheit ist, wie jede seelisch bedingte Krankheit, der Versuch einer Selbstheilung. Die Betroffenen können sich durch die Selbstschädigung spüren. Sie bestimmen – allerdings nicht bewußt – selbst, wann sie krank sind und welches Ausmaß ihre Symptome annehmen. Der oft geäußerte Verdacht, daß sie Lust am Schmerz haben könnten, läßt sich nicht bestätigen. Hinter der Selbstmanipulation stehen unaussprechlich starke Gefühle von Schmerz und Wut, die nur manchmal hervorbrechen und dann zur Selbstschädigung führen, sie sind aber immer da und bleiben als undeutliche Bedrohung ständig fühlbar, oft als Gefühl völliger Ohnmacht, das nur ausgehalten wird und dem nur begegnet werden kann, indem über den eigenen Körper verfügt wird, denn dieser ist das einzige, über das die Betroffenen selbst verfügen können. Über ihn können sie Macht ausüben, indem sie ihn beschädigen.

Selbstschädigungen stellen immer ein absolutes Warnsignal dar. Ihre Behandlung ist aber ausgesprochen schwierig. Die Betroffenen veranlassen ihre Ärzte oder Ärztinnen zu immer neuen diagnostischen Handlungen, die häufig ihrerseits wieder verletzen bzw. eingreifend sind. Wir finden auffallend häufig auch in der Vorgeschichte eine Fülle von Operationen, die dies belegen. Wenn der Verdacht von Selbstschädigung auftaucht, wird der betreuende Arzt oder die Ärztin meist zuerst einmal ärgerlich, weil sie getäuscht worden sind. Die Betroffenen können ihre Selbstschädigung aber in der Regel nicht zugeben. Dadurch entsteht nicht selten ein Verhältnis, wie sonst nur vor Gericht: die Betroffenen müssen »überführt« werden. In detektivischer Kleinarbeit wird manchmal versucht, den Betroffenen nachzuweisen, worauf die Selbstschädigung beruht. Der Wunsch, bloßzustellen und die Selbstschädigung nachzuweisen, beruht darauf, daß hier unbewußt die Behandelnden die nicht gelebte Aggressivität der Betroffenen stellvertretend ausüben. Da die Betroffenen ihre Affekte und Erinnerungen nicht unter Kontrolle haben, obwohl sie ihr Symptom selbst aktiv handelnd produzieren, vertragen sie ein konfrontatives Vorgehen nicht. Sie können ihre unbewußten, abgespaltenen, zerstörenden Gefühle nicht mit einem Gewaltakt in ihre Persönlichkeit integrieren – das wird aber oft von ihnen verlangt, wenn erwartet wird, daß die Betroffenen die Selbstschädigung einfach unterlassen. Als Reaktion auf eine erzwungene Konfrontation mit der Selbstschädigung kommt es bestenfalls zu einer Steigerung der Verleugnung bei den Betroffenen, die überhaupt nichts von einer Eigenbeteiligung wissen wollen und es ja wirklich nicht voll bewußt wissen. Im schlimmeren und häufigeren Fall kommt es zu einem sofortigen Abbruch der Beziehung oder gar zum Suizid.

Eine psychotherapeutische Behandlung wird auffallend häufig massiv abgelehnt. Wenn wir uns die Schwere der Störung deutlich machen, die Stärke der zerstörerischen Gefühle, und wenn wir uns verdeutlichen, wie wenig dem die Betroffenen entgegen zu setzen haben, so merken wir, wie schwach sie sind und wie Abwehrmechanismen fehlen. Es besteht immer die Gefahr eines seelischen Zusammenbruchs. Denn die Betroffenen sind ja in ihrer Kindheit massiv zu kurz gekommen, sie haben Defizite in ihren Beziehungen erlebt. Sie haben wenig Beziehungsfähigkeit zu sich selbst und anderen gegenüber entwickeln können. Sie waren mit sich und ihrer massiven Wut wegen der Vernachlässigung und der fehlenden Wärme und Zuwendung immer allein.

Wenn eine Psychotherapie gewagt wird, dann ist es wichtig, daß keine direkte Konfrontation mit der Selbstschädigung stattfindet und daß die Symptome ernstgenommen und behandelt, nicht aber abgewertet werden. Es dürfen auch keine Ratschläge erteilt werden. Die Selbstschädigung ist eine außerordentlich ernstzunehmende Krankheit, die lebensgefährdend ist. Meist kann nur Stützung und Stabilisierung im Hier und Jetzt erfolgen. Dies kann zu einer Besserung der gesamten Lebenssituation und damit auch zu einer Besserung der Symptome führen.

Literatur

Bock, K. D.: Selbstinduzierte Krankheit. In: Deutsches Ärzteblatt Jg. 85, 30/1986

Bosse, K.: Psychosomatische Gesichtspunkte in der Dermatologie. In: v. Uexküll, T. (Hrsg.): Psychosomatische Medizin. Urban & Schwarzenberg, München 1986

Cadotsch, A./A. Eichmann: Die Kutane Artefaktkrankheit. In: Schweizerische Rundschau Med. 73/1984

Jäger, K. u.a.: Der Selbststau – ein oft verkanntes Krankheitsbild. In: Schweizerische Rundschau Med. 73/1984

Knisel, F. J. u.a.: Hypoglycaemia factitia – eine Form des Münchhausen-Syndroms. In: Med. Klinik 83, 10/1988

Lüscher, T. u.a.: Artifizielle Infektionskrankheiten. In: Schweizerische Rundschau Med. 73/1984

Nyberg, P. u.a.: Artifizielles subkutanes Lymphemphysem der Gesichtsweichteile. In: Schweizerische Rundschau Med. 73/1984

Plassmann, R.: Psychoanalytische Therapie von Artefakt- Patienten. DKPM-Referat, Bad Hersfeld 1985

Rechenberger, I.: Artefakte aus psychogener Ursache. In: Haut- Geschlechtskrankheiten 46, 22/1971

Scharfetter, C.: Automanipulation von Krankheit. In: Schweizer Medizinische Wochenschrift 114/1984

Soyka, M.: Selbstinduzierte Blutverluste bei einer Patientin mit Münchhausen-Syndrom. In: Nervenheilkunde 2/1987

Umbach, G.E. u.a.: Mastitis artefacta. In: Geburtshilfe und Frauenheilkunde 46, 10/1986

Schmerz

Trotz aller Fortschritte in Forschung und Therapie ist die Schmerz-
behandlung ein Problem geblieben, weil es sich beim Schmerz um
ein sehr komplexes Phänomen handelt, das durch ganz verschiedenartige Faktoren ausgelöst werden kann und sich sowohl im körperlichen als auch im seelischen Bereich abspielt. Schmerz ist eine
subjektive Wahrnehmung und als solche nicht meßbar. Das erschwert zum einen die Beurteilung von Schmerzzuständen, kann
aber zum anderen gerade dann, wenn die Ursachen dafür nicht
nachweisbar sind, dazu führen, daß er nicht ernstgenommen wird.
Schmerz ist immer etwas Bedrohliches. Er ist seiner Funktion nach
erst einmal ein Warnsignal, das uns drohende Schäden oder Krankheiten oder aber die Folgen von bereits vorliegenden Schäden aufzeigen soll. In jedem Fall ruft er erst einmal zum Handeln auf, um
weitere Verletzungen oder Erkrankungen zu verhindern und die
Folgen eingetretener Schädigungen zu behandeln.
Er konfrontiert uns unmittelbar mit der direkten Wahrnehmung
unseres Körpers, mit der Tatsache, daß wir verletzbar und Krankheiten ausgesetzt sind. Er zeigt uns auf, daß unser so selbstverständlich funktionierender Leib sterblich ist und uns im Stich
lassen kann. So wirkt Schmerz immer auch bedrohlich. Er zeigt
uns unsere Grenzen auf, kann uns »ohnmächtig« machen, in jedem
Sinne, und zu Verunsicherungen und Ängsten führen, die die Betroffenen sogar zu einer tiefgreifenden Veränderung ihrer Lebenssituation veranlassen können.
Praktisch wichtig ist die Unterscheidung zwischen akutem und
chronischem Schmerz. Dem akuten Schmerz muß als Warnsymptom diagnostische Aufmerksamkeit zukommen. Sein Auftreten
kann Hinweis darauf sein, daß eine vorher nicht existente Schädigung vorliegt. Hier muß nicht hauptsächlich der Schmerz gelin-
dert, sondern die Ursache aufgespürt und falls möglich, behandelt
werden, aber nicht gegen den Schmerz, sondern mit ihm gearbeitet werden. Der chronische Schmerz dagegen ist ein Hinweis auf
ein anhaltendes Geschehen. Wenn er körperlicher Natur ist, dann

zeigt er an, daß die Schädigung weiter besteht oder sich gar ausbreitet, wie dies bei Entzündungen oder Tumoren beispielsweise der Fall sein kann. Ist er seelischer Natur, dann zeigt er andauerndes Leid infolge eines schwelenden Konfliktes auf.

Schwierig wird die Beurteilung von Schmerzzuständen auch durch unterschiedliche Wahrnehmung. Die Schmerzschwelle ist verschieden: was die einen noch als Unbehagen erleben, kann für andere starker Schmerz sein. Aber auch momentane Gegebenheiten können die Schmerzschwelle verändern. Angst, Schlaflosigkeit, lange Dauer des Schmerzes, menschliche Isolation, Trauer und Depressionen setzen sie herab, so daß Schmerzen stärker erlebt werden, während Schlaf, Hoffnung, Hilfe und Verständnis sowie die Möglichkeit zum aktiven Handeln die Schmerzschwelle erhöhen. Seelische Faktoren verändern so die Schmerzempfindlichkeit.

Der Schmerz selbst kann seinerseits aber auch seelische Veränderungen bewirken. Menschen mit chronischen Schmerzen ziehen sich häufig zurück, und die Beschäftigung mit Interessen läßt unter dem Einfluß der Schmerzen nach. Sie können vermehrt verstimmt sein, anrührbarer, aber auch reizbarer. Insgesamt fühlen sie sich schwächer. Häufig wird der Schmerz als eine sinnlose Unterbrechung des Lebensgenusses gesehen, als Benachteiligung gegenüber den Gesunden und als Ende jeder Entwicklungsmöglichkeit. Durch den medizinischen Fortschritt hat sich bei vielen das Gefühl eingestellt, ein Recht auf Leidenslosigkeit zu haben. Das zeigt auch der ständig wachsende Verbrauch von Schmerzmitteln, die offenbar nicht nur den Schmerz, sondern auch dahinterstehende Not und Mißempfindungen beseitigen sollen. Schmerzmittel sind aber keine Konfliktlösungsmöglichkeit.

Am Beginn eines körperlichen Schmerzes steht zuerst einmal der Schmerzreiz, der durch eine Schädigung verursacht wird. Die Schädigung kann von außen kommen, wie bei Verletzungen durch mechanische Reize, wie etwa durch Hautdurchtrennung, Druck oder Quetschung, durch chemische Reize, wie etwa bei Säureverletzungen, oder auch durch Hitzeeinwirkungen wie bei Verbrennungen. Aber auch innere Einflüsse wie etwa Entzündungen oder

Tumorwachstum können zu Schmerzreizen führen, besonders aber auch Verspannungen innerer Organe bei Koliken und der Muskulatur bei Beschwerden im Bewegungsapparat. Durch Schmerzreize werden in den geschädigten Zellen bestimmte Substanzen freigesetzt, die ihrerseits die in der Nähe liegenden Nervenendigungen erregen. Der Schmerzreiz wird dann zum Rückenmark hingeleitet und von da aus zu verschiedenen Stellen im Gehirn. Bevor ein Schmerzreiz bewußt wird, kann schon reagiert werden, wie wir das alle vom raschen Zuschlagen bei einem Insektenbiß beispielsweise oder vom Wegziehen der Hand von einer heißen Herdplatte kennen.

Gleichzeitig verfügt der Körper aber auch über schmerzhemmende Stoffe, die die Schmerzempfindung und Verarbeitung unterdrücken. So werden Schmerzen bei völliger Ablenkung weniger wahrgenommen, aber auch im Streß. Verletzte Sportler können beispielsweise ihre Verletzung erst nach Ende der Tätigkeit bewußt wahrnehmen. Auch der Schock beim Unfall verhindert die direkte Schmerzwahrnehmung.

Eine Leitung erfolgt auch umgekehrt. Wärmflasche oder Eisbeutel auf dem Bauch bei entsprechenden Schmerzen wirken nicht direkt, sondern auf dem Umweg über das Rückenmark und das vegetative Nervensystem.

Die Fähigkeit, Schmerzen zu empfinden, entwickelt sich im wesentlichen erst nach der Geburt. Ein Säugling kann noch nicht unterscheiden, ob Schmerzreize von innen, beispielsweise durch Hunger oder durch das Zahnen kommen, oder von außen, etwa durch Wundliegen oder auch Mißhandlungen. Der Schmerzreiz führt zuerst einmal zum Unbehagen und zum ungerichteten Versuch der körperlichen Abwehr, der Säugling wird unruhig. Dann beginnt er, durch Schreien mögliche Hilfe herbeizuholen. Er spürt, »mir geht es nicht gut«, und weil er noch nicht unterscheiden kann, kann dies gleichzeitig für ihn heißen: »ich bin nicht gut«. Durch die fehlende Unterscheidungsmöglichkeit erklärt sich, warum gerade sehr frühe Mißhandlungen die Persönlichkeit eines Menschen so schwer schädigen können.

Reize sind aber auch notwendig. Sie fördern die Entwicklung einer differenzierten Wahrnehmung und des Unterscheidungsvermögens. Tiere, die in extrem reizarmer Umgebung aufgewachsen sind, können Schmerzen nicht unterscheiden und deshalb darauf auch nicht reagieren. Wenn die Reaktion auf einen Schmerzreiz aber nicht möglich ist, so entsteht Gefahr. Jeder Mensch ist sehr unterschiedlichen Reizerfahrungen ausgesetzt und entwickelt deshalb eine unterschiedliche Wahrnehmung und ein unterschiedliches Unterscheidungsvermögen. Denn seine Fähigkeiten in dieser Hinsicht werden unterschiedlich beansprucht. Dabei finden gleichzeitig zwei Erfahrungen statt. Zum einen gibt es die Körperwahrnehmung, die Erfahrung, daß ein Reiz auf den Körper einwirkt. Der Körper lernt nach und nach, gezielt zu reagieren. Es gibt aber auch die seelische Wahrnehmung, die dem Schmerz eine Bedeutung und einen Sinn beimißt und die das Verhalten der Umwelt, ihren Umgang und die Interaktionen wahrnimmt. Auf einen Schmerzreiz folgt also beim Säugling die Schmerzwahrnehmung und die Schmerzäußerung und darauf erfolgt eine bestimmte Reaktion der Beziehungsperson, meist Zuwendung, gelegentlich aber auch Ablehnung. Wenn ein Kind hingefallen ist und sich gestoßen hat, dann weint es. Die Mutter wird es in der Regel hochnehmen und trösten – das Kind hört bei guter Beziehung auf, zu weinen. Die Mutter ist damit eine schutzbringende Person und wird so zum schmerzstillenden Mittel. Schmerzstillung wird dann mit Zuwendung gleichgesetzt. Körpervorgänge und die Interaktion wird damit gefühlsmäßig gekoppelt.

Schmerz wird aber auch mit Aggressionen und Strafe in Zusammenhang gebracht. Wenn ein Kind erlebt, daß ihm auf eigene störende, oft aggressive Handlungen hin Schmerz zugefügt wird, daß es also bestraft wird, dann kann Schmerz gleichzeitig Strafe bedeuten. Dann können schon aggressive Gedanken und Vorsätze, mögen sie noch so unbewußt sein, infolge der Straferwartung zu Schmerzen führen – ein wohlbekannter Mechanismus bei der Entstehung psychosomatischer Schmerzen.

Bei der gleichzeitigen Verbindung von Zuwendung und Aggressivität kann Schmerz in einem bestimmten Rahmen auch Lust bedeuten, besonders im sexuellen Bereich. Wenn Schmerz als Strafe die Vereinigung mit dem geliebten Menschen bedeutet, dann kommt es zur Lust des Schmerzes und starke Gefühle können dann manchmal nur noch über den Schmerz erlebt werden.

Schmerz kann aber auch mit Angst gekoppelt sein und zwar auf zweierlei Weise. Zum einen ist Schmerz ja ein Warnsymptom im körperlichen Bereich, das uns veranlassen soll, Schädigungen zu beenden. Angst ist ein Warnsystem im seelischen Bereich, das uns veranlassen soll, Schädigungen zu meiden. Schmerz und Angst haben also eine ähnliche Funktion. Beides dient zu unserem Schutz. Sie sind also eng verbunden. Zum anderen kann natürlich eine erhebliche Angst vor Aggressivität oder vor Zuwendungsverlust als Angst vor starkem seelischem Schmerz ebenfalls zu starken körperlichen, jedoch psychosomatischen oder psychogenen Schmerzen führen. Kein Wunder, daß Schmerz so eng mit Angst verbunden ist und diese so massiv mobilisieren kann.

Zu chronischen, seelisch bedingten Schmerzzuständen ein Beispiel:

Frau R., 39 Jahre alt, ist das uneheliche Kind eines farbigen Besatzungssoldaten, den sie nie kennengelernt hat. Die Mutter, von der sie wenig Zuwendung bekam, hatte rücksichtslose Ansprüche, was das Funktionieren der Tochter betraf. Schon als kleines Kind, dann aber auch in der Schule wurde sie »Hure« genannt und gehänselt. Sie fiel trotz ihrer hellen Haut durch ihre schwarzen Augen und Haare, sowie später durch ihre besondere Attraktivität auf. Sie heiratete schon früh, einerseits um von der Mutter wegzukommen, andererseits um den Nachstellungen der Männer zu entgehen, die bei ihr, wohl infolge ihrer Herkunft und ihres Aussehens, die Neigung zu kurzen sexuellen Abenteuern voraussetzten. Die Ehe wurde nicht besonders glücklich, da sich Frau R. von ihrem Mann unverstanden fühlte. Er vermittelte ihr das Gefühl von Sicherheit und »Anständigkeit«, aber sie war infolge ihrer Lebensgeschichte letztlich beziehungsunfähig. Um so mehr wandte sie sich ihren 3 Töchtern zu, ebenfalls außerordentlich hübschen Mädchen. Plötzlich beobachtete sie bei ihrer ältesten Tochter die Vergrößerung eines Muttermals, dieses wurde entfernt, es war aber nicht bösartig. Die Angst bei Frau R. blieb. Jedes Muttermal ihrer Töchter mußte entfernt werden – Frau R. berichtete, alle drei sähen schon ganz »zerschnitten« aus. Die Kinder erlitten auf der körperlichen Ebene das schmerzliche seelische Schicksal ihrer Mutter als Kind.

Schon früh hatte Frau R. mit Schmerzen zu tun, zuerst waren es Schmerzen im Bauchbereich, dann kam der Rücken dazu, Ischiasbeschwerden, ein Schulter-Arm-Syndrom und ein Tennisellbogen. Die Bauchschmerzen, die unscharf beschrieben wurden, hatten zu vielen diagnostischen Eingriffen und zur Entfernung von Gallenblase und Gebärmutter geführt. Bei jedem neuen Schmerz war Frau R. in Panik – jedes Mal vermutete sie Krebs. Ihr Körper war für sie die Quelle allen Unheils. Sie verfolgte ihn mit Beschwerden und traktierte ihn mit Eingriffen – der Körper reagierte mit weiteren Beschwerden, Verwachsungsschmerzen kamen dazu und ein jahrelanger Mißbrauch von schmerzstillenden Mitteln. Die Patientin war abhängig geworden, und damit schädigte sie sich weiter.

Schmerz hatte in ihrer Kindheit Zuwendung bedeutet – die aber von seiten der Mutter ganz unberechenbar und nur sehr sporadisch war. Gleichzeitig bedeutete Schmerz auch Strafe durch die brutalen Schläge und Mißhandlungen der Mutter. Und Schmerz bedeutete Angst: nicht leben dürfen, nicht gewünscht sein, Angst vor der Vernichtung und der Auslöschung. Gleichzeitig haßte die Patientin unbewußt ihre Mutter, weil sie ihr das alles angetan hatte. Auch der Vater wurde – allerdings bewußt – gehaßt, weil er sie gezeugt und dann im Stich gelassen hatte mit all den Folgen. An den eigenen Töchtern wurde auf einer symbolischen Ebene alles »Schwarze«, das an den farbigen Vater erinnern konnte, herausgeschnitten. Eine Lebensgeschichte voller Leid und voller miteinander verflochtener, sehr starker und deshalb »verbotener« Gefühle, die sich nur im körperlichen Schmerz ausdrücken konnten. Dieser war zeitweise so stark, daß die Patientin bereits zweimal einen Suizidversuch mit Schmerzmitteln unternommen hatte. Direkt sterben wollte sie eigentlich nicht, aber sie glaubte, die ständigen Schmerzzustände nicht mehr lange aushalten zu können.

Um die genauen Hintergründe eines psychogenen, also seelisch bedingten Schmerzzustandes festzustellen, müssen wir wissen, daß dahinter sehr starke Gefühle stehen, die vom Bewußtsein ferngehalten werden müssen. Das können Aggressionen sein, aber auch Angst. Die Schmerzen können an Körperteilen auftreten, die früher von Krankheiten befallen waren, sie können sich an früheren Krankheiten enger Bezugspersonen, beispielsweise der Mutter, orientieren, sie können aber auch an Stellen lokalisiert werden, die mit Wünschen verbunden sind. Bei unserem Beispiel war es einmal die Gebärmutter als bezeichnendes weibliches Organ, zum anderen die Gallenblase. Wenn »die Galle überläuft«, sind häufig verdrängte Aggressionen im Spiel, wie wir gerade an dieser Redensart sehen. Zum anderen war der Bewegungsapparat betroffen – dieser dient einmal dem Sich-Wehren und zum anderen der Flucht. Wenn gleichzeitig, um jede aggressive Bewegung zurückzuhalten, Beuger und Strecker betätigt werden und zwar gleichstark, so entsteht eine erhöhte Muskelspannung bei ausbleibender Bewegung, die so stark sein kann, daß sogar die Gelenke geschädigt werden können. Wir können das selbst ausprobieren, indem wir versuchen, mit aller Kraft auf den Tisch zu schlagen und dies gleichzeitig mit aller Kraft zurückzuhalten. Es wird nichts geschehen, außer daß wir unser Ellbogengelenk noch eine ganze Weile spüren. Schmerz als Zeichen eines Affektes wie bei Wut oder Angst wird also die Muskelspannung erhöhen. Bei depressiven Reaktionen dagegen finden wir ebenfalls Schmerzen, aber eine andere Haltung und Einstellung. Hier ist die Muskelspannung sogar oft herabgesetzt – das führt zu Haltungsänderungen und dadurch können auch wiederum Schmerzen bewirkt werden. Auch die Angst kann aus einem leichten Druckgefühl das Gefühl von starken Schmerzen machen.

Schmerz drückt in der Regel symbolisch den Konflikt und die Konfliktvermeidung aus. Schmerz dient aber gleichzeitig als Strafe und damit ist er in hohem Maße ein unbewußter Selbstheilungsversuch, bei dem der ganze Vorgang, der intrapsychisch abläuft, dem Bewußtsein nicht zugänglich ist.

Die Schilderung eines psychogenen Schmerzes entspricht in der Regel den unbewußten Vorstellungen der Betroffenen, jedoch nicht anatomischen oder physiologischen Gegebenheiten des Körpers.

Wir müssen uns immer auch die Frage stellen, warum gerade Schmerz auftritt und nicht eine Funktionsstörung wie bei manchen psychosomatischen Erkrankungen. Weitere Fragen betreffen den Zeitpunkt des Auftretens und den Auslöser. Auch die Lokalisation gibt wichtige Hinweise. Wir müssen versuchen zu verstehen, welcher Konflikt im Symptom neutralisiert wird, also wo der Schmerz das Bewußtwerden eines Konfliktes erspart. Wo liegt also der Vorteil des Symptoms, der primäre Krankheitsgewinn? Und zum anderen: welche Möglichkeiten und Vorteile beziehen die Betroffenen sonst noch aus ihrer Krankheit, welchen Gewinn an Zuwendung und Sorge der Bezugspersonen, möglicherweise auch, welchen materiellen Gewinn, im Falle einer Rente beispielsweise. Das ist die Frage nach dem sekundären Krankheitsgewinn.

Die Therapie mit chronisch Schmerzkranken aus psychogenen Ursachen ist meist sehr schwierig. Immer wieder müssen wir uns bewußt machen, daß Schmerz eine Funktion im Sinne eines Kompromisses oder eines Selbstheilungsversuches hat. Für die meisten Menschen ist es einfacher, körperliche Schmerzen zu erleiden als seelische, weil diese viel schwerer erträglich sind. Zudem ist für körperliche Schmerzen die Medizin zuständig, die doch Mittel haben muß, den Schmerz zu heilen. Hier wird es möglich, Verantwortung für das eigene Wohlergehen zu delegieren, sich im übertragenen Sinne die alten Kindheitswünsche an die Mutter zu erfüllen, nämlich ihr die Beendigung der Schmerzen zu überlassen. Aus diesem Grund finden wir viele Operationen und diagnostische Eingriffe, aber auch sehr häufig Schmerzmittelmißbrauch in der Vorgeschichte chronisch Schmerzkranker.

Schmerz kann nicht einfach »weggeredet« werden, denn er hat eine Funktion, die bei ersatzlosem Wegfall den Zusammenbruch der Betroffenen auslösen könnte. Das Scheitern der Therapie wird oft von den Schmerzkranken selbst herbeigeführt. Es kann zum Beziehungs- und zum Therapieabbruch kommen oder der Schmerz wird stärker oder es kommen neue Schmerzsymptome mit anderer Lokalisation hinzu.

Wir müssen also genau hinhören. Oft wird »Schmerz« gesagt, aber etwas ganz anderes ist damit gemeint.

Wenn aber die Angst vor dem, was hinter dem Schmerz steht, zuerst einmal fast unüberwindlich groß ist, helfen Entspannungsübungen und physikalische Maßnahmen, einen ersten Einstieg in eine sinnvolle Behandlung zu bekommen. Daneben muß immer der geduldige, aber nachdrückliche Hinweis auf die dahinter stehenden Konflikte, Schwierigkeiten und gefühlsmäßigen Probleme stehen. Wenn sich eine Beziehung zwischen den Betroffenen und ihrer Therapeutin oder ihrem Therapeuten entwickelt hat, wird es vielleicht möglich sein, an die Ursachen zu kommen. Schmerz ist Schmerz – es geht hierbei nie um körperlichen *oder* seelischen Schmerz, sondern immer um beides. Aus der Neigung, Schmerzen anstelle einer Konfliktlösung zu erleiden, kann im Laufe der Therapie die Bereitschaft werden, Schmerz zu ertragen und dennoch zu leben, und schließlich der Wunsch, auf Schmerzen verzichten zu können, wenn dafür seelische Schmerzen akzeptiert werden können. Es ist ein weiter und schwieriger Weg, der von beiden Beteiligten zum einen Geduld, zum anderen die Bereitschaft fordert, sich immer wieder neu aufeinander einzulassen.

Literatur

Adler, R.: Schmerz. In: v. Uexküll, T. (Hrsg.): Psychosomatische Medizin. Urban & Schwarzenberg, München 1986

Forth, W.: Schmerz und Schmerztherapie. In: Deutsches Ärzteblatt Jg. 84, 46/11/1987

Handwerker, H.O.: Physiologische Mechanismen. In: Nervenheilkunde 5/87

Hirsch, M.: Psychogener Schmerz als Übergangsphänomen. In: Praxis der Psychotherapie und Psychosomatik Bd. 30, 5/1985

Jurna, I.: Pharmakologische Grundlagen der Schmerztherapie. In: Deutsches Ärzteblatt Jg. 81, 18/1984

Lungershausen, E.: Zur Anthropologie des Schmerzes. In: Nervenheilkunde 5/1987

Schmidt, R. F.: Der Schmerz, Ursachen, Diagnosen, Therapie. Serie Piper, München 1983

Wilms, H.: Schmerz und Schmerztherapie. In: Start Jg.3 3/1984

3 Verschiedene psychosomatische Krankheitsbilder

Kopfschmerz und Migräne

Wir alle kennen Kopfschmerzen, das unangenehme Gefühl, keinen klaren Gedanken mehr fassen zu können, sich abzuquälen, nur noch den Wunsch zu haben, daß der Schmerz verschwinden möge. Kopfschmerzen verändern unsere Stimmung, sie bewirken, daß wir uns nur noch mit ihnen beschäftigen und auf sie konzentrieren. Sie lassen uns bei genügender Intensität jedes Interesse an unserer Umwelt und an anderen Dingen verlieren.

Der Kopfschmerz ist eines der häufigsten Symptome, etwa 65 % der Menschen leiden häufiger daran. Nun sind Kopfschmerzen nichts Einheitliches, sie haben verschiedene Ursachen und auch verschiedene Hintergründe.

Die häufigsten Kopfschmerzformen sind:
- Spannungskopfschmerzen
- Migräne (gefäßbedingte Kopfschmerzen)
- Durch körperliche Erkrankungen bedingte Kopfschmerzen, die aber nur etwa 10 % aller Kopfschmerzen ausmachen.

Für die Klärung der Frage nach der Art des Kopfschmerzes sind einige Daten besonders wichtig:
- Ausbreitung (wo sitzt der Schmerz, wo zieht er hin)
- Zeitlicher Ablauf (anfallweise oder dauerhaft)
- Qualität (reißend, ziehend, pulsierend, dumpf, drückend usw.)
- Stärke (kaum spürbar bis unerträglich)
- Auslöser (Wetter, Alkohol, Arbeit, Menstruation, Ärger, Erkältung, Belastung usw.)

Zuerst einmal wollen wir uns den Spannungskopfschmerz näher ansehen.

Er ist nicht auf eine Seite beschränkt und tritt meistens am Hinterkopf, im oberen Halsbereich oder über der Stirn auf. Er steigert sich allmählich und kann von verschiedenen anderen Symptomen wie Angst, Schwindel, auch gelegentlich Übelkeit, begleitet sein. Die Dauer ist sehr unterschiedlich zwischen sehr kurzen Kopfschmerzattacken bis hin zum Dauerkopfschmerz. Von der Beschreibung her wird am ehesten ein Druck- oder Preßgefühl, gelegentlich das Gefühl einer zu engen Kappe oder eines Ringes um den Kopf angegeben, aber manchmal auch ein reißendes, nicht genau lokalisierbares Gefühl. Wer im Kino einmal in der ersten Reihe gesessen hat, kennt den Spannungskopfschmerz. Er kommt von einer andauernden Verspannung von Gesichts-, Kopf-, Nacken- und Schultermuskulatur oder von Teilen dieser Muskulatur. Wer unter Spannungskopfschmerz leidet, klagt auch häufig über Müdigkeit, Überforderung und damit verbunden gelegentlich auch depressive Verstimmungen. Spannungskopfschmerz ist sehr häufig, allerdings gehen nur diejenigen Betroffenen zu ihrem Arzt oder zu ihrer Ärztin, die sehr darunter leiden – oft auch nur, um sich Kopfschmerztabletten verschreiben zu lassen.

Grundsätzlich unterscheiden wir den körperlich bedingten Spannungskopfschmerz vom seelisch bedingten. Diese beiden Formen sind nicht immer deutlich zu trennen, meist überwiegt aber der eine oder der andere Teil, so daß die Behandlung entsprechend erfolgen kann.

Der körperlich bedingte Spannungskopfschmerz entsteht durch eine langdauernde, gleichmäßig gezwungene Körperhaltung, wie wir sie einnehmen, wenn wir beispielsweise lange Zeit vor einem in großer Höhe aufgehängten Bild stehen oder uns eine Deckenmalerei betrachten. Aber auch nach langen »anspannenden« Autofahrten finden wir Schmerzen im Bereich von Nacken und Schultern, die in den Kopf ausstrahlen können. Typischer Spannungskopfschmerz kann auch auftreten nach langem Sitzen an der Schreibmaschine, nach intensiver Schreibtischarbeit und beim Handarbeiten oder Nähen, wenn dies in relativ verkrampfter Körperhaltung über lange Zeit fortgeführt wird. Hier ist es ziemlich einfach, rasche Abhilfe zu schaffen. Gymnastik und Körperübungen, die die Muskelverspannungen beseitigen, helfen oft sofort. Auch Entspannungsübungen sind hier angebracht und in schwereren Fällen Massagen und Wärmebehandlungen. Wichtig ist es, wenn der Spannungskopfschmerz immer wieder auftritt, auf eine andere, entspanntere Haltung zu achten und auch die innere Einstellung zu der Beschäftigung, die die Verspannungen bewirkt, zu überprüfen. Was wir gerne tun, das tun wir in viel entspannterer Haltung als das, wozu wir uns gezwungen fühlen oder was wir ablehnen.

Zum seelisch bedingten Spannungskopfschmerz zuerst einmal ein Beispiel:

Frau S., 42 Jahre alt, kommt zur Behandlung, da sie seit Jahren Schmerzmittel gegen ihre Kopfschmerzen nimmt, anfänglich mit gutem Erfolg, inzwischen hilft eigentlich nichts mehr so richtig. Die Kopfschmerzen ziehen vom Hinterkopf zur Stirn und bleiben dort als unangenehmes Druckgefühl über den Augen stunden-, oft tagelang, in der letzten Zeit sogar ständig bestehen. Frau S. lebt zusammen mit ihrem Mann und den beiden Kindern, im Nachbarhaus wohnen ihre Eltern. Sie ist als Verkäuferin berufstätig und schafft dies nur mit Hilfe ihrer Mutter. Ihr Traumberuf wäre Kosmetikerin gewesen, sie hätte zu gerne eine Lehre gemacht. Ihre Eltern waren aber dagegen, weil dies »ein unsolider Beruf« sei. So mußte sie Verkäuferin werden. Nach dem Abschluß ihrer Lehre besorgte sie sich dann selbst eine Lehrstelle als Kosmetikerin, mußte aber vor Antritt der Lehre heiraten. Seitdem arbeitet sie ganztags, weil ihr Mann als Computerfan kostspielige Apparate braucht, aber das ist nun einmal sein Hobby. Auch ein Haus mußte gebaut werden, das noch hoch verschuldet ist. Ihre Eltern reden ihr immer wieder zu, sie solle doch vernünftig sein. Sie habe doch alles: zwei gesunde Kinder, einen Mann, der abends immer zu Hause ist, hilfreiche Eltern, die ihr das Leben erleichtern, wo sie nur können, ein eigenes Haus und eine Arbeitsstelle.

In den letzten Jahren hatte sie zunehmend weniger Freude an allem, sie geriet in eine depressive Verstimmung. Die Beziehung zu ihrem Ehemann verschlechterte sich ebenfalls, unter anderem, weil sie sexuell nur noch ihre »Pflicht« tat. Sie machte sich selbst Vorwürfe, weil sie so undankbar und nicht mit ihrem Leben zufrieden war. Gleichzeitig traten die Kopfschmerzen auf, zuerst selten, dann fast ständig. Sie begann mit der Einnahme von Kopfschmerztabletten, um leistungsfähig zu bleiben, Massage und Gymnastik wegen ihrer Nackenverspannungen brachten anfangs eine rasche Linderung, dann halfen sie aber auch nicht mehr viel.

Liegt hier ein organisches Leiden vor? Die körperliche Untersuchung zeigte lediglich eine geringe Fehlhaltung der Halswirbelsäule und hart verspannte schmerzhafte Muskulatur im Nackenbereich. Im übrigen war der Kopfschmerz bereits ausgiebig diagnostisch abgeklärt.

Hinter seelisch bedingten Spannungskopfschmerzen steht eine erhebliche Anspannung, die sich körperlich bemerkbar macht. Es ist bekannt, daß bei Menschen mit Neigung zum Spannungskopfschmerz die Rückbildung der Muskelspannung nach Anstrengung und Aufregung verzögert ist. Sie bleibt oft noch lange nach einem belastenden Ereignis bestehen.

Wann spannen wir aber unsere Muskulatur ganz erheblich an? Was wäre der Sinn einer solchen Spannung? Wir brauchen unsere Muskulatur ganz besonders in Kampf- und Fluchtsituationen. Es geht also darum, eine unerträgliche Situation entweder durch Abwehr oder durch Flucht zu beenden. Kampf oder Flucht finden aber nicht statt, und der Ärger, der sie möglich machen würde, wird unterdrückt. Die Tatsache jedoch, daß überhaupt Ärger vorhanden ist, kann zu massiven Schuldgefühlen führen, unerträglicher Verpflichtung und letztlich unerwünschtem Verzicht, damit die Abwehr- und Fluchtimpulse nicht unkontrolliert durchbrechen. Das kann in die Resignation und damit in die depressive Verstimmung führen.

So war es auch bei Frau S. Alles, was sie tat, war von unerträglicher Anspannung begleitet. Ihren ungeliebten Beruf konnte sie nur mit Hilfe der Mutter bewältigen, die ihr dies auch entsprechend vorhielt. Wenn sie nach Hause kam, war die Spannung nicht vorbei. Denn dann kamen die häuslichen Verpflichtungen, die Wünsche der Kinder, die Ansprüche des Ehemanns. Frau S. hatte das Gefühl, daß ihr alles über dem Kopf zusammenschlägt. Hinter der dauernden Anspannung, »den Kopf oben zu behalten«, »hart-näckig« der Lebensweise des Ehemanns folgen zu müssen, ohne Rücksicht auf eigene Interessen, stand noch Ärger auf die nahen Angehörigen, aber auch auf sich selbst. Denn sie verlangte von sich, zufrieden und glücklich zu sein, obwohl sie es doch nicht war.

In der Psychotherapie lernte sie zu unterscheiden, wo die berechtigten Ansprüche ihrer Familie aufhörten. Sie lernte das Ausmaß ihres Ärgers kennen, auch das Ausmaß der Beziehungsstörungen, die inzwischen aufgetreten waren. Frau S. wollte ihre Familie auf keinen Fall im Stich lassen. Schließlich verzichtete der Ehemann auf die geplante Anschaffung eines neuen Computers – und Frau S. fand eine Lehrstelle als Kosmetikerin. Sie hatte ihre Aggressionen in angemessener Weise benutzt, um ihren Lebenswunsch durchzusetzen. Sie merkte, daß sie eigene Rechte hatte und daß sie auch dann, wenn sie zum Dank verpflichtet war, Grenzen ziehen konnte. So war die mühsam zurückgehaltene Kampf-Flucht-Situation nicht mehr nötig und die unerträgliche Anspannung entfiel. Die Beziehung der Familienmitglieder untereinander wurde auf lange Sicht deutlich besser. Mit der Einsicht der Umwelt können wir nicht immer rechnen – aber manchmal hilft auch hier eine eindeutige Haltung zur Klärung und Änderung.

Vom Spannungskopfschmerz völlig zu unterscheiden ist die Migräne. Sie wird oft als familiäres Leiden beschrieben, das durch immer wiederkehrende Anfälle von Kopfschmerz charakterisiert wird und zusätzliche Symptome aufweist und zwar im körperlichen und im seelischen Bereich.

Körperliche Symptome können sein:
– fast immer der Kopfschmerz, der häufig, aber nicht immer, halbseitig lokalisiert bleibt.
– Schwindelerscheinungen, die so stark sein können, daß deswegen das Bett aufgesucht wird.
– Übelkeit, häufig mit Brechreiz, seltener mit Erbrechen.
– Augensymptome in verschiedener Form, zum Beispiel als verminderte Sehschärfe, Augenflimmern, Lichtempfindlichkeit, Gesichtsfeldausfälle.

Seelische Begleitsymptome können sein:
– Arbeitsstörungen.
– Schlafstörungen.
– Unruhe- und Erschöpfungszustände.
– Sprachstörungen bzw. Angst vor dem Sprechen, Gedächtnisstörungen, alles häufig verbunden mit Lärmempfindlichkeit.

Das Auftreten eines Migräneanfalls kann an bestimmte Ereignisse gebunden sein. So kennen wir die Wochenend-, Feiertags-, Montags-, Menstruations-, Reise- und Urlaubsmigräne und vieles mehr.

Auch das Wetter wird häufig für das Auftreten eines Migräneanfalls verantwortlich gemacht, insbesondere der Wetterumschlag. Daß es Wetterfühligkeit gibt, wird nicht bestritten, besonders sind Zusammenhänge mit Föhn in den Gebirgen bekannt. Allerdings sind in Ländern, in denen das Wetter relativ konstant ist, Migräneanfälle nicht seltener. Diese werden dann wieder auf die Jahreszeiten zurückgeführt. Eine konstante Koppelung mit bestimmten Faktoren ist nicht nachweisbar. Sogenannte Klimakuren können wirksam sein, meist aber nicht wegen des Klimawechsels, sondern wegen der Veränderung der äußeren Umwelt. Wenn nämlich der Wohnsitz in die klimatisch günstigere Gegend verlegt wird, ergibt sich keine dauerhafte Besserung.

Auch über die Erblichkeit gibt es keine feste Aussage. Die Ansichten gehen weit auseinander, es gibt Einzelfälle, in denen Migräne über vier oder fünf Generationen verfolgt werden konnte, es gibt jedoch keinen festen Erbgang und die Zahlen für die Erblichkeit schwanken zwischen 5 % bis zu 90 %. Es scheint so zu sein, daß lediglich die Möglichkeit, Migräne zu bekommen, vererbt werden kann. Es müssen dann wohl noch weitere Faktoren hinzutreten, damit es wirklich zu Migräne-Anfällen kommt. Allerdings könnte auch eine »soziale Vererbung« vorliegen, das langjährige Zusammenleben oder ständige Vorbild der Eltern könnte ja das Krankheitsbild an die nächste Generation weitergeben.

Auch körperliche Reaktionen spielen eine Rolle. So sind inzwischen im Blutserum von Migränekranken erhöhte oder erniedrigte Spiegel bestimmter Stoffe nachgewiesen worden, die eine Rolle spielen für die Nervenleitung, für die Übermittlung von Schmerzimpulsen, aber auch für die Regulation der Gefäßweite und der Gefäßdurchlässigkeit. Die Frage, warum sie erhöht oder erniedrigt sind, ist nicht beantwortet. Ist dies Ursache oder Wirkung der Migräne? Und warum tritt, obwohl diese Stoffe im Blutserum nachweisbar sind, das doch überall hinfließt, die Migräne fast immer nur einseitig auf?

Um die Migränekranken besser verstehen zu können, sehen wir uns doch einmal an, was sie in einem solchen Anfall tun: sie ziehen sich zurück, häufig in ein verdunkeltes Zimmer. Nicht selten schließen sie sich ein und immer schützen sie sich vor Lärm und Licht. Die Familie oder die Umwelt verhält sich meist vorsichtig, jede Art von Beanspruchung und Reiz wird ferngehalten. Der Anfall verschafft ihnen maximale Abschirmung und Schonung, auch Beziehungen können nicht mehr aufgenommen werden. Gleichzeitig verhindert der sehr starke Schmerz ein mögliches Bewußtwerden von Ängsten und Konflikten, aber auch von Schuldgefühlen wegen des Rückzugs und der Verweigerung von Überforderungen. Der Schmerz kann dann als Grund, aber auch als »Bestrafung« für die »Faulheit« oder das Versagen erlebt werden.

Die Betroffenen scheinen eine Reihe von Eigenschaften gemeinsam zu haben, die immer wieder beschrieben werden. Diese sind: Ordentlichkeit, Anhänglichkeit, Nachgiebigkeit, Hilfsbereitschaft, Leistungsorientiertheit, Ausdauer und Perfektionismus. Sie scheinen aber auch leicht kränkbar zu sein, gefühlsmäßig oft gehemmt mit einer geringen Frustrationstoleranz. Sie zeigen in der Regel ein sozial sehr angepaßtes Verhalten. Die Konsequenz ist, daß solchen Menschen häufig ein viel zu großes Maß an Verantwortung und Arbeitslast aufgepackt wird. Die Betroffenen freuen sich über das Vertrauen, das ihnen entgegen gebracht wird, aber irgendwann kommt es zu einem nicht mehr überbrückbaren Mißverhältnis zwischen Leistungsmöglichkeiten und Leistungsansprüchen. Die Folge kann ein Migräneanfall sein.

Aber auch das Wegfallen von Leistungsmöglichkeiten wie am Wochenende oder im Urlaub kann auslösend sein, denn dann entfällt auch die Möglichkeit, durch Leistung seine Fähigkeiten zu beweisen und damit Zuwendung zu erreichen – aber auch die Möglichkeit, den Tag zu strukturieren und zu kontrollieren.

Diese gemeinsamen Persönlichkeitsmerkmale haben sich natürlich aufgrund der Erziehung und der Lebensgeschichte entwickelt. Die Mütter waren häufig sehr aktiv, leistungsorientiert und eher aggressiv. Die Kinder durften daher nicht hilflos, traurig, passiv oder weich sein, sondern sie wurden stets zu inneren oder äußeren Aktivitäten angetrieben. Sie lernten, eigene Traurigkeit oder Schwäche abzuwehren oder zu überspielen, wie dies ihre Mütter auch taten. Migränekranke Kinder – Migräne kann schon sehr früh auftreten – werden deshalb als zurückhaltend, höflich, gut erzogen, besonnen und gehorsam den Eltern gegenüber beschrieben. In der Schule halten sie sich an alle Vorschriften und lernen brav. Sie gehen mit ihrem Spielzeug gewissenhaft und sorgfältig um. Sie verhalten sich in den Augen der Umwelt meist liebenswürdig, beherrscht und korrekt, sie wirken zudem besonders vertrauenswürdig, so daß sie frühzeitig Verantwortung auferlegt bekommen. Das ist die Folge der scheinbaren Stärke, die dadurch entsteht, daß den Kindern keine Schwächen erlaubt wurden.

Nun können die migränekranken Kinder nicht immer den Ansprüchen ihrer Mütter und der Umwelt genügen. Ihr Gefühl von Verlassenheit, Trauer oder Alleinsein zeigt sich dann doch gelegentlich, etwa in der Form von Weinerlichkeit, körperlicher Schwächlichkeit, Stillsein oder auffälligem Ernst. Das widerspricht der Aktivität der Mütter, zu sehr erinnert es sie an verdrängte eigene Traurigkeit oder Verlassenheitsgefühle. Das kann dazu führen, daß sie diese Stimmungen des Kindes ablehnt. Die Kinder selbst erleben sich damit als abgelehnt, nicht ganz in Ordnung, im Extremfall als defekt und hassenswert. Die späteren Migränekranken lernen, dieses vermeintliche Defizit durch ihre Leistungen auszugleichen. So entwickeln sie ihre sozial erwünschten Tugenden. Entfällt diese Möglichkeit, dann ist das Gleichgewicht gestört. Das geschieht oft in Zuständen von Schwäche, wie etwa nach Alkoholgenuß, während der Menstruation, aber auch in Phasen der Entspannung und Leistungslosigkeit, oft aber auch dann, wenn durch die überzogene Leistungsbereitschaft eine nicht mehr zu überspielende Erschöpfung eingetreten ist.

Hierzu wieder ein Beispiel:

Ein 43jähriger Mann, der nach zwei, mehr als zehn Jahre älteren Schwestern geboren wurde, war der langersehnte »Stammhalter«, auf den sich alle Erwartungen, insbesondere der Mutter, konzentrierten. Er erbrachte beste schulische Leistungen und hatte später berufliche Erfolge. Er war stark, männlich, charmant, sportlich, tüchtig und außerordentlich korrekt. Sein Hobby war das Segeln. So lange er an den Wochenenden das Boot reinigte und in Ordnung brachte, ging es ihm gut. Er war stolz auf seine schmucke Jacht, die er in relativ verwahrlostem Zustand gekauft hatte und die er selbst in mühevoller Kleinarbeit instand gesetzt hatte. Die erste Ausfahrt sollte an einem Sonntag stattfinden, aber er bekam Migräne. Das gleiche geschah an den nächsten Wochenenden.

Vordergründig sieht es nun so als, als ob der Patient sich zwar die Arbeit am Boot, aber nicht die Freude der Ausfahrt gestatten könnte. Das ist sicher auch richtig. Dahinter stand jedoch noch etwas anderes. Der Patient erzählte nun von seiner Frau, die ihm nicht geholfen hatte, das Boot instand zu setzen, obwohl er sich das sehr gewünscht hätte. Vor der ersten Ausfahrt hatte sie ihm dann mitgeteilt, daß sie ihm zuliebe zwar mitsegeln würde, eine andere Sonntagsbeschäftigung jedoch vorzöge. Nach der großen Leistung blieb Bewunderung und Rückmeldung aus. Seine Frau gab ihm zu verstehen, daß ihr das Segeln nicht viel Spaß mache. Damit war seine Leistung in seinen Augen entwertet. Das Boot mochte noch so schön sein, es brachte offenbar nicht die Freude, war nicht schön genug, um seiner Frau zu gefallen. Seine Freude sollte auch die Freude seiner Frau sein. Sie sollte ihn bewundern, wie früher seine Mutter, er konnte sich vor ihr aber auch nicht schwach und unfähig zeigen. Nur in ihrem Spiegel konnte er seine Freude und seinen eigenen Genuß wahrnehmen. Mit der Ablehnung verweigerte sie ihm diese Bestätigung, die er zum Aufrechterhalten seiner Selbstsicherheit gebraucht hätte. Der Migräneanfall trat als Folge einer schweren Kränkung auf, deren Frustration er nur mit Hilfe des Migräneanfalls ertrug, eine Reaktion, die ihm von vielen vorangegangenen Migräneattacken wohl bekannt war.

Übrigens war er in den Zeiten, in denen er sich anerkannt und bestätigt fühlte, völlig beschwerdefrei.

Was kann nun therapeutisch geschehen? Selbstverständlich ist vor Beginn einer Psychotherapie erst einmal eine organische Diagnostik notwendig, die aber nicht trotz fehlender Befunde zu häufig wiederholt und zu aufwendig werden sollte. Denn dies fördert die Überzeugung, organisch krank zu sein und vermindert dadurch die Möglichkeiten einer psychotherapeutischen Behandlung.

Die Betroffenen haben ohnehin eine geringe Neigung zur Psychotherapie, die Behandlung wird oft abgelehnt. Das hat mehrere Gründe. Zum einen bemerken die Betroffenen nur ihre körperlichen Symptome, es fällt schwer, dahinter ungelöste Konflikte und Defizite zu vermuten. Dann gibt es Schmerzmittel, die helfen – aber auch sie verstärken das Gefühl, lediglich körperlich krank zu sein. Infolge ihrer Leistungsbereitschaft sehen sie auch sehr schnell die Psychotherapie als eine von ihnen geforderte Leistung an und versuchen, möglichst viel davon zu verstehen. Das hilft aber nichts, denn Psychotherapie heißt Erfahren und Erleben und, wenn möglich, auch Verändern. Der Hinweis auf seelische Hintergründe wird schnell als Schuldzuweisung verstanden, oft fühlen sie sich auch des Simulierens verdächtigt. Auch wenn dann eine psychotherapeutische Behandlung zustande kommt, erfolgt noch immer kein Verstehen. Die Betroffenen wollen lediglich ihre Symptome loswerden, die Therapeutin oder der Therapeut aber will die Ursachen behandeln. Sie verfolgen verschiedene Ziele. Wie oft bei der psychosomatischen Behandlung zeigt sich das Mißverständnis an dieser Stelle besonders deutlich.

Das macht die Behandlung schwierig. Sie konfrontiert uns immer wieder mit unseren eigenen Grenzen und mit den Grenzen der Betroffenen. Erleichtert wird die Therapie dann, wenn nonverbale Therapieformen und Körpertherapien hinzugenommen werden können. Diese bieten einerseits weitere Möglichkeiten der Selbstwahrnehmung, aber auch der Selbsterklärung – denn das Bedürfnis der Betroffenen, ihre Schwierigkeiten »mit dem Kopf« zu verstehen und zu lösen, ist groß.

Die Betroffenen müssen sowohl in ihrem Krankheitsverständnis als auch in ihrem Selbstverständnis umlernen. Schwierig ist es auch, weil sie in der Therapie plötzlich etwas tun sollen, was ihnen bisher aus ihrem lebensgeschichtlichen Hintergrund heraus verboten war: sie sollen auf ihre Gefühle achten, insbesondere auf »böse« Gefühle wie Aggressivität, Neid, Wut, und auf »Schwächen«, wie etwa Traurigkeit und Verzweiflung. Damit werden in der Therapie die Normen der Erziehung und des Elternhauses der Betroffenen in Frage gestellt. Dies kann sogar zum Therapieabbruch führen. Andererseits widerspricht es ihren Normen und Gesetzen, etwas Angefangenes, also in diesem Falle die Therapie, aufzugeben, bevor sie »ihre Pflicht« erfüllt haben. Sie können also dadurch noch zusätzlich in Konflikte kommen und das kann neue Migräneanfälle auslösen. Dies wiederum kann als Bestätigung gesehen werden, daß die Therapie doch nichts nützt – wir sehen, wie schwierig es ist.

Wenn die Therapie einigermaßen erfolgreich verläuft, können die Betroffenen lernen, sich selbst mit allen ihren Einschränkungen und Schwierigkeiten anzunehmen und trotz der schmerzhaften Erkrankung diejenigen Freuden am Leben, die verwirklicht werden können, zu genießen. Wichtig ist es, daß durch ein verbessertes Selbstwertgefühl und durch das Sich-Annehmen mit allen Unvollkommenheiten, also auch mit den »verbotenen«, weil ursprünglich nicht erlaubten Eigenschaften wie Schwäche und Aggressivität ein besseres Selbstverständnis und Eigenständigkeit ereicht wird. Die Betroffenen werden dann in die Lage versetzt, sich nicht mehr nur als Bestandteil eines Ganzen, beispielsweise als Teil einer Partnerschaft zu erleben, sondern als eigenständige Persönlichkeit. Sie können auch lernen, ihre Migräneanfälle einmal als Hinweis auf bestimmte Lebenssituationen, zum anderen als sichtbares Zeichen menschlicher Unvollkommenheit anzunehmen und nicht als Beweis für Unfähigkeit oder Minderwertigkeit, gegen die sie ja mit vermehrter Aktivität angehen müßten.

Unterstützt werden kann die Psychotherapie neben einer zeitweise notwendigen Medikamentengabe auch durch physikalische Maßnahmen wie Trockenbürsten, Wechselduschen, Wassertreten, aber auch durch Bindegewebsmassagen und Schulter-Nacken-Massagen. Die positive Wirkung beruht teilweise auf Gefäßtraining und Entspannung, teilweise aber auch auf der Zufuhr von Zuwendung. Auch Entspannungsverfahren können hilfreich eingesetzt werden.

Kopfschmerz und Migräne sind quälende Leiden, die die Lebensqualität beeinträchtigen und vermindern. Deshalb dürfte eine psychosomatische Behandlung in hohem Maß, so schwierig sie sein mag, auch im Interesse der Betroffenen liegen.

Literatur

Bischoff, C. u.a.: Primärer Kopfschmerz. In: v. Uexküll, T. (Hrsg.): Psychosomatische Medizin. Urban & Schwarzenberg, München 1986

Bräutigam, W./P. Christian: Psychosomatische Medizin. Georg Thieme, Stuttgart 1975

Dethlefsen, T./R. Dahlke: Krankheit als Weg. C. Bertelsmann, München 1983

Dieckmann, H.: Psychosomatik – unsere falsche Grundeinstellung zum Körper. In: Tempo Medical No. 19, 11/1981

Heyck, H.: Der Kopfschmerz. Georg Thieme, Stuttgart 1965

Peters, U. H. u.a.: Vom Kopfschmerz kann man sich befreien. Goldmann, München 1981

Peters, U. H. u.a.: Psychosomatische Therapie der Migräne. In: Psychosomatische Med. 27/1981

Sommer, M.: Kopfschmerzpatienten. In: Psyche Jg.33 9/10/1979

Störungen des Blutdrucks

Störungen des Befindens, bei denen Veränderungen des Blutdrucks die Hauptrolle spielen, werden oft als »Kreislaufstörungen« bezeichnet. Das Wort bedeutet, daß das »Kreisen« des Blutes in den Blutgefäßen beeinträchtigt ist. Angetrieben wird der Kreislauf vom Herzen.

Damit haben wir die drei für das Bestehen eines Kreislaufs wichtigsten Faktoren genannt: das Herz als Antriebsmotor mit seinen vielfältigen Steuerungs- und Störmöglichkeiten, das Blut als angetriebene, strömende, verbindende, sich bewegende Flüssigkeit und das Gefäßsystem, ein Rohrsystem mit elastischen Wänden, deren Widerstand und Durchlässigkeit durch verschiedene Faktoren geregelt wird.

Alle drei bedingen einander, denn ohne die Arbeit des Herzens kommt kein Kreislauf zustande und ohne Blut und Gefäßsystem wäre die Arbeit des Herzens sinnlos. Herz und Kreislauf stehen zwar im Dienst der körperlichen Leistung, werden aber von seelischer und geistiger Aktivität und von Gefühlen beeinflußt.

Der zweite Faktor, das Blut, hat im körperlichen Bereich verschiedene Funktionen. So bindet es den lebensnotwendigen Sauerstoff und transportiert ihn zu allen Zellen. Es dient auch dem Abtransport der Kohlensäure, die als Abfallprodukt anfällt. Weiterhin ist es für den Transport von Nährstoffen aus dem Darm, von Stoffwechselabfallprodukten zur Niere hin, von Hormonen und Abwehrstoffen verantwortlich. Es hilft mit bei der Regulation des Wasser- und Salzhaushaltes. Es transportiert die Wärme, die im Körperinneren gebildet wird, nach außen.

Symbolisch ist das Blut der Träger des Lebens, es symbolisiert das Leben schlechthin. Es gibt Schöpfungsmythen, bei denen Blut mit Erde gemischt wird und daraus entsteht das Leben der Geschöpfe. Es symbolisiert damit auch die Unsterblichkeit des Lebens.

Vom Blut wird gesagt, daß es stärker ist als Wasser, Blutbande verbinden die Blutsverwandten. Durch die Vermischung des Blutes zweier Menschen kann »Blutsbrüderschaft« entstehen.

Blut wird eng mit Gefühlen verbunden. Heißblütige Menschen sind von Leidenschaft erfüllt, wer kaltblütig oder kaltherzig ist, handelt nicht nach dem Leben. Blutleere Handlungsweisen und blutleere Menschen sind damit langweilig.

Auch mit Aggressionen wird das Blut in Zusammenhang gebracht, so kann uns etwas böses Blut machen. Es kann einem auch das Blut in den Adern gerinnen im äußersten Schrecken. Jedenfalls gilt, wer sein Herzblut gibt, der hat sein Bestes gegeben.

Daß das Blut symbolisch auch Bestandteile der Seele enthält, geht daraus hervor, daß beispielsweise der Pakt mit dem Teufel in alten Sagen mit eigenem Blut unterschrieben werden mußte. Das Blut hatte eine große Bedeutung bei allen magischen Praktiken. Es ist als »ganz besonderer Saft« beschrieben worden.

Der dritte Faktor ist das Rohrsystem der Blutgefäße. Die Gefäßwände bieten dem Blut Grenze und Widerstand, weil sie elastisch sind. Sie leiten und kanalisieren, sammeln und geben bestimmte Wege vor.

Die drei Faktoren des Kreislaufs werden in sehr kompliziertem Zusammenspiel durch Systeme oder Funktionskreise gesteuert, die miteinander in Wechselwirkung stehen.

So produziert die Niere blutdrucksteuernde Substanzen, aber auch andere, hormonproduzierende Drüsen sind zum großen Teil an der Blutdrucksteuerung mitbeteiligt. Auch das Nervensystem steuert mit und zwar sowohl durch die Leistung des vegetativen Nervensystems als auch durch übergeordnete Zentren bis hin zur Großhirnrinde. Zusätzlich sind im Körper »Meßstellen« verteilt, die einmal direkt über die Dehnung der Gefäßwand den Blutdruck messen und bei der Steuerung mitwirken. Zum anderen gibt es ein Meßsystem, in dem die chemische Zusammensetzung, also die Menge der Stoffe im Blut, gemessen wird. Hier geht es vor allem auch um die Konzentration der blutdrucksteuernden Substanzen und um die Blutsalze.

Für jede meßbare Funktion gibt es Normalwerte. Das sind Werte, die bei den meisten Menschen vorkommen, bei denen sich der Mensch subjektiv gesund fühlt und objektiv keine gesundheitlichen Störungen aufweist.

Um den Blutdruck zu messen, müssen zwei Werte bestimmt werden, nämlich der Wert in derjenigen Phase, in der das Herz das Blut vorantreibt und derjenige Druck, der in der Füllungsphase des Herzens bestehen bleibt. Die Ausstoßphase des Herzens wird als Systole, die Füllungsphase als Diastole bezeichnet. Bei der Messung wird eine aufblasbare Manschette um den Oberarm gelegt, mit einem Stethoskop wird festgestellt, bei welchem Druck das Pulsationsgeräusch im Arm verstummt und bei welchem Druck es gerade wieder auftaucht. Der erste Wert, der systolische Druck, liegt normalerweise zwischen 110 und 150 mmHg, der zweite Wert ist der diastolische Druck, Normalwerte zwischen 70 und 95 mmHg.

Liegen beide oder ein Wert oberhalb der Normalgrenze, so spricht man von Bluthochdruck, Hypertonie, liegen sie unterhalb der Normalwerte, so wird dies Hypotonie oder Blutunterdruck genannt.

Hier stellt sich die Frage, wieso seelische Faktoren bei der Blutdruckregelung eine Rolle spielen sollen.

Die Höhe des Blutdrucks ist bei intakter Regulation entscheidend abhängig sowohl von der körperlichen wie auch von der seelischen Situation. Bei Gefahren, Angst oder Wut steigt der Blutdruck an. Damit werden alle Bereiche besser mit Blut versorgt, denn nur so kann der Mensch – oder auch das Tier – sich wehren und aus gefährlichen Situationen retten. Die Stoffwechselvorgänge laufen auf Hochtouren. In Ruhe dagegen und bei Entspannung fällt der Blutdruck normalerweise ab, denn hier wird keine vermehrte Versorgung gebraucht. In einer Gefahrensituation, gleich welcher Art, entsteht Aggression oder Angst.

Wenn der Mensch aber gelernt hat, diesen Gefühlen nicht mehr nachzugehen beziehungsweise sie überhaupt nicht mehr wahrzunehmen, so erfolgt zwar die Regelung im Körper, die Reaktion jedoch, die die Situation beenden könnte, bleibt aus. Der Druck der Situation bleibt also bestehen. So scheint es, daß bei Menschen mit gestörter Blutdruckregulation eine gestörte Wahrnehmung, eine gestörte Reaktionsbereitschaft und damit eine gestörte Konfliktverarbeitung vorliegt. Das Austragen eines aggressiven Konfliktes zur Beendigung einer mehr oder weniger gefährlichen oder bedrückenden Situation ist durch Erziehung und elterliche Normen untersagt, beziehungsweise die Konflikte werden oft nicht einmal mehr wahrgenommen. Damit wird einerseits natürlich die destruktive, also zerstörerische Seite der Aggression gehemmt, andererseits aber auch diejenigen Anteile, die uns positiv unsere notwendige Distanz von anderen Menschen sichern und zur Entwicklung von Eigenständigkeit führen können. Dahinter steht oft das Gefühl, kein Recht darauf zu haben, sich zu wehren und zu distanzieren und die Angst, dadurch geliebte oder wichtige Menschen zu verlieren.

Hypotonie

Der zu niedrige Blutdruck ist eine Form kreislaufregulatorischer Funktionsstörung. Die Feststellung, daß der Blutdruck zu niedrig ist, bedeutet zunächst nur einen Meßwert und die Feststellung eines klinischen Symptoms. Natürlich müssen zuerst einmal körperliche Ursachen ausgeschlossen werden.

Die Frage, ob es sich bei niedrigem Blutdruck um eine Krankheit handelt, ist oft gestellt worden. Es resultieren nämlich für sonst gesunde Menschen aus einem niedrigen Blutdruck keine weiterführenden gesundheitlichen Gefahren. Erst im Alter bei zusätzlicher Gefäßwandveränderung besteht die Gefahr der schädlichen Mangeldurchblutung. Es wird sogar gesagt, daß die Betroffenen oft besonders alt werden – sie leben lange, aber sie haben niemals richtig gelebt. Der niedrige Blutdruck ist nämlich eine Plage für die Betroffenen und eine ernstzunehmende Störung des Allgemeinbefindens.

Der niedrige Blutdruck kann Symptome wie Schwindel, Schwarzwerden vor den Augen, kalte Hände und Füße, aber auch morgendliche Müdigkeit, Antriebsarmut, Neigung zu Kopfschmerzen und weitere Merkmale der psychovegetativen Fehlregulation bewirken.

Der niedrige Blutdruck scheint oft familiär aufzutreten, dabei ist aber ein fester Vererbungsgang nicht nachgewiesen worden. Es könnte sich eher um eine Übernahme der gleichen Gewohnheiten innerhalb einer Familie handeln, also um »psychologische Vererbung«. Es scheint so, daß in solchen Familien Ärger und Wut nicht ausgetragen und noch nicht einmal wahrgenommen werden dürfen. Die Folge ist, daß sich diese Menschen in Konfliktsituationen – Konflikte gehören aber nun einmal zum normalen Leben – eher zurückziehen. Zur gesunden Konfliktverarbeitung gehört beispielsweise das Herangehen an den Konflikt und nicht das Ausweichen, sondern das Austragen und Lösen, das Annehmen und Aushalten einer unlösbaren Konfliktsituation und der bewußte Verzicht auf das eine oder das andere der widerstrebenden Bedürfnisse. Wenn eine derartige Konfliktverarbeitung nicht oder nicht ausreichend vorgenommen wird, dann wird die Verantwortung für das eigene Leben nicht übernommen.

Wenn wir uns nun das Ganze von der Symbolik her ansehen, dann erinnern wir uns, daß neben dem Antriebsmotor des Herzens das Wechselspiel zwischen dem Verhalten des flüssigen Blutes und dem Verhalten der grenzsetzenden Gefäßwände gehört. Wir haben also den Antrieb, das Fließende und die Grenze, die Einengung, den Widerstand dagegen. Das Blut bedeutet symbolisch Leben, die Gefäßwände sind die Grenzen des Strömenden. Hier wird der Ausbreitung des Blutes oder der Versorgung mit dem, was das Blut enthält, Widerstand entgegengesetzt. Ein Mensch mit zu niedrigem Blutdruck geht lieber nicht bis zur wirklichen Grenze, sondern er weicht Widerständen und Konflikten eher aus. Die Betroffenen werden manchmal sogar im wahrsten Sinne des Wortes ohnmächtig, sie verzichten scheinbar auf alle Macht, ziehen sich zurück und entziehen sich so der Verantwortlichkeit. In der Ohnmacht als Extremfall des Rückzugs gibt es keine Probleme mehr, die Situation wird erst einmal beendet. Dahinter stehen enorme Ängste vor der notwendigen Konfliktarbeit und Verantwortung, die ihre lebensgeschichtlichen Gründe haben, wie wir in unserem Beispiel sehen werden.

Eine 32jährige Frau wagte sich nicht mehr in Kaufhäuser, da sie dort einmal ohnmächtig geworden war. Normalerweise hat sie ohnehin einen sehr niedrigen Blutdruck. Die Frage nach der ersten Ohnmacht kann sie zunächst nicht beantworten, nach mehreren Therapiestunden fällt ihr jedoch ein, daß sie als Kind regelmäßig Geld aus dem Portemonnaie ihrer Mutter genommen hatte. Es waren zwar nur kleine Beträge, damit die Mutter nichts merken sollte. Die Familie war aber finanziell nicht gut gestellt, so daß die Patientin immer ein schlechtes Gewissen hatte. Eines Tages wurde sie bei dem Diebstahl von der Mutter erwischt. Das entsetzte und enttäuschte Gesicht der Mutter, der Schreck der Mutter und der eigene Schreck ließen die Patientin in Ohnmacht fallen. Sie entzog sich – unbewußt natürlich – der Situation und damit der Klärung. Äußerst besorgt kümmerte sich nämlich die Mutter sofort um Wasser und Frischluft, ein Arzt wurde gerufen, als dieser kam, war die Patientin schon wieder aufgewacht. Er stellte bei ihr erstmals einen niedrigen Blutdruck fest. Bei diesem Ereignis war die Patientin etwa 12 Jahre alt. Seither wird sie häufig in Situationen ohnmächtig, in denen sie »erwischt werden« könnte. Die großzügige Zurschaustellung der Waren im Kaufhaus bedeutet für sie eine enorme Versuchung. So entzieht sie sich jedem Konflikt, statt sich entweder für den Verzicht oder für den Kauf zu entscheiden, indem sie sich auf eine andere Ebene zurückzieht und schlagartig jede Verantwortung aufgibt beziehungsweise den Versuchungssituationen aus dem Wege geht.

Für Menschen mit niedrigem Blutdruck ist besonders das lange Stehen belastend, denn dann sinkt der Blutdruck infolge der Regulationsstörung meistens recht rasch ab. So kann er nicht zu einer Sache stehen, er steht nicht für etwas gerade, ihm fehlen Standfestigkeit und Standhaftigkeit. Er muß sich bei Herausforderungen oder Konflikten, auch oder gerade wenn sie unbewußt ablaufen, hinlegen, die Beine hochlegen, damit wieder mehr Blut in seinen Kopf fließt, damit er wieder Macht über sich erlangt und Verantwortung übernehmen kann.

Übrigens gehört auch die Sexualität zu den Situationen, die den Blutdruck beeinflussen: bei sexueller Erregung steigt der Blutdruck. Dies kann für Menschen mit niedrigem Blutdruck unangenehm sein, denn sie haben eher gelernt, dem Leben auszuweichen. So ist eine Häufung sexueller Probleme auffällig.

Die Maßnahmen und Therapievorschläge bei niedrigem Blutdruck sind ausnahmslos an Energieeinsatz gekoppelt und sie wirken genau so lange, wie die Anweisungen befolgt werden, die vom morgendlichen Trockenbürsten über wechselwarme Waschungen,

Wassertreten und anderen Kneippsche Anwendungen, Bewegungen und Trimm-Dich-Übungen reichen. All diese Maßnahmen erhöhen den Blutdruck. Ihr Nutzen ist allerdings nur kurzfristig und wieder vorbei, wenn sie abgesetzt werden. Dauerhafte Erfolge kann nur die Veränderung der inneren Einstellung bringen. In welche Richtung diese zu gehen hat, wird bereits aus der Betrachtung der Symptomatik klar. Die betroffenen Menschen haben einen Teil ihrer Vitalität, ihrer Lebendigkeit durch Erziehung aufgeben müssen, sie folgen fremden Normen des Nicht-Dürfens, Nicht-Wagens. In der Therapie geht es also um Aufgeben der Fluchttendenzen, um Übernahme von Verantwortung und vor allem um die Bearbeitung der Selbstwertproblematik, die verhindert, das Recht auf eigenes Handeln und auf Durchsetzung zu vertreten. Es geht darum, das Konfliktverhalten zu ändern zugunsten eines aktiven Herangehens, aber auch Aushaltens von Konflikten. Die Nähe der Symptome zur Depression läßt sich durch vermiedene Trauer erklären. Oft haben diese Menschen ihr eigenes Selbst teilweise zugunsten der »Fremdbestimmung« aufgegeben. Hier geht es also um Trauer um den verlorenen Lebenszusammenhang und um verlorene Lebenschancen. Trauerarbeit wäre notwendig, um in die bestehende Realität einzuwilligen und neu zu beginnen. Hier wird die Nähe zu depressiven Symptomen ganz deutlich.

Hypertonie

Von einer Hypertonie wird dann gesprochen, wenn der Blutdruck systolisch über 160 mmHg, diastolisch über 95 mmHg liegt. Im Gegensatz zur Hypotonie ist die Hypertonie eine Krankheit, die lebensgefährliche Folgen haben kann. Sie ist Risikofaktor für Erkrankungen an Herz, Gehirn und Nieren, die durch Gefäßveränderungen auftreten – beispielsweise Herzinfarkt oder Schlaganfall. Auch der Augenhintergrund kann durch einen lange bestehenden Hochdruck verändert werden bis hin zur Blindheit. Aber nicht nur die Lebensqualität, sondern auch die Lebenserwartung wird durch Bluthochdruck drastisch reduziert.

Auch hier muß wieder eine sorgfältige Diagnostik organische Ursachen und Schäden verschiedenster Art ausschließen. Wenn solche Ursachen vorliegen, heißt es aber immer noch nicht in jedem Fall, daß keine seelischen Faktoren mitbeteiligt sind.

Entsprechend der Kompliziertheit des Blutdruckregelsystems sind die Ursachen des primären Hochdrucks, körperlich gesehen, noch nicht sicher bekannt und wahrscheinlich durch viele Faktoren bedingt. Aus experimentellen Untersuchungen ist bekannt, daß die Erhöhung von Pulsfrequenz und Blutdruck nicht nur bei besonderer körperlicher Leistung eintritt, sondern schon bei der Vorstellung von körperlicher Betätigung. So steigt der Blutdruck von Piloten vor dem Start meßbar an, ebenso von Prüflingen in der Prüfungssituation. Auch wenn in Gesprächen eine Konfliktsituation auftaucht, kommt es zum Blutdruckanstieg.

Ein einfaches Beispiel für die Abhängigkeit des Hochdrucks von der Lebenssituation liefert die Geschichte eines 42jährigen Mannes, der mehrmals in der Woche wegen erhöhtem Blutdruck zu seinem Hausarzt zum Blutdruckmessen ging. Er hatte große Probleme mit seiner Schwiegermutter, die im gleichen Hause wohnte. Er nahm an, daß sich seine Frau mit ihrer Mutter solidarisierte. In der Vorgeschichte des Mannes bestand eine problematische Mutterbindung mit erheblichen verdeckten Aggressionen.

Beim Blutdruckmessen sprach er jedes Mal über seine häusliche Situation, klagte über seine schlechte Lage, verlor aber nie ein böses Wort über seine Schwiegermutter oder seine Frau.

Nach zwei Jahren war der Blutdruck eines Tages plötzlich normal. Der Hausarzt teilte dies überrascht dem Patienten mit. Dieser fing an zu lachen und zog triumphierend einen Schlüssel aus seiner Tasche. Er habe soeben seiner Schwiegermutter den Wohnungsschlüssel abgenommen, so daß sie nun nicht mehr ständig überraschend ihre Kontrollgänge machen könne. Der Blutdruck war in der Folgezeit immer noch labil, lag aber insgesamt niedriger als vorher.

Wenn der Betroffene seine Konflikte angeht, sein Problem verbalisiert oder gar Möglichkeiten findet, seine Situation aktiv zu verbessern, dann sinkt der erhöhte Blutdruck oft von selbst ab.

In unserem Fall hatte der Patient sich gewehrt, er hatte dann auch mit seiner Frau gesprochen und erstaunt festgestellt, daß diese ebenfalls die häufigen Besuche ihrer Mutter als Einmischung in den Haushalt und damit als lästig empfand. Sie wagte aber ebensowenig sich zu wehren, wie er selbst. Durch seine Aktion wurde die Ehe insgesamt besser, weil der Konflikt zwischen beiden nun geklärt war. Allerdings wurde der Konflikt mit der Schwiegermutter größer, er wurde aber von beiden nicht mehr als so zerstörerisch erlebt. Als der Patient anfing, zu handeln und nicht einfach »auszuhalten«, wurde er für seine eigene Situation konstruktiv.

Hier können wir gut den Hintergrund des Bluthochdrucks verstehen. Der Ärger gegen die Schwiegermutter, der eine aggressive Handlung erfordert hätte, wurde zum Dauerdruck. Die vorgestellte Handlung, sie an weiteren Übergriffen zu hindern, erhöhte den Blutdruck, ohne daß die Handlung in motorische Aktivität umgesetzt und sich damit entladen konnte. Dieser Mann setzte sich durch seine eigene Vorstellung beziehungsweise durch seine Handlungsverweigerung in eine Dauererregung, sein Kreislaufsystem erhielt die Dauererregung aufrecht, in der Erwartung, daß es zu einer Umsetzung in eine effektive Handlung kommen könnte. Solange diese Handlung nicht durchgeführt wurde, stand er unter Druck. Vergleichbar ist diese Situation mit einem Maschinenkessel, der angeheizt wird, um eine Leistung zu bringen – er steht unter Dampf, aber die Leistung wird nicht abgerufen.

Wir wissen aus Blutdruckdauermessungen, daß bereits das Darübersprechen den »Dampf ablassen« kann, allerdings nicht ganz. Daraus sehen wir, daß sich Menschen mit zu hohem Blutdruck ständig in Konfliktnähe aufhalten, sich ihm aber nicht stellen und ihn nicht verbalisieren. Eine Blutdruckerhöhung bedeutet ja, daß kurzfristig mehr Energie zur Verfügung stehen soll, um bevorstehende Leistungen und Konflikte schnell und energisch lösen zu können. Wenn dies geschieht, wird durch die Aktion das Mehr an Energie verbraucht und der Druck sinkt wieder auf den Normalwert. Bei Menschen mit zu hohem Blutdruck wird der Überdruck nicht verbraucht. Andererseits halten die Betroffenen es mit dem Überdruck nicht lange inaktiv aus. Wir alle kennen sie, die Menschen, die äußerst betriebsam und dynamisch sind, die sich in eine Reihe von Aktivitäten flüchten, die sich sportlich oder politisch betätigen, um ihre innere Spannung loszuwerden. Sie lenken damit sich und die anderen von der Möglichkeit der Konfliktlösung ab. Diese Aktivität ist in unserer Kultur durchaus erwünscht. Menschen mit hohem Blutdruck machen damit den Eindruck, besonders »normal« und unkompliziert zu sein. Sie sind, wie könnte es anders sein, beherrscht, sie sind auch aktiv – daß dies der Spannungsabfuhr dient, weiß ja niemand – zuverlässig, gewissenhaft, zugänglich, freundlich – damit gehen sie zusätzlichen Konflikten aus dem Weg. Dahinter jedoch findet sich die ganze Angst vor der Lösung des eigentlichen Konfliktes, die durch ihre eigentliche Verletzbarkeit und Unsicherheit entsteht. Die Betroffenen fürchten, die Zuneigung der anderen zu verlieren, sie kontrollieren daher alle Äußerungen ihrer Aggressivität sorgfältig. Bei der Erhebung der Lebensgeschichte wird oft deutlich, daß sie in ihrer Kindheit häufig zu Anfällen von Wut und Aggressionen neigten. Etwa zur Zeit der Pubertät wurden diese Menschen sehr angepaßt, jedoch insgesamt aktiv. Sie kontrollieren ihre feindseligen Impulse. Ihre Unruhe, die aus der chronischen Erwartungsspannung entsteht, reagieren sie durch andere Aktivitäten ab.

Die Möglichkeiten in der Therapie liegen darin, daß diese Menschen lernen, ihre Aggressionen wahrzunehmen und sie nicht mehr zerstörerisch oder selbstzerstörerisch, sondern als sinnvolle Kräfte einzusetzen. Es ist auch wichtig, daß sie es wagen, ihre Wut als verständlich und ohne Schuldgefühle zu begreifen, sich und die Dinge so anzunehmen, wie sie nun einmal sind. Damit können wesentliche Schritte in neue Lebens- und Verhaltensweisen erfolgen. Bei Störungen der Blutdruckregelung, sowohl nach unten wie nach oben, werden also Konflikte vermieden. Allerdings entwickelt sich dabei eine unterschiedliche Taktik. Menschen mit zu niedrigem Blutdruck fliehen den Konflikt, indem sie sich auf ihre Schwäche zurückziehen. Sie stehen nie unter Druck, denn sie gehen den Konflikten aus dem Weg. Bei Hypotonie ist die Therapie oft schon zu viel Aktivität.

Menschen mit hohem Blutdruck hingegen werden überaktiv und überdynamisch und lenken sich dadurch ab, indem sie in ein vom Konflikt wegführendes Handeln fliehen. Sie stehen immer unter

Druck und wenden ihn in autoaggressiver Weise gegen sich selbst, denn zu hoher Blutdruck kann auf Dauer lebensgefährlich werden. Das Reden in der Therapie kann von ihnen als Inaktivität erlebt werden – sie wollen eigentlich mehr »action«, sie weichen häufig durch die Frage, was denn Reden schon helfen solle, aus, aber auch durch die Fixierung auf das Bestehen einer organischen Krankheit.

Literatur

Bräutigam, W./P. Christian: Psychosomatische Medizin. Georg Thieme, Stuttgart 1975

Dethlefsen, T./R. Dahlke: Krankheit als Weg. C. Bertelsmann, München 1983

Herrmann, J. M. u.a.: Essentielle Hypertonie. In: v. Uexküll, T. (Hrsg.): Psychosomatische Medizin. Urban & Schwarzenberg, München 1986

Olbricht, I.: Psychosomatik – Neubeginn und Wiederentdeckung. In: Olbricht, I./U. Baumgardt (Hrsg.): Immer wieder neu beginnen. Kösel, München 1987

Herz

Das Organ, das biologisch am deutlichsten Leben und Lebendigkeit bezeichnet, aber auch in seiner symbolischen Bedeutung mit dem Leben in engen Zusammenhang gebracht wird, ist das Herz. Das Aufhören des Herzschlages war früher eines der beiden sichersten Zeichen des Todes. Wenn der Herzschlag nicht mehr fühlbar oder hörbar war, wenn kein Pulsschlag mehr tastbar war, wurde der Mensch als tot bezeichnet. Das andere Zeichen des Lebens war der Atemrhythmus. Die unbewußten und ständigen rhythmischen Bewegungen im Körper galten also als »Lebensbewegungen«, sie waren gleichzeitig Lebenszeichen.
(Übrigens schlägt unser Herz bis zum 70. Lebensjahr durchschnittlich 2.500.000.000 mal. Vor unserer Geburt haben wir bereits 21.100 Herzschläge erlebt – das Herz schlägt vor der Geburt rascher.)
Auch von der Symbolik her ist das Herz ein ganz besonderes Organ. Es gilt als Sitz des Lebens, Sitz des Gemütes und der Seele und damit als Zentrum der Liebe. Das zeigen uns viele Redensarten, die darauf Bezug nehmen wie »Du bist in meinem Herzen«, »Ich habe mein Herz verloren«. Herzen werden verschenkt, als Lebkuchen beispielsweise, Herzen, in die Rinden von Bäumen eingeschnitten, symbolisieren ebenso Liebe und Beziehung wie auch unsere »herzlichen Grüße«.
Auch in den Religionen der verschiedenen Völker nimmt das Herz einen zentralen Platz ein. Gott zieht in das Herz des Menschen ein, das Herz kann Tempel und Altar sein. Ein »reines Herz« gilt als wohlgefällig. Bei den Ägyptern war das Herz das einzige Organ, das entweder in der Mumie gelassen oder gesondert behandelt wurde. Es wurde auch durch einen steinernen Skarabäus ersetzt.
Das Herz ist aber nicht nur der Ort liebender oder religiöser Gefühle, es werden ihm auch alltäglichere Gefühle zugeschrieben. So kann uns etwas zu Herzen gehen oder wir nehmen uns etwas zu Herzen, das Herz kann sogar vor Schmerz oder Leid brechen. Genauso kann es vor Freude hüpfen oder zerspringen oder vor

Schreck in die Hose fallen. Herzlose Menschen sind kaltherzig oder hartherzig. Sie können ihr Herz nicht verschenken, allenfalls halbherzig. Hingegen schließen weichherzige Menschen andere in ihr Herz. Wir sehen aus dieser Fülle von Redensarten, die noch beliebig zu ergänzen wären, daß alles, was das Herz bewegt und aus dem Takt bringt, gefühlsmäßiger Natur ist.

Gleichzeitig stellt das Herz mit seinem regelmäßigen und strengen Rhythmus eine Ordnung im Körper dar, ein genau geregeltes Gleichmaß und _ne strenge Norm. Jede Veränderung stört auch den Herzrhythmus. Körperliche Belastungen wie Sport und Training, fieberhafte Erkrankungen, bestimmte Wirkstoffe, wie auch seelische Vorgänge wie Liebe und Haß, Wut und Angst, führen meist zu einer Beschleunigung des Herzschlags. Seltener ist die Verlangsamung, sie deutet eher auf eine organische Ursache hin.

So kann es beispielsweise in psychotherapeutischen Interviews zu einer Steigerung der Pulsfrequenz von 80 auf 140 Schläge pro Minute kommen, wenn sich das Gespräch einem Konfliktpunkt nähert. Es genügt bereits die Erwartung, daß der Konflikt zur Sprache kommt, um die Herzfrequenz zu beschleunigen. Auch bei Piloten schlägt das Herz in der Erwartungssituation, also kurz vor dem Start und kurz vor der Landung, schneller als während des Fluges. Bei Sportlern wurden ebenfalls bereits vor dem Start besonders hohe Pulsfrequenzen gemessen. Es genügt schon die Vorstellung und die Phantasie der Belastungssituation. Wir können uns also vorstellen, daß Gefühle, die vorhanden sind, aber nicht wahrgenommen werden, den Herzschlag verändern. Das Gefühl zeigt sich auf einer körperlichen Ebene, wenn der innere Takt gestört ist. So wird der Mensch, der normalerweise die Arbeit seines Herzens nicht wahrnimmt, gezwungen, auf sein Herz zu hören. Verdrängte Angst beispielsweise kann so zum Herzrasen führen, bis »das Herz zum Halse schlägt«, das macht wiederum Angst, die jetzt aber plötzlich verständlich ist, denn bei Herzkrankheiten ist es natürlich, daß Angst auftritt. Diese Angst ist also *erlaubt*. Es ist der Umweg über den Körper, der das Gefühl deutlich macht – aber der Grund für das Gefühl ist schwer aufspürbar.

Die Regulation der Herz-Kreislauffunktionen ist kompliziert und erfolgt auf verschiedenen Funktionsebenen. Dabei beeinflussen sich die verschiedenen biologischen Abläufe und wirken aufeinander ein. Hier spielt das dem Herzen eigene Herzleitungssystem, eine Art eigenes Nervensystem, eine besondere Rolle es regelt damit teilweise seine Funktion selbst. Weiterhin ist die Steuerung durch das vegetative Nervensystem wichtig, aber auch neurohormonale Faktoren, die eine Angleichung der Herzleistung an die jeweiligen Bedürfnisse des Organismus bewirken. Schließlich läuft die Steuerung auch über bestimmte Funktionen des Gehirns, das die Funktionsebenen aktivieren kann. Hier wirken sich Gefühle und bewußte Vorstellungen auswirken.

Herzsymptome scheinen immer unmittelbar lebensbedrohlich zu sein. Sie machen in jedem Falle Angst. Die Beschwerden reichen von leichten bis starken Herzschmerzen über Herzziehen, Herzstechen und Herzdruck bis zu allgemeinen, in der Herzgegend lokalisierten Brustschmerzen. Zusätzlich werden häufig Herzrasen, Herzjagen, Herzstolpern beschrieben, die ebenfalls entsprechend der großen Angst oft sehr dramatisch geschildert werden.

Herzbeschwerden

		seelisch
Mißempfindung und Schmerz	= dysästhetische	
Störungen des Herzrhythmus	= dysrhythmische	
Störungen der Herzleistung	= dysdynamische	
		körperlich

Die dysästhetischen Herzbeschwerden sind eher psychosomatisch, die dysrhythmischen können sowohl organisch als auch psychosomatisch bedingt sein, die dysdynamischen Störungen beruhen in der Regel auf körperlichen Ursachen. Alle diese Formen können einander überlagern oder nebeneinander auftreten.

Häufig wird kein organischer Fehler am Herzen gefunden. Dann wird das Krankheitsbild als »Herzneurose« bezeichnet. Darunter versteht man alle auf das Herz bezogenen Beschwerden ohne körperliche Grunderkrankung. Die Betroffenen fallen meist dadurch auf, daß die herzinfarktähnlich beschriebenen dramatischen Beschwerden und die panikartige Angst keinem organischen Befund entsprechen. Die Angst vor dem Herztod kann so groß sein, daß die Betroffenen bereit sind, ihr ganzes Leben daraufhin umzugestalten und sich völlig auf die vermeintliche körperliche Krankheit einzustellen. Vom Herzinfarkt Betroffene tun dies gerade nicht, sie untertreiben ihre Beschwerden und es ist schwer, sie davon zu überzeugen, daß sie ihren Lebensstil ändern müssen. Von der Herzneurose Betroffene hingegen sind schwer davon zu überzeugen, daß sie organisch gesund sind. Immer wieder werden organische Untersuchungen, EKG-Kontrollen und eine weitergehende Diagnostik verlangt. Das verrät eine erhebliche Unsicherheit gegenüber der Funktionsfähigkeit des eigenen Körpers, bezogen auf die Funktion von Herz und Kreislauf. Eine organmedizinische Behandlung ist hier eine Sackgasse, denn es geht nicht um das Herz als Organ, sondern um die Angst vor allem, was vom Symbol »Herz« verkörpert wird. Es geht also um Gefühlskonflikte.

Vor dem erstmaligen Auftreten von beängstigenden Herzsymptomen steht sehr oft der Verlust, häufig der Herztod von Familienangehörigen, Bekannten oder auch von prominenten Persönlichkeiten. Dadurch können ohnehin vorhandene Probleme und Ängste, insbesondere vor Verlusten, plötzlich aktualisiert werden. Dahinter stehen auffallend oft Trennungs- oder Ablösungsschwierigkeiten, die den ebenfalls vorhandenen Sicherheits- und Anlehnungswünschen widersprechen. Bei den Betroffenen konnte eine Entwicklung hin zur Selbständigkeit, zur Autonomie, oft nicht oder nur unvollständig geleistet werden. In der Vorgeschichte ist oft eine zu enge Bindung an die erste Bezugsperson, also an die Mutter, auffällig, andererseits, in scheinbarem Widerspruch, das Fehlen einer tragfähigen ersten Bindung.

Die erste Beziehung bot meist zu viel Schutz und die völlige Abhängigkeit von der Mutter, mit dem Gefühl, auf sie angewiesen zu sein. Selbständigkeit kann erst geleistet werden, wenn es Spielräume zur Eigenentwicklung gibt, die Möglichkeit, Eigenständigkeit auszuprobieren und dadurch »Selbstvertrauen« zu entwickeln. Die Angst vor dem Verlust der Mutter und die Unauflösbarkeit der Bindung an sie ist unvereinbar mit dem Wunsch nach Selbständigkeit. Die enge, symbiotische Bindung ist bedroht durch die Ablösungswünsche und die Autonomie ist nicht erreichbar – beides macht unsicher, erzeugt aber auch Ärger gegen eine festhaltende Mutter. Dieser Ärger könnte aber zum Verlust der Mutter führen, so daß das Aufgeben der Autonomiewünsche weniger bedrohlich erscheint. Das geht jedoch nicht auf Dauer – und so fängt dieser konfliktbeladene Kreislauf immer wieder von neuem an.

Hier wird wieder einmal die Schädlichkeit der unnatürlichen Kleinfamilie deutlich. Das unentrinnbar quälende Angewiesensein des abhängigen Kindes auf einen einzigen Menschen führt rasch zu einer Unfähigkeit zur Ablösung und zur fehlenden Autonomieentwicklung. Denn wenn Mutterschaft als die einzige Lebensberechtigung der Frau dargestellt wird, dann wird diese, wenn eigene Selbstwertprobleme bestehen, das Kind als Lebensberechtigung an sich binden. Das Kind erlangt keine Lebensberechtigung als eigenständiges Wesen. Das Herz ist das autonomste Organ unseres Körpers, es ist nicht leicht direkt beeinflußbar. So ist es kein Wunder, daß sich fehlende Autonomie der Entwicklung auch in einer Störung der Autonomie des Herzens zeigt.

Ein Kind, dem die erste Bezugsperson fehlt, weil sie z.B. nicht vorhanden ist oder keine Zeit hat, kann auch keine eigene Sicherheit und Stabilität entwickeln. Ein solches Kind hat sich ebenfalls nie als eigenständigen Wert erfahren, die Selbstwahrnehmung ist gestört.

In beiden Fällen besteht eine Unsicherheit gegenüber der Wahrnehmung von Körpergefühlen und der Deutung dieser Gefühle.

Die Unsicherheit zeigt sich in verschiedenen Situationen. Oft wird der Lebensraum durch die Vermeidung auslösender Gelegenheiten eingeengt, die Betroffenen geraten in eine Isolation. Die oft erhebliche Schonungstendenz und die Vermeidung jeglicher Belastung kann zu einem Trainingsmangel führen, der seinerseits wieder Unsicherheit bewirkt. Auch das auffallende Kontrollbedürfnis – Kontrolle soll ja immer Sicherheit geben – zeigt sich in der pünktlichen und gewissenhaften Medikamenteneinnahme beispielsweise, aber auch in dem sehr häufigen Wunsch nach Wiederholung von Untersuchungen, die keinen organischen Befund ergeben haben. Dabei kann der behandelnde Arzt oder die Ärztin als schützende Bezugsperson gesehen werden, in deren Gegenwart die gefürchteten Herzsymptome nicht auftreten.

Testdiagnostisch lassen sich die herzneurotischen Patientinnen und Patienten in einen Typ A und einen Typ B unterteilen. Dieser Unterteilung entspricht eine unterschiedliche Krankheitsverarbeitung. Typ A ist anlehnungsbedürftig, sucht ständig Hilfe, ist angstgepeinigt, befürchtet ständig, an Herzversagen zu sterben. Die dahinter stehende Ambivalenz zwischen Trennungswünschen und Trennungsängsten bzw. Autonomiebedürfnissen wird eher deutlich. Patientinnen und Patienten des Typs B zeigen ähnliche Grundprobleme der Trennungsambivalenz, sie neigen aber stärker dazu, dies abzuwehren, so daß der Konflikt nicht mehr deutlich zu erkennen ist. Dadurch ist der psychotherapeutische Zugang erschwert.

Sehen wir uns einmal einen Patienten vom Typ A an:

Herr K., 32 Jahre alt, wurde mit dem Verdacht eines Herzinfarktes bereits mehrmals mit dem Notarztwagen ins Krankenhaus gebracht. Eine ausgiebige und wiederholte Untersuchung des Herzens ergab keinen krankhaften Befund.

Der erste Herzanfall trat während der Rückfahrt von einem schönen Urlaub mit seiner Freundin auf. Beide hatten den Urlaub sehr genossen und auch von einer möglichen baldigen Heirat und eigenen Kindern gesprochen. Das Ganze war also erst einmal unverständlich. Herrn K. ging es eigentlich zum jetzigen Zeitpunkt sehr gut. Seine beiden Brüder, acht und zehn Jahre jünger als er, hatten beide einen Beruf und waren jetzt selbständig. Herr K. hatte seiner Mutter versprochen, dafür zu sorgen, daß aus ihnen etwas würde. Er war 14 Jahre alt, als sie starb. Sein Versprechen nahm er immer sehr ernst. Er beaufsichtigte während der gesamten Schulzeit die Hausaufgaben der Brüder, kümmerte sich später um Lehrstellen, er sorgte dafür, daß beide in den Sommerferien an schönen Freizeiten teilnehmen konnten und ähnliches. Er war also weiterhin an seine Mutter gebunden, indem er sich genau wie sie verhielt. Er ließ seinen Brüdern mütterliche Fürsorge zukommen. Andererseits mußte er sowohl zeitlich als auch finanziell auf vieles verzichten, nämlich im wesentlichen auf eine eigene Lebensgestaltung. Einerseits wünschte er unbewußt, sich aus der Verpflichtung gegenüber der Mutter und damit auch von ihrer phantasierten Liebe zu lösen, also autonom zu werden, andererseits hatte er Angst- und Schuldgefühle, und damit vermied er eine mögliche innere Distanzierung. Aber eigentlich wollte er selbst leben. Und dann kam die Erkrankung, zu einem Zeitpunkt, als er dies endlich hätte realisieren können. Er war zu diesem Zeitpunkt nicht in der Lage, neue Verantwortung zu übernehmen, der Gedanke an Heirat und eigene Kinder bedeutete Einschränkung, Einengung und damit große Angst vor erneuter Abhängigkeit. Die neue Bindung war wie eine Wiederholung der Bindung an die Mutter, die nur Verpflichtungen einschloß. Eigentlich liebte er seine Freundin. So lange die Beziehung von beiden frei gestaltet wurde, war sie problemlos. Mit der Übernahme von Verpflichtungen wurden die alten Autonomiewünsche und Trennungsängste wieder mobilisiert. Bindung wurde von ihm immer nach dem alten Muster erlebt: Einengung, Verantwortung, Selbstaufgabe, Konflikt zwischen Geborgenheits- und Freiheitswünschen. Er lernte es, seine Herzschmerzen als Zeichen seiner Angst vor Abhängigkeit, wie sie ihm die Mutter auferlegt hatte, zu verstehen. Mit der Wahrnehmung der heutigen Wirklichkeit, nämlich daß sie nicht der alten Abhängigkeit entsprach und mit dem Akzeptieren einer völlig anderen, selbstgewählten Verantwortung verschwanden im Verlauf der Behandlung die Herzbeschwerden.

Die Herzneurose ist also eine Erkrankung, hinter der im wesentlichen Angst steht. Sie kann in ganz verschiedenen Formen auftreten, je nachdem steht im Vordergrund die psychotherapeutische Behandlung, falls sie möglich ist oder die Behandlung mit beruhigenden oder den Herzschlag regulierenden Medikamenten. Medikamente heilen hier nicht, sie behandeln lediglich die Symptome, die sofort wieder auftreten, wenn das Medikament abgesetzt wird.

Zu Beginn einer Psychotherapie müssen die Betroffenen zuerst einmal darüber informiert werden, daß sie herzorganisch gesund sind. Allerdings sollten die Beschwerden nicht bagatellisiert oder abgewertet werden. Die Herzneurose ist eine sehr quälende Krankheit, die von allen Aktivitäten und damit vom Leben ausschließen und isolieren kann. Der betroffene Mensch ist nicht gesund. Die Beschwerden sind jedoch funktioneller Natur.

Wichtig ist auch, daß die Betroffenen wissen müssen, daß sie sich belasten sollen und können und damit aus ihrer körperlichen

Schonhaltung herauskommen. Jede Art von sportlicher Betätigung ist anzuraten und zu fördern.

Am entscheidendsten ist aber die Bearbeitung der zugrunde liegenden Konflikte und Ängste. In der Bewußtmachung und Bearbeitung liegt, wie bei jeder psychosomatischen Erkrankung, auch hier die Möglichkeit zur Heilung.

Literatur

Bräutigam, W./P. Christian: Psychosomatische Medizin. Georg Thieme, Stuttgart 1975

Dethlefsen, T./R. Dahlke: Krankheit als Weg. C. Bertelsmann, München 1983

Hahn, P.: Herz-Kreislauf Erkrankungen. In: Psychosomatik. Beltz, Weinheim 1983

Schonecke, O.W. u.a.: Das funktionelle Kardiovaskuläre Syndrom. In: v. Uexküll, T. (Hrsg.): Psychosomatische Medizin. Urban & Schwarzenberg, München 1986

Störungen der Atmung

Der Atem hat die Phantasie der Menschen schon früh beschäftigt. In einigen alten Sprachen ist das Wort für Atem und Geist gleich. Im Griechischen heißt beispielsweise Psyche sowohl Hauch als auch Seele. Übrigens galt der Hauptatemmuskel, das Zwerchfell, bei den Griechen auch als der Sitz der Seele. In der lateinischen Sprache heißt Spiritus Geist, das Tätigkeitswort atmen heißt spirare – beides kennen wir aus dem Wort Inspiration.

Neben dem Herzschlag ist die Atmung der andere regelmäßige Eigenrhythmus des Körpers. Er ist dadurch ausgezeichnet, daß er zwar unwillkürlich gesteuert wird, jedoch ebenso auch willkürlich verändert werden kann. Die Veränderungen der Atmung erfolgen zum einen bei körperlichen Anforderungen, die die Atmung beschleunigen, zum anderen durch Gefühle wie Angst, Freude oder Erregung und kann so Ausdruck einer besonderen Stimmungslage sein. Der Atem ermöglicht ganz spezifisch menschliche Ausdrucksformen – Sprechen, Singen und Pfeifen, Lachen oder Weinen sind ohne Atem nicht möglich.

Die Atmung selbst besteht aus zwei Aktionen, nämlich dem Einatmen und dem Ausatmen. Durch ihren ständigen Wechsel bilden beide einen regelmäßigen Rhythmus. Dabei setzt das Ausatmen ein vorheriges Einatmen voraus, während das Einatmen nur nach vorheriger Ausatmung möglich ist. Beide Aktionen bedingen einander, sie hängen voneinander ab und sind nur zusammen als Atemtätigkeit zu sehen. Goethe sagt in einem bekannten Gedicht:

> Im Atemholen sind zweierlei Gnaden:
> Die Luft einziehen, sich ihrer entladen.
> Jenes bedrängt, dieses erfrischt,
> So wunderbar ist das Leben gemischt.

Die eigentliche Funktion der Atmung ist die Sauerstoffzufuhr mit der Einatmung und die Abgabe von Kohlensäure als Stoffwechselendprodukt mit der Ausatemluft. Der Kontakt zwischen Außenluft und Körperinnerem findet in den Lungenbläschen statt. Unsere Lunge besitzt eine innere Oberfläche von etwa 70 m^2, dagegen ist unsere Hautoberfläche mit 1,5 bis 2 m^2 relativ klein. Die Außenluft, die ein Gemisch von verschiedenen Gasen und gasförmigen Stoffen ist, wird durch die Bronchien zu den Lungenbläschen gebracht. In ihnen wird der Sauerstoff aus der Luft entnommen und mit dem Blut allen Organen zugeführt. Ohne Sauerstoffzufuhr sind wir nicht lebensfähig.

Störungen der Atmung verändern also immer die Aufnahme von Sauerstoff und die Abgabe von Kohlensäure, sie greifen also direkt in lebenswichtige Körperfunktionen ein. Unser körperliches wie seelisches Wohlbefinden ist ganz erheblich von der Versorgung mit Luft abhängig. Zudem bedeutet die Atmung auch, daß wir Substanzen von außen ins Körperinnere aufnehmen und Substanzen aus dem Körperinneren nach außen hin abgeben. Wir atmen die gleiche Luft, die Pflanzen und Tiere, aber vielleicht auch sehr geliebte oder ungeliebte Menschen geatmet haben. Diese wiederum atmen unsere Luft. So verbindet die Atemluft alles Lebendige, sie sorgt, daß wir in Verbindung bleiben und bewahrt uns davor, uns ganz abzuschließen, ob wir das wollen oder nicht. Atem hat also auch etwas mit Kontakt und Beziehungen im allgemeinsten Sinne zu tun. Darauf weist auch eine Reihe von Redensarten hin. Wenn wir jemanden nicht riechen können, wenn er uns nicht die Luft zum Atmen läßt, dann ist dicke Luft. Die Stimmung kann zum Ersticken sein. Manches kann uns den Atem verschlagen, dann müssen wir uns ordentlich Luft machen. Das kann eine schlechte Atmosphäre geben. Manches ist auch atemberaubend. Wir sind froh, wenn wir wieder aufatmen können. Die distanzierende oder aggressive Ausdrucksfunktion der Atmung ist in Redensarten angesprochen wie etwa, jemandem etwas husten oder jemanden anpfeifen.

Unsere erste selbständige Tätigkeit nach der Geburt ist die Übernahme der eigenen Atmung, die eigene Versorgung mit Sauerstoff, unabhängig von der Mutter, die vor der Geburt auch diese Funktion mit übernommen hatte. Hier vollzieht das Kind mit der Atmung gleichzeitig die erste Distanzierung von der Mutter und damit liegt hier das Ende der Abhängigkeit von der Versorgung durch die Mutter mit Sauerstoff. Der erste Atemzug beendet die körperliche Einheit von Mutter und Kind. Mit ihm beginnt sein Eigenleben als getrenntes Individuum. Zudem ermöglicht die Atmung dem Kind die erste selbständige Äußerung, nämlich das Schreien. Schreien und später Sprechen sind für unseren Kontakt und für die Verständigung unentbehrlich – Atem, Verbindung und Kontakt sind auf vielerlei Weise eng verknüpft.

Wird eine einerseits lebenswichtige und andererseits bedeutungsbeladene und symbolträchtige Tätigkeit gestört, dann muß dies sowohl tiefgreifende Gründe haben als auch über eindrucksvolle Symptome geschehen.

Störungen einer Funktion bedeuten dabei meistens ein Zuviel oder ein Zuwenig an Luftzufuhr.

Hyperventilationssyndrom

Sehen wir uns zuerst einmal diejenige Störung an, bei der mehr Luft aufgenommen wird, als gebraucht wird, das *Hyperventilationssyndrom*. Hier ist die Atmung beschleunigt und vertieft, weit über das notwendige Maß hinaus. Das heißt also auch, daß zu viel Kohlensäure aus dem Körper heraus abgeatmet wird. So entsteht ein typisches psychosomatisches Krankheitsbild, das mit der Herzneurose eine gewisse Ähnlichkeit hat und von diesem Krankheitsbild deutlich abgegrenzt werden muß. Beiden gemeinsam sind Herzklopfen, Herzschmerz, Beschleunigung des Herzschlags und Angstgefühle, aber auch der häufig dramatisch wirkende äußere Ablauf. Bei der Hyperventilationstetanie oder dem Hyperventilationssyndrom kommen dazu Atemnot, Lufthunger, Engegefühl in der Brust und, dadurch ausgelöst und äußerlich sichtbar, ein ausgesprochen rasches und tiefes Ein- und Ausatmen. In der Folge treten dann Kribbeln an Armen, Beinen und dem Gesicht auf, Zittern, Benommenheit, Kopfschmerzen, häufig Frieren mit kalten Füßen und Händen, auch Übelkeit bis hin zum möglichen Erbrechen. Die Betroffenen fühlen sich müde und schlapp, sie klagen über Angstgefühle, Unruhe, starke Gespanntheit und eine depressive Stimmungslage bis hin zu Selbstmordgedanken. Weiterhin werden auch Konzentrationsstörungen, Erinnerungsstörungen und Vergeßlichkeit angegeben.

Wenn wir versuchen wollen, den Sinn dieses Symptoms zu verstehen, dann müssen wir uns überlegen, wann wir mehr und tiefer atmen, also zu welcher Situation eine so vertiefte und verstärkte Atmung gehört. Das geschieht immer dann, wenn wir bedroht sind. Bei Angst, Schreck oder Wut ist die Atmung normalerweise vertieft und schneller. Und das ist durchaus sinnvoll. Stellen wir uns einmal vor, ein Steinzeitmensch sitze in seiner Höhle und es erscheint plötzlich ein Bär. Durch die vertiefte Atmung und die gleichzeitig auftretende Beschleunigung des Herzschlags – wie wir sie auch beim Hyperventilationssyndrom finden – wird dieser Mensch nun in die Lage versetzt, entweder sofort zu fliehen oder aber seinerseits den Bären anzugreifen. Dahinter stehen Gefühle von Angst – wenn sie überwiegen, wird er fliehen – oder von Wut – wenn diese überwiegen, wird er angreifen. Diese Gefühle versetzen uns also körperlich in die Lage, die gegebene und bedrohliche Situation durch Flucht oder Angriff zu beenden.

So reagieren wir aber meistens heutzutage nicht mehr. Die Handlung bleibt aus, obwohl unser Körper genauso reagiert, als ob uns rasches Handeln helfen könnte. Wir sind auf körperliche Maximalbelastung eingestellt – für uns hat die schnelle Atmung und die Beschleunigung des Herzschlags jedoch ihren Sinn verloren. Wir unterdrücken aber nicht nur das Handeln, sondern meist sogar die Gefühle von Angst und Wut, die zum Handeln führen könnten.

Bei Menschen mit solchen Atemstörungen wird dies besonders deutlich. Sie fallen häufig dadurch auf, daß sie übergefügig sind und selten aggressive Durchbrüche haben, die sich dann in selbstzerstörender Form, wie beispielsweise in Selbstmordgedanken zeigen. Andererseits sind sie häufig extrem leistungsbereit, voller Pflichterfüllung und Ehrgeiz. Irgendwo muß die Handlungsbereitschaft ja bleiben. Im Kontakt sind sie oft ängstlich um Anlehnung und Abhängigkeit bemüht und unterdrücken infolgedessen alle störenden Gefühle – das sind besonders Wut und Angst – um die beschützenden, aber auch gleichzeitig unbewußt meist abgelehnten Bezugspersonen nicht zu verlieren.

Die erste Bezugsperson in unserem Leben ist die Mutter, auf die wir, insbesondere in unserer Kultur, völlig angewiesen sind. Eine so frühe Störung wie die Störung der Atmung, die etwas mit Kontakt und Abgrenzung zu tun hat, muß auch etwas mit unserer frühesten Beziehung zu tun haben. Hierzu ein Beispiel:

Eine 38jährige Frau litt unter sehr starker Hyperventilationstetanie mit enormen Ängsten und Selbstmordgedanken. Sie war ein uneheliches Kind, die Mutter starb bei der Entbindung. Bis zu ihrem 6. Lebensjahr wuchs sie bei der Großmutter auf, zu der eine enge Beziehung bestand. Seit deren Tod war der einzige Verwandte ein Onkel, dessen Ehefrau aber eine Aufnahme des Kindes in die Familie verbot. So kam sie ins Waisenhaus.

Sie äußerte immer wieder eine ganz starke Sehnsucht nach eigenen Eltern, andererseits aber auch eine maßlose Wut, die ihr durchaus bewußt war. Sie war der Meinung, daß Eltern verantwortungsbewußter handeln müßten, wenn sie Kinder bekommen. Da die Mutter schwer tuberkulosekrank war, hätte sie doch wissen müssen, daß die Schwangerschaft gefährlich ist – der Vater hatte sich sowieso davongemacht. Das Grab der Mutter ließ sie zum frühestmöglichen Zeitpunkt mit Genugtuung einebnen. Mit 17 Jahren bekam sie selbst eine uneheliche Tochter, ihr Freund starb vor der Geburt des Kindes. Sie wiederholte damit das Schicksal ihrer Mutter. Zehn Jahre später ging aus einer »Vernunftehe« noch ein Sohn hervor. Die Tochter der Patientin verunglückte mit 16 Jahren tödlich durch eine Lawine auf einer Klassenfahrt. Danach begann die Krankheit der Frau. Bei ihr war ganz deutlich eine starke Ambivalenz zwischen dem Wunsch nach Selbständigkeit und der Angst vor Verlassenheit zu spüren. So konnte sie auch den Verlust der Tochter nicht richtig betrauern, denn auch zu ihr bestand eine unbewußt ambivalente Beziehung. Sie war einerseits unerwünscht gewesen, andererseits »der einzige Mensch, der mir wirklich gehört hat«.

Die Patientin fühlte sich an ihrem Tod schuldig, weil sie die Fahrt erlaubt hatte, um wenigstens einmal etwas Ruhe zu haben. Im Vordergrund stand also bei ihr das Gefühl der Verlassenheit mit der Wut auf alle, die dafür verantwortlich waren. Jeder Wunsch nach Selbständigkeit, wie etwa das Ruhe-haben-Wollen während der Klassenfahrt der Tochter, wurde als schuldhaft erlebt. Auch am Tod der Mutter bei der Entbindung gab sie sich indirekt die Schuld, denn sie wäre nicht gestorben, wenn sie selbst nicht geboren worden wäre. Mit der Übernahme der eigenen Atmungsfunktion war die Mutter an ihrer Tuberkulose, also an der Zerstörung der Lunge, gestorben – vielleicht beschleunigt durch Schwangerschaft und Geburt. Sie fühlte sich auch schuldig am Tod der Tochter, die sie auf den Klassenausflug geschickt hatte, bei dem sie durch eine Lawine erstickt wurde. Oder – natürlich ganz irreal – mit anderen Worten: sie hatte mit der Trennung durch die Geburt die Mutter »verlassen« und war daraufhin von dieser »verlassen« worden. Sie hatte mit dem Wunsch nach Ruhe die Tochter »fortgeschickt« und sich von ihr getrennt und war daraufhin von ihr »verlassen« worden. Dahinter stand die Ablehnung des ungewünschten Kindes, dem sie »die Luft zum Atmen« nicht gegönnt hatte – eine Parallele zur Mutter. Alle diese Dinge spielten sich natürlich in mehr oder weniger unbewußten Bereichen ab. Die Folge jedenfalls war das Hyperventilationssyndrom, wobei die Patientin selbst meinte, sie habe das Gefühl, sie atme für ihre Tochter mit.

Während der Therapie traten die Hyperventilationsanfälle immer in Situationen unterdrückter Aggressivität auf. Als sie nach und nach mit etwas besserem Selbstwertgefühl lernte, sich selbst das Recht zu leben zuzugestehen und damit auch ein Anrecht auf Aggressionen, war es immer noch ein enormes Problem, die Aggressionen so zu dosieren, daß sie nicht überwältigend stark wurden und deshalb »verboten« bleiben mußten. Damit hörte aber die Hyperventilationstetanie völlig auf.

Das Hyperventilationssyndrom ist nicht lebensgefährlich, es löst aber immer sehr viel Angst aus, die bis hin zur Todesangst geht. Subjektiv sind die Betroffenen damit schwer belastet. Wir müssen uns aber deutlich machen, daß die dahinter verborgenen Gefühle noch viel belastender sein müssen als die Erkrankung, sonst wäre nicht – unbewußt – dieser Weg gewählt worden.

Die *Asthmaerkrankung* hingegen kann lebensgefährlich werden. Hier treten Anfälle von Atemnot auf, also im Effekt ein Zuwenig an Luft. Besonders die Ausatmung ist erschwert, denn die Luft kann nicht abgegeben werden, weil die Bronchien, die zuführenden Luftwege, ganz eng gestellt sind und durch Schleim und Anschwellung auch im Anfall noch weiter verengt werden. Asthmaanfälle sind ebenfalls immer von Todesangst begleitet, die Betroffenen bekommen zu wenig Luft und damit zu wenig Sauerstoff, weil durch die behinderte Ausatmung keine ausreichende Einatmung mehr möglich ist. So sind sie ganz real gefährdet.

Beim *Auftreten* von Asthma spielen viele Faktoren eine Rolle. Das können Infektionen und Allergien sein, Medikamente oder körperliche Anstrengungen, aber auch schleimhautreizende Substanzen in der Luft. Vererbung und Veranlagung werden ebenso diskutiert. Aber alle diese körperlichen Ursachen genügen in der Regel nicht, um einen Asthmaanfall herbeizuführen. Es ist bekannt, daß zusätzlich starke Gefühle oder seelische Einflüsse, Streß oder Belastungen vorliegen müssen, um Asthmaanfälle auszulösen. In der Regel spielen also körperliche und seelische Faktoren eine Rolle. Dabei ist das Atemwegsystem bei den Betroffenen besonders labil, schon die Vorstellung einer Belastung kann zu einer Veränderung der Atmung führen. Sie fühlen sich übrigens zwischen den Anfällen völlig gesund, wenn nicht bereits Spätschäden aufgetreten sind.

Auch bei Asthmakranken geht es wieder um Konflikte, die mit Abgrenzung und Kontakt zu tun haben. Dies wird an einem Beispiel deutlich.

Eine 41jährige Frau litt unter schwerem Asthma bronchiale, der erste Asthmaanfall trat im zehnten Lebensjahr auf. Seit 1979 nahmen die Anfälle an Dauer und Schwere zu. Beim ersten Gespräch konnte weder ein Auslöser für den ersten Anfall noch für die deutliche Verschlechterung seit 1979 gefunden werden. Auch die genaueste Befragung führte hier nicht weiter.

Bis zu ihrem achten Lebensjahr lebte sie in einer sehr engen Beziehung mit ihrer Mutter. Die Ehe der Eltern war kurz nach ihrer Geburt geschieden worden. Sie war für ihre Mutter die einzige Ansprechpartnerin, engste Freundin und Vertraute, diese erzählte ihr jeden Kummer und ließ sich von der Tochter trösten, das schilderte die Patientin als sehr schön. Sie hatte auch sehr viel Rücksicht auf die Mutter nehmen müssen. Damit war sie als kleines Kind völlig überfordert. Die Mutter heiratete im achten Lebensjahr ihrer Tochter wieder. Eine Halbschwester wurde geboren, als sie zehn Jahre alt war. Dieses Ereignis stellte sie als sehr freudig ersehnt und erwartet dar. Sie durfte das Baby oft wickeln und sei damals sehr glücklich gewesen. Nur die Asthmaanfälle, die seitdem auftraten, scheinen dieses Idyll gestört zu haben.

Die Frau heiratete dann mit 22 Jahren. Ihre Ehe schilderte sie bis heute als genau so schön, glücklich und erfüllt wie ihre Ursprungsfamilie. Belastende Erinnerungen habe sie keine, nur eben dieses Asthma. Sie sagte: »Wir wären so zufrieden gewesen, wenn das Asthma nicht wäre.«

Im Verlauf der Therapie kam es dann nach einem sehr schweren und bedrohlichen Asthmaanfall unter starken Gefühlen zum Auftauchen bisher verdrängter Erinnerungen. Während der Geburt der Halbschwester war sie 15 Stunden in einem dunklen Raum eingesperrt, um bei der Hausgeburt nicht zu stören. Seit diesem Erlebnis hat sie bis heute Angst vor Dunkelheit und geschlossenen Räumen. Durch den ersten Asthmaanfall, der wohl durch die geschlossene Tür hindurch hörbar gewesen sein muß, wurde sie aus der Einengung erlöst. Plötzlich sorgten sich alle um sie, die sich vorher ausschließlich um die Mutter und die eben geborene Halbschwester bemüht hatten. Die starke Verschlechterung begann fast genau ein Jahr nach dem gelungenen Selbstmord der Mutter. Den Tod der Mutter hatte die Frau allerdings beim ersten Gespräch um vier Jahre vorverlegt, auf 1974 statt 1978, so daß der Zusammenhang anfangs nicht deutlich werden konnte, ein Beispiel dafür, wie belastende Ereignisse verdrängt werden. Sie selbst hatte die Veränderung der Jahresdaten überhaupt nicht bemerkt. Im übrigen gab sie jetzt an, daß sie damals erhebliche Ausbruchswünsche aus der Familie hatte, die auch in ihrer Ehe zeitweise wieder auftraten. Als Kind war sie mehrmals weggelaufen. Dahinter stand der Wunsch nach Distanzierung und nach Unabhängigkeit, nach dem Freisein aus der unerträglichen Einengung durch die Überforderung von seiten der Mutter. Gleichzeitig hatte sie enorme Angst, dann verlassen und damit ausgeliefert zu sein. Denn ein Kind ist ja ganz real in Gefahr, wenn niemand für seine Lebensbedürfnisse sorgt. Der Tod der Mutter, das reale Verlassenwerden, war von ihr lange als sehr schuldhaft erlebt worden. Sie selbst hatte die Mutter ja zuerst verlassen, war »weggelaufen«, indem sie geheiratet hatte. Sie machte sich Gedanken, inwieweit sie an den Ursachen des Selbstmords beteiligt war. Andererseits hatte die Mutter sich der Halbschwester sehr viel mehr zugewendet. Das hatte die Frau damals schon als eine gewisse Erleichterung registriert, jedoch nie gewagt, es zuzugeben.

Beim Asthma geht es also sehr stark um die Abgrenzung aus einengenden Lebensverhältnissen und von vereinnahmenden Personen. Gleichzeitig besteht Angst bis hin zur Todesangst, durch Abgrenzung ausgeliefert und verlassen zu sein. Wir sehen, daß hier eine sehr starke Ambivalenz besteht, denn wenn Nähe Einengung heißt und wenn Abgrenzung Verlassenheit bis hin zur Lebensunfähigkeit heißt, dann geht es um einen starken Konflikt zwischen Unabhängigkeits- und Versorgungswünschen. Beides wird gewünscht, beides schließt einander aber im Erleben der Betroffenen aus.

Das zeigt sich auch in der Beziehung zwischen den Kranken und ihren Ärzten oder Ärztinnen im Anfall. Im Asthmaanfall besteht die völlige Hilflosigkeit, Auslieferung und Abhängigkeit, sogar die früheste Leistung des Selbstatmens ist erschwert. Der Asthmaanfall ist also genau die Situation, die eigentlich um jeden Preis vermieden werden soll. Damit besteht gleichzeitig eine enorme Angst vor der völligen Auslieferung. Abgrenzungsversuche sind jedoch infolge des Anfalls nicht möglich. Die dringende Hilfesuche und die gleichzeitige Angst, vereinnahmt zu werden, können die Betroffenen zu schwierigen Patientinnen und Patienten machen. Denn die Zeit zwischen dem Anfall wird dann häufig dazu benutzt, das Gegenteil der Abhängigkeit des Anfalls zu erreichen. Sie grenzen sich oft extrem ab und vermeiden damit auch notwendige Begegnungen in der psychosomatischen Behandlung.

Natürlich verändert auch eine so schwere Krankheit die betroffenen Menschen. Deshalb ist es oft sehr schwierig, herauszufinden, was hier Ursache und was Folge der Krankheit ist.

Literatur

Bräutigam, W./P. Christian: Psychosomatische Medizin. Georg Thieme, Stuttgart 1975

Dethlefsen, T./R. Dahlke: Krankheit als Weg. C. Bertelsmann, München 1983

Herrmann, J. M. u.a.: Das Hyperventilationssyndrom. In: v. Uexküll, T. (Hrsg.): Psychosomatische Medizin. Urban & Schwarzenberg, München 1986

Overbeck, G.: Asthma bronchiale – Eine familiendynamische Behandlung. In: Kind und Umwelt 60/11/1988

Schüffel, W. u.a.: Asthma bronchiale. In: v. Uexküll, T. (Hrsg.): Psychosomatische Medizin. Urban & Schwarzenberg, München 1986

Die geschlechtsspezifische Psychosomatik

Jede Betrachtung eines einzelnen Organs und dessen Funktionen bedeutet eine künstliche Trennung, denn es geht besonders in der Psychosomatik immer um den gesamten Menschen. Andererseits ist es aber gerade deshalb wichtig, getrennte Organe oder Organsysteme einzeln zu betrachten, um spezifische Einzelheiten zu erfassen und sie Gesamtzusammenhängen zuzuordnen. Zwar ist das Ganze mehr als die Summe der Einzelheiten, aber Einzelteile sind notwendig, um das Ganze zu gestalten.

Diese Schwierigkeiten zeigen sich ganz besonders in der psychosomatischen Betrachtung der geschlechtsspezifischen Organe. Hier sind nicht nur, wie überall in der Psychosomatik, die Zusammenhänge zum Gesamtorganismus und zum ganzen Menschen herzustellen, sondern hier geht es auch um Zusammenhänge zwischen Menschen als Geschlechtswesen. Die Sexualität von Frau und Mann ist ja nichts Gegensätzliches oder Komplementäres. Sie wird aber durch Rollenzuweisung und Klischees so verstanden. Geschlechtsspezifisches Verständnis muß von eigenständiger Sexualität ausgehen. Geschlechtsorgane sind genauso eigenständige Organe wie etwa Herz oder Darm oder andere Organe. Sie haben jedoch in besonderem Maße eine Bedeutung für das Individuum als Organe, die zu ihm gehören und mit seiner Lebensgeschichte verbunden sind und zwar schon vor der vollen Entwicklung ihrer Funktion. Gerade im Bereich der Sexualität spielen psychosoziale und kulturell bedingte Faktoren eine große und prägende Rolle für das Selbstverständnis des Menschen als Sexualwesen. Unsere Kultur ist nahezu völlig auf der Mann-Frau-Trennung aufgebaut. Das heißt nicht, daß hier eine künstliche Trennung eingeführt werden soll. Der übliche Ansatz, die Bedeutung der Sexualorgane ausschließlich in ihrer (heterosexuellen) Funktion zu sehen, ist jedoch eine Enteignung dieser Organe für das Selbstverständnis. Dies hat zur Folge, daß Störungen in der Interaktion, wie etwa Impotenz beim Manne, »das körperliche, seelische und soziale Selbstverständnis des Mannes, insbesondere des jungen Mannes, im Kern erschüttert« (Deutsches Ärzteblatt 84, Heft 8, 30-4-84). Das Selbstverständnis könnte nicht so »im Kern« erschüttert und Therapie einfacher sein, wenn es nicht so einseitig auf das Funktionieren hin ausgerichtet wäre.

Ich gehe hier vom Ansatz eigenständiger Existenz von unterschiedlichen Sexualwesen aus, deren sexuelle Funktionen, wie immer, von psychosozialen Einflüssen bestimmt werden. Das ist in diesem Bereich auch deshalb besonders schwierig, da die Machtverhältnisse und das unterschiedliche Selbstverständnis eine besondere Rolle spielen, die in anderen Bereichen weniger deutlich wird.

Psychosomatik des Mannes

Die Betrachtung der speziellen Psychosomatik des Mannes erstreckt sich auf diejenigen Organe, die nur dem Mann zu eigen sind, dazu gehört das eigentliche Geschlechtsorgan und seine Funktion sowie die Prostata.

Die historische Entwicklung spielt wie bei keinem anderen Organ für die menschliche Sexualität eine große Rolle, denn nicht nur unser Selbstverständnis basiert darauf, sondern unsere gesamte kulturelle Entwicklung. Die propagierte und realisierte Dominanz des Mannes beruht ausschließlich auf dem »Besitz« eines männlichen Geschlechtsorgans. Nur dadurch und durch die damit verbundenen hormonellen Besonderheiten, die ihrerseits Unterschiede des Körperbaus bewirken, unterscheidet sich der Mann von der Frau. Es ist daher kein Wunder, daß ein derart mit sekundären Funktionen, insbesondere mit Machtfunktionen, überfrachtetes Organ so leicht störbar ist und so deutlich das Selbstverständnis erschüttert. Dabei sind Störungen der sexuellen Funktionen an sich, rein körperlich gesehen, nicht von Krankheitswert, sie wirken weder lebensverkürzend noch auf irgendeine Weise bedrohlich. Die Störung im seelischen Bereich ist jedoch unverhältnismäßig groß. Das hängt einerseits mit den obengenannten Gründen zusammen, zum anderen jedoch auch mit dem Verlust an Lebensqualität, der immer dann auftritt, wenn eine Triebbefriedigung nicht möglich ist oder Triebverzicht durch eine Funktionsstörung erzwungen wird. Das heißt also, daß der Mann, wenn seine Sexualfunktionen gestört sind, auf zweierlei verzichten muß, und dies erklärt seinen großen Leidensdruck: nämlich einmal auf Triebbefriedigung im sexuellen Bereich und zum anderen auf Triebbefriedigung im Machtbereich, also auf die Bestätigung seiner, durch kulturelle Entwicklung bedingten Dominanz. Hier liegt eine ganz enorme Überforderung vor.

Das männliche Sexualorgan und seine Funktionen unterliegen damit in mehrfacher Hinsicht Gefahren. Es ist körperlich gefährdet, da es ungeschützt außerhalb der Körperhöhlen leicht verletzt werden kann. Dieser Gefahr war der Jäger der Steinzeit genauso ausgesetzt wie heute noch die Männer in Kulturen, die nackt zu gehen pflegen. So war ursprünglich der Lendenschurz weniger ein verbergendes, als vielmehr ein schützendes Kleidungsstück. Gefahr drohte aber auch bei Kämpfen. Wir können beispielsweise bei den Kämpfen von Affenmännchen beobachten, daß diese aggressiv nach den Geschlechtsteilen ihres Gegners greifen.

Die Einschränkungen liegen aber nicht nur im körperlichen Bereich durch die möglichen Gefahren, die männliche Sexualität wird, wie die weibliche ebenfalls, durch Ver- und Gebote eingeschränkt. Solche Einschränkungen gibt es in verschiedenen Bereichen, beispielsweise das Inzesttabu. Ähnlich alt sind die Regeln, die Sexualität mit Frauen während der Menstruation, der Schwangerschaft und während des Kindbetts verbieten. Frauen galten als »unrein« in dieser Zeit, der Mann durfte sie nicht berühren, um sich nicht selbst zu »verunreinigen«. Dahinter steht eine irrationale Angst vor den geheimnisvollen Vorgängen im weiblichen Körper und die daraus folgende Abwertung. Auch religiöse Regeln schafften Tabus.

Schließlich gab es auch soziale Gegebenheiten, die in das sexuelle Leben eingriffen. Besiegte hatten beispielsweise keine sexuellen Rechte mehr, in einigen Kulturen wurden sie sogar von den Siegern kastriert. Hier wurde die Sexualität ganz deutlich zum Machtfaktor pervertiert. In frühen männerbestimmten Gesellschaften galt dem Phallus, also dem erigierten Penis, Verehrung und

Anbetung. Götter wurden mit riesigen oder mit mehreren Phalli dargestellt. Solche Statuen kennen wir besonders aus Indien, aber auch aus Ägypten, dem frühen Griechenland und anderen Kulturen.

Frühdarstellungen des Mannes zeigen ihn meist nackt, da Nacktheit natürlich ist. Auch die olympischen Spiele der Griechen wurden nackt durchgeführt. Dann aber wurde mit der Entwicklung des Christentums Nacktheit als verwerflich, unsittlich und sündhaft dargestellt. Die Sexualität wurde durch moralische Normen bedroht. Die Angst vor der Sünde führte zur Angst vor der Sexualität, der Sexualtrieb wurde durch Ängste eingegrenzt und beeinflußt. Tabus, sexualbezogene Ängste, Verbote und Gebote griffen massiv in die Ausübung der Sexualität ein. Parallel dazu wurde das Ansehen des Mannes als dem Dominierenden und Kulturbestimmenden gefördert. Als Mann bezeichnet ihn aber ausschließlich der Besitz eines männlichen Sexualorgans, wodurch dieses gleichzeitig eine enorme Aufwertung erfuhr, die jedoch nichts mit der eigentlichen natürlichen Funktion zu tun hat. Die Grundlage für viele »Potenzstörungen« war geschaffen worden. Potenz heißt nämlich Macht (lat. potis = mächtig) – und daß es dabei tatsächlich um Macht geht, ergibt sich aus dem Vorangegangenen. Diese Zusammenhänge jedoch bleiben in der Regel unbewußt.

Der Begriff der Impotenz ist unscharf, denn er umfaßt Störungen verschiedener Phasen sexueller Aktivität. Impotenz ist eine Störung des sexuellen Empfindens und des Sexualverhaltens. Grundsätzlich unterscheidet man die Zeugungsunfähigkeit von der Unfähigkeit zum Geschlechtsverkehr. Die Zeugungsunfähigkeit hat beim Mann eher organische Ursachen, die in organischen Defekten oder in Störungen des Hormonhaushaltes liegen können, die wiederum seelisch beeinflußt sein können. Die Unfähigkeit zum Geschlechtsverkehr ist für den Mann meist offenkundiger und belastender. Auch hier gibt es verschiedene Arten der Störung, nämlich Erektionsstörungen, Ejakulationsstörungen mit vorzeitigem Ausstoß der Spermien und Befriedigungsunfähigkeit. Die Funktionsstörungen können sich in den verschiedenen Phasen des sexuellen Kontaktes bemerkbar machen, von der Phase der Annäherung bis hin zur Phase der sexuellen Entspannung und des Nachklingens.

Organische Ursachen sollten selbstverständlich, wie bei allen psychosomatischen Störungen, abgeklärt und entsprechend behandelt werden. Die Ursachen für Impotenz sind, wie immer, auf verschiedene Faktoren zurückzuführen. Organische und seelische Ursachen schließen einander nicht aus. Sie gehen häufig nebeneinander her. Die wichtigste seelische Ursache ist die Angst, die Angst vor dem Geschlechtsverkehr selbst, Berührungsängste, Angst vor Hingabe und Machtverlust, hypochondrische Ängste und Ängste vor Krankheiten. Aber auch die unbewußte Angst vor der Frau an sich und dahinter Kastrationsängste, können eine wichtige Rolle spielen. Dazu kann die Angst vor der Bindung kommen. Auch die Angst davor, ein Kind zu zeugen, die Angst vor Nachwuchs und damit auch vor Verantwortung, ist nicht selten. Impotenz kann auch durch Gefühle wie Ekel oder Scham bewirkt werden, die dann zur Askese, Enthaltsamkeit, Keuschheit und Zölibat hochstilisiert werden können. Weitere, vorübergehende Gründe für Impotenz können daran liegen, daß entweder die Partnerschaft gestört ist, oder daß nicht das richtige »Sexualobjekt« gewählt wurde. So sind männliche Homosexuelle häufig gegenüber Frauen impotent. Aber Impotenz kann auch in langjährigen Partnerschaften, in denen keine seelische Bindung mehr besteht, auftreten. Hier ist häufig die Frau zur »Mutter« gemacht worden, sie wird auch so angesprochen. Vorübergehende Impotenz zeigt sich auch bei Erschöpfungszuständen, Erkrankungen, körperlicher und seelischer Überforderung, bei Schmerzzuständen oder nach Unfällen. Die Ursache für männliche Impotenz kann auch in der Interaktion mit der Sexualpartnerin liegen, Ängste und Ablehnung bei der Frau können die sexuellen Funktionen des Mannes beeinträchtigen.

Die männliche Impotenz ist also ein vielschichtiges Problem, dessen Ursachen von organischen Störungen bis hin zu sehr differenzierten seelischen Vorgängen reichen können. Entsprechend differenziert sollten die Therapieansätze sein. Zuerst einmal muß herausgefunden werden, ob die Problematik vorwiegend in der Person des Betroffenen liegt oder aber in der Partnerschaft. Denn die Einbeziehung der Partnerin in die Therapie ist nur dann sinnvoll, wenn die Partnerschaft die Ursache für die Störung ist. Manchmal benötigen auch beide eine – getrennte – Therapie.

Die Ängste und dahinterliegenden Ursachen müssen aufgespürt werden, sie können durch Erziehung, persönliche Vorgeschichte, aber auch durch religiöse Vorstellungen und Leitbilder hervorgerufen oder beeinflußt sein. Fast immer spielt die Bindung an die Mutter eine Rolle, oft auch, ob der Vater als Vorbild, als Identifikationsfigur für männliches Verhalten zur Verfügung stand.

Sexualität bedeutet immer eine Verbindung, die von starken, triebhaften Gefühlen begleitet ist. Starke Gefühle entziehen sich jedoch leichter unserer Kontrolle. In unserer Kultur wird Selbstkontrolle als außerordentlich positive Eigenschaft gewertet, Kontrolle ist Macht, es ist wichtig, sich »im Griff« zu haben. Natürlich erleichtert die Fähigkeit zur Selbstkontrolle das soziale Zusammenleben und macht es überhaupt erst möglich, aber gleichzeitig bewirkt sie, daß alle unerwünschten Impulse ins Unbewußte zurückgedrängt werden. Damit wird der unerwünschte Impuls erst einmal aus dem Weg geräumt, er muß jedoch mit großer Kraft zurückgehalten werden, denn er ist nun einmal vorhanden. Hier wird deutlich, woher die Angst vor dem Kontrollverlust kommen kann. Der Orgasmus ist ein ekstatischer Zustand, er widerspricht also jeder Kontrolle. In ekstatischen Situationen hört die Selbstkontrolle auf. Es ist sehr schwer, nur in einer einzigen Situation auf die Kontrolle des Ichs zu verzichten, nämlich in der Sexualität. Im Orgasmus müssen alle Kontrollmechanismen aufgehoben sein. Das Ich – als Individuum – ist für einen Augenblick im Wir aufgelöst. Wer jedoch aus Angst an seinem Ich festhält, ist orgasmusunfähig. Wer ein Gefühl mit dem Verstand und der damit verbundenen Kontrolle hervorrufen will, wird genau das Gegenteil erreichen. Wer unbedingt eine Erektion haben möchte, wird sie genau dadurch verhindern. Der Versuch, Gefühle und Funktionen zu erzwingen, führt immer zum Gegenteil. Wir kennen dieses Phänomen vom Schlafen: Wer unbedingt und notfalls mit Gewalt einschlafen will, wird immer wacher. Wer unbedingt potent sein muß, kann impotent werden. In der Sexualität wird Loslassen und Geschehenlassen von beiden gefordert. In den üblichen Polarisationsstereotypen finden wir jedoch die Verknüpfung von weiblich mit passiv, schwach, hingebend, während männlich mit aktiv, stark, erobern verknüpft wird. Die Auswirkungen solcher Stereotypen sehen wir in der Impotenz; solange der Mann stark sein muß, aktiv und erobernd, ist er von Impotenz bedroht, denn Potenz ist keine Leistung, sondern eine Fähigkeit. Dem Mann fällt es besonders schwer, seine eigene Hingabefähigkeit zu entwickeln, da sie den Forderungen nach Leistung und Selbstkontrolle widerspricht.

Penisimplantate, Kurzzeit-Injektions-Therapie und Schwellkörper-Autoinjektions-Therapie, die zunehmend propagiert werden, setzen ein mechanistisches Denken voraus. Sie behandeln Symptome, nicht Ursachen und sind letztlich autoaggressive Handlungen. Sexualität ist keine mechanische Betätigung des Penis. Ihre Anwendung sollte erst erfolgen, wenn die Möglichkeiten einer Behandlung der Ursachen ausgeschöpft sind oder wenn die Betroffenen nicht bereit sind, ihre Probleme durch Reifungsschritte in der Psychotherapie zu lösen.

Auch Erkrankungen der Prostata können sowohl organisch wie auch seelisch bedingt sein, wobei sich wiederum beides nicht ausschließt. Das häufigste psychosomatisch Leiden ist die »chronische Prostatitis«, genauer als »Prostatakongestion« zu bezeichnen, weil dabei keine nachweisbaren Entzündungszeichen bestehen. Die geklagten Beschwerden sind: wiederholter Harndrang, Schmerzen in Leistengegend und Blase mit Ausstrahlung bis in Hoden und Glied, Brennen und Verzögerung beim Wasserlassen, aber auch unabhängig davon ein Druckgefühl im Dammbereich. Von den meisten Betroffenen wird auch über verschiedene funktionelle Störungen der Sexualität geklagt.

Hierzu ein Fallbeispiel:

Ein 59jähriger Mann kam mit zunehmender Impotenz und Prostatakongestion zur Psychotherapie. Zusätzlich bestanden Schlafstörungen und depressive Verstimmungszustände. Begonnen hatten die Beschwerden vor etwa 20 Jahren mit zunehmender Impotenz bei seiner Frau, die jedoch bei einer (damals 16jährigen) Freundin nicht auftrat. Seine Tochter war damals 15 Jahre, »ein tolles Mädchen«, sein ein und alles. Seine Frau war übrigens 15, als er sexuelle Beziehungen zu ihr aufnahm. Neun Jahre später traten starke Blasenschmerzen, häufiges Wasserlassen und völlige Impotenz, auch bei der Freundin, auf. Zum ersten Mal machte er sich große Sorgen um seine Gesundheit. In diesem Jahr heiratete seine Tochter. Vor vier Jahren hingegen ging es ihm ganz ungewöhnlich gut, er bemerkte eine unerklärliche Freude am Leben und ein Hochgefühl. Unter der Diagnose einer Manie wurde er deshalb mit *Lithium* behandelt. Kurz vorher erfolgte die Scheidung seiner Tochter. Ein Jahr später steigerten sich die Blasen- und Prostatabeschwerden. Die Tochter zog gegen seine Erwartungen nicht nach Hause zurück. Seitdem ist er ständig krank. Aus der Vorgeschichte ist zu entnehmen, daß die Mutter ängstlich-überbesorgt war. Der Patient wurde ein Draufgänger im Gegensatz zu seinem »braven und lieben« Bruder. Der Vater hatte ständig Freundinnen und Alkoholprobleme, die Mutter litt sehr darunter. Der Patient wollte seiner Mutter beweisen, »daß nicht alle Männer schlecht sind«. Er wollte nie so sein wie der Vater, böse, streng und untreu. So entwickelte sich bei starker Bindung an die Mutter und fehlendem positiven männlichen Vorbild bei dem Patienten eine latente Homosexualität. Frauen mag er nur, »wenn sie sich ihre Mädchenhaftigkeit im Gesicht und figürlich erhalten haben«. Er verliebte sich in seine Frau, als sie 15 Jahre alt war, im gleichen Alter stellte die Tochter für ihn eine große Versuchung dar, der er jedoch nie nachgab. Das war der Beginn seiner Beschwerden, deren Steigerung oder Besserung lebensgeschichtlich immer wieder mit der Tochter zusammenhängen. Das war jedoch weder dem Patienten noch seinen zahlreichen behandelnden Ärzten deutlich gewesen und mußte in der Therapie mühsam erarbeitet werden.

Diese latenten inzestuösen Wünsche ihren Töchtern gegenüber, denen sie nicht nachgeben, finden wir bei vielen Männern mit chronischen Prostatabeschwerden. Die Wünsche sind meistens nicht bewußt, ein Patient formulierte es einmal so: »Wenn sie nicht meine Tochter wäre, wäre sie für mich die tollste Frau der Welt.« Häufig scheinen Ängste, insbesondere im Hinblick auf erwachsene Frauen, im Vordergrund zu stehen, wobei der Triebdruck durchaus vorhanden, oft jedoch auf die eigene Tochter gerichtet ist. Diese Wünsche bleiben oft unbewußt, fast immer latent. Die damit verbundene Impotenz, aber auch die Beschwerden, führen dazu, daß der Sexualtrieb sehr reduziert ist. Dahinter steht häufig eine negative Selbsteinschätzung und zusätzliche Gehemmtheit im aggressiven Bereich. Oft ist eine überfordernde Mutterbindung und ein als Vorbildfigur fehlender Vater aus der Vorgeschichte zu erfahren. Dementsprechend ist es wichtig, daß die Therapie auch hier nicht in erster Linie eine Paartherapie ist, sondern auf die persönlichen Beschwerden des Betroffenen eingeht und auf die dahinterstehende Problematik.

Es ist immer wichtig, nicht nur die gestörte Sexualfunktion als Symptom oder die Beziehungsstörungen zu behandeln, sondern sie zu unterscheiden, wobei Beziehungsstörungen durchaus Ausdruck einer gestörten Persönlichkeitsentwicklung sein können.

Psychosomatik der Frau

Die Betrachtung der spezifischen Psychosomatik der Frau beschäftigt sich mit denjenigen Organen und deren Funktionen, die nur die Frau betreffen. Dabei gehe ich nur auf das Organsystem selbst und auf das bewußte und unbewußte Erleben der Frau ein, weniger auf Interaktionen und partnerschaftliche Problematiken.

Frauen erleben in ihrer Entwicklung sehr deutliche Veränderungen ihres Körpers, da dieser seine Formen entscheidend wandelt und sogar ein neues Organ, die Brüste, entwickelt. Auf diese Veränderungen müssen Frauen sich einstellen.

Die Brust entwickelt sich erst in der Pubertät und diese Veränderung kann ein heranwachsendes Mädchen sehr wohl wahrnehmen. Damit verändert sich ihr Körpergefühl und ihr Gefühl für sich selbst, sie muß ihr Körperbild korrigieren und erweitern und ihre Brüste gefühlsmäßig in ein nunmehr neues Körperbild eingliedern. Sie erlebt damit also ein Organ, zu dem eine ganz andere Beziehung entwickelt werden kann als zu allen anderen Organen unseres Körpers, und damit nimmt die Brust eine Sonderstellung ein.

Die Brust ist dasjenige Organ, das jeder Frau ihre Weiblichkeit, ihren Weg zum Frau-Werden und ihr Frau-Sein symbolisiert. Insofern ist sie auch gerade für das weibliche Körperbild entscheidend wichtig. Denn die übrigen spezifisch weiblichen Organe sind

– im Gegensatz zum männlichen Geschlechtsorgan – nach außen hin nicht ohne weiteres sichtbar. Eine Brust zu haben, das bedeutet, eine Frau zu sein – und das verbindet jede Frau mit allen anderen Frauen, mit den jüngeren und mit den älteren. Damit bestimmt dieses Organ nicht unwesentlich das innere Bild einer jeden Frau von sich selbst, sie bestimmt damit teilweise ihre Identität und mehr als jedes andere Organ ihr Selbstverständnis.

Die Brust ist aber noch in anderer Hinsicht ein ganz besonderes Organ. Es gibt Vorstellungen und Maßstäbe dafür, wie sie auszusehen hat. Idealbilder auf Plakaten, in Illustrierten und Kinos unterstreichen diese Forderungen nachdrücklich. So hat eine Frau schlank zu sein und eine gutgeformte, nicht zu kleine, aber auch nicht auffällig große, vor allen Dingen jedoch eine straffe und nicht hängende Brust zu haben. Wie andere Modeströmungen, so wechseln zusätzlich auch hier die Vorstellungen von der Idealgröße und der Idealbeschaffenheit der Brust. So wurden die Busenstars der 50er Jahre mit ihren teilweise künstlich vergrößerten Brüsten von der Twiggy-Welle abgelöst. Heute dominieren zwei unterschiedliche Frauenbilder: einerseits wird die androgyne Frau mit wenig ausgeprägtem weiblichen Körperbau und kleinen Brüsten propagiert, andererseits soll die Frau wieder mehr Brust vorweisen, die »neue Frau« trägt wieder »weiblich«. Kein Wunder, daß die Brustentwicklung von Ängsten begleitet sein kann. Die Freude an der eigenen Körperlichkeit und der Stolz auf die eigene Entwicklung können daher durch Ängste beeinträchtigt werden, dem gerade propagierten Bild der Frau nicht zu entsprechen und damit weniger wert zu sein.

Zudem bedeutet die Tatsache, Brüste zu haben, oft, daß sie versteckt werden müssen, denn die Betonung der weiblichen Brust in unserer Kultur gilt als provokativ. Wenn Männer sich dadurch zu Übergriffen provoziert fühlen, sind die Frauen dafür verantwortlich. Hat die Frau dagegen keine oder nur kleine Brüste, so wird sie als mangelhaftes Wesen deklariert.

Eine Frau mit »schöner Brust« hat jedoch oft ebenso ihre Probleme, denn sie wird häufig angestarrt, angemacht, oft sogar körperlich belästigt. Viele Frauen berichten, daß ihnen Jungen oder

Männer schmerzhaft an die Brust griffen – das ist eine Nichtachtung und ein Eingriff in die Intimsphäre, die von der Frau zurecht als tiefe Kränkung erlebt werden kann.

So kann die Brust also, ob schön oder weniger schön geformt, für jede Frau zum Problem statt zum Grund für Freude und Stolz werden. Dies zeigt sehr direkt nicht die Entwicklung eigener Identität, sondern die Vorstellung von der Frau als verfügbar und damit als Objekt auf. So ist die Brust auch in diesem Sinne in höchstem Maß bezeichnend für das Erleben der Frau.

Die Frau muß also ein Organ in ihr Körperbild integrieren, für das es Idealvorstellungen und -forderungen gibt, die ihr täglich durch die Medien vor Augen geführt werden und die zudem noch von modischen Strömungen abhängig sind. Nun hängen aber Selbstsicherheit und die Sicherheit im Umgang mit anderen entscheidend vom inneren Körperbild ab. Unter diesen Umständen ist es auch kein Wunder, wenn dem körperlichen Selbstbild gegenüber Unsicherheit herrscht, wenn es leicht in Frage gestellt und rasch aus dem Gleichgewicht gebracht werden kann. Infolgedessen gehören die Brüste auch zu den am häufigsten kosmetisch korrigierten Organen. Sie werden verkleinert oder vergrößert, umgeformt und angehoben. Die chirurgischen Eingriffe hinterlassen große Wunden und Narben und können Beschwerden machen. Als Folge der Durchtrennung von Drüsengängen wird die innere Struktur der Brust zerstört. Manche Frauen glauben, durch chirurgische Eingriffe ihre Probleme mit der Brust lösen zu können. Schönheitschirurgie ist aber nicht gleichzeitig Psychochirurgie. Die durch eine Operation hinzugewonnenen Zentimeter an Brustumfang oder eine »ästhetischere Form« können zwar das Gefühl für sexuelle Attraktivität fördern, sie sind aber keine Garantie dafür, daß die Frau nun ihren Körper und damit sich selbst anders erlebt als vorher.

Die Brust hat natürlich, wie jedes Organ, auch ihre biologische Bedeutung. Einerseits hat sie mit der Milchproduktion mütterliche Funktionen zu erfüllen, andererseits ist sie ein sexuelles Organ. Rein zeitlich betrachtet, dauert die Nährzeit in unserer Kultur einige Monate, die mütterliche Funktion der Brust ist damit zeitlich sehr eng begrenzt. Mit dem Nähren wird allerdings nicht nur ein Stoff, nämlich Milch, für das Wachstum des Säuglings zur Verfügung gestellt. Das Nähren bedeutet mehr, nämlich auch eine Art von »seelischer Ernährung«. Es führt zu einer zeitlich begrenzten, erneuten Einheit zwischen Mutter und Kind, die durch die Geburt getrennt wurden. Es wird eine neue enge körperliche Beziehung auf Zeit zwischen Mutter und Kind hergestellt und dadurch entsteht eine existentiell wichtige Voraussetzung für die seelische Entwicklung des Kindes.

Die weibliche Brust kann als sexuelles Organ aber auch Kontakte zwischen Menschen herstellen. Es ist ja eine besondere körperliche Eigenheit der Menschenfrau, daß die Brüste auch außerhalb der Nährzeit deutlich vergrößert und sichtbar sind. Das finden wir bei Tieren nicht, mit Ausnahme der künstlich gezüchteten Milchleistungstiere. So ist die Brust also ein Beziehungsorgan auch im sexuellen Bereich, ein Organ der Kommunikation. Viele Frauen erleben durch die Berührung ihrer Brust starke sexuelle Erregungen. Etwas ist auffällig: während der Zeit des Nährens ist die Brust, auch heute noch, oft für den Intimkontakt tabu, da sie dem Kind zur Verfügung zu stehen hat. In dieser Zeit sollte der Mann die Brust also nicht berühren. Wenn das Kind jedoch entwöhnt ist, wird der Anblick der weiblichen Brust wiederum für das Kind tabu, er gilt als sittengefährdend. Das Kind muß vor dem Anblick geschützt werden. So streng sind die künstlichen Grenzen zwischen der mütterlichen und sexuellen Funktion der Brust. Daraus erhebt sich nun die Frage, wem denn eigentlich die Brust der Frau gehört? Gehört sie dem Kind oder dem Mann? Diese Frage mag lächerlich klingen, aber sie ist ernsthaft zu stellen. Eines ist jedenfalls in unserer Kultur sicher: der Frau gehört ihre eigene Brust am wenigsten. Es wird nicht einmal die Frage gestellt, was sie davon hat. Die Brust ist darüber hinaus sehr viel mehr. Sehen wir uns doch einmal einen körperlichen Vorgang rein technisch an: ein herausragendes Organ des einen Menschen füllt das höhlenartige Organ eines anderen aus und bei diesem Kontakt wird eine wichtige Körperflüssigkeit weitergegeben. Der Vorgang des Nährens ist also, rein technisch gesehen, genau der gleiche, wie der Vorgang des Geschlechtsverkehrs. Beim Mann wird die Fähigkeit, diesen durchzuführen, Potenz genannt. Weibliche Potenzen gibt es sprachlich nicht. So hat es eine Frau schwer, das Verständnis für ihre eigenen Fähigkeiten, für ihre Potenz, zu entwickeln. Damit wird ihr die Entwicklung des Selbstwertgefühls und ihr Selbstverständnis erschwert und so auch die Möglichkeit, sich aus sich selbst heraus zu definieren und nicht nur aus dem Bezug zum Mann als »das Andere«. Die Fähigkeit des Nährens ist also eine Potenz.

Das Nähren war vor der Ära der künstlichen Ernährung eine lebensnotwendige Fähigkeit für das Leben des Kindes. Nähren war also ein Machtfaktor, denn jemand der eine lebensnotwendige Fähigkeit versagt, ist in der Lage, über Leben und Tod zu entscheiden. Damit war das Nähren ursprünglich eine elementar wichtige Quelle, eine Macht, die über Sein oder Nicht-Sein entscheiden konnte. Das Gefühl für die Wichtigkeit dieser Fähigkeit ist der Frau verloren gegangen.

Wenn ein Organ, das im seelischen Bereich lebenswichtige Fähigkeiten symbolisiert, erkrankt, dann muß sich das sehr tiefgreifend auswirken. Frauen, die Brustoperationen, gar Brustamputationen hinter sich haben, sind mit einem Verlust konfrontiert worden, den sie verarbeiten müssen. Dies ist aber schwierig, da ihnen die Bedeutung des Verlustes nicht so klar ist. Wir wissen sehr wenig über die Bedeutung der Brust für das Selbstverständnis der Frau. Mit dem Verlust der Brust kommt es zum körperlichen Funktionsverlust, der aber nicht sehr schwerwiegend ist. Außerordentlich schwierig ist jedoch der Verlust von seelischen Repräsentanzen, die mit der Brust verbunden sind. Sie hat als Verkörperung von Vereinigung, Potenz, Macht, als Symbol weiblicher Identität, als kommunikatives Organ, als Ort für Trost und Schutz weitreichende Funktionen, die mehr oder weniger im unbewußten Bereich liegen. Alle diese Funktionen sind mit dem verlorenen Organ zuerst einmal in Frage gestellt, wenn nicht verloren worden. Der Verlust der Brust ist zuerst also einmal ein Identitätsverlust, der nicht ernst genug genommen werden kann.

In der Therapie geht es dann um die Frage, woher weitere Identitätsgefühle kommen und damit um den Aufbau einer neuen Identität, die nicht mehr einfach aus der Identifizierung mit der Mutter und mit allen Frauen, die Brüste haben, stammt. Es ist ein schwerer Weg, diese Identifizierung aufzugeben und eine sichere eigene Identität aufzubauen. Aber gerade hier liegt eine große Möglichkeit neuer Selbstfindung. Der Verlust kann dann zur Entwicklungschance werden.

Das andere, deutlich sichtbare Zeichen für die Entwicklung zur Frau hin, ist das Einsetzen der Menstruation, die Menarche. Auch hier ist das Erleben entscheidend dafür, wie sich die Frau später in ihren sexuellen Funktionen erlebt. Diejenigen Frauen, die ihre Menarche unvorbereitet und damit erschreckend, als Krankheit etwa, erleben mußten, und diejenigen, deren Mütter erhebliche Menstruationsbeschwerden hatten, haben später oft in irgendeiner Form Störungen, die behandelt werden müssen. Dazu gehören unregelmäßige Zyklen, schmerzhafte Menstruationen, das sogenannte Prämenstruelle Syndrom, Schwierigkeiten beim Geschlechtsverkehr, stärkere Beeinträchtigungen während Schwangerschaft, Geburt und Wochenbett und klimakterische Beschwerden. Bei richtiger Aufklärung und offenem Umgang damit kann andererseits die Menarche zu einem freudigen, oft sogar gefeierten Ereignis werden. In manchen Schulklassen hängt das Ansehen unter den Mitschülerinnen oft davon ab, ob ein Mädchen schon seine Tage hat oder nicht, aber auch der Vergleich der Brustgröße kann eine wichtige Rolle spielen.

In Folge der mehr oder weniger regelmäßigen Wiederholung der Menstruation, wie sich dies in der Bezeichnung »Periode« oder »Regel« ausdrückt, wird die Frau immer wieder mit ihrer eigenen Geschlechtsidentität konfrontiert.

Die Menarche tritt normalerweise bis spätestens zum 16. Lebensjahr auf. Das Ausbleiben der Periode kann sowohl körperlich als auch seelisch bedingt sein. Körperliche Gründe dafür können sowohl die mangelhafte Entwicklung der zentralen Steuerung der Hormonabgabe als auch die fehlerhafte Anlage der Geschlechtsorgane sein. Wenn keine körperlichen Ursachen nachweisbar sind, dann handelt es sich um seelische Einflüsse. Das zu späte Einsetzen der Periode wird beispielsweise in Zusammenhang mit der unbewußten Verweigerung des Frauwerdens beobachtet. Wir können dabei an das Beispiel von Dornröschen denken, das durch überfürsorgliche, ängstliche Eltern infantil geblieben ist. Ein anderer möglicher Grund für das verspätete Einsetzen der Menstruation kann eine überwiegend männliche Identifizierung sein. Die betroffenen jungen Frauen hätten bei ihrer Geburt eigentlich Söhne sein sollen. Sie wuchsen dann mit dem Gefühl auf, nur in dieser Rolle akzeptiert zu werden. Aber auch Mädchen, in deren Familie die weiblichen Familienmitglieder einen geringen Wert besitzen, können sich männlich identifizieren. Das Einsetzen der Menstruation kann dann zu einer erheblichen Identitätskrise führen, weil sie das Ende der gewohnten Rolle bedeutet.

Hierbei ist zu bedenken, daß die Betroffenen durch eine aktive Hormonbehandlung, die die Menarche auslösen soll, in eine seelische Krise geraten können, der sie nicht gewachsen sind. Was im Seelischen noch nicht entwickelt ist, sollte nicht durch körperliche Manipulation erzwungen werden. Die krisenhaften Reaktionen auf eine Hormonbehandlung können bis hin zum Suizid gehen.

Wie stellt sich nun für eine Frau ihre Sexualität dar? Sie ist beladen mit Klischees wie »passiv« gegenüber der »aktiven« Rolle des Mannes, mit »Hingabe« gegenüber seinem »Erobern« und ähnlichen Attributen, die alle auf die schwächere Position der Frau hinweisen. Die Berechtigung solcher Vorstellungen ist durch keinerlei Realität beweisbar – es sei denn, durch unsere derzeitigen Klischees und Vorstellungen. Ihre Sexualität kann deshalb als »Abhängigkeit« vom Mann und ohne eigene aktive Impulse und Fähigkeiten erlebt werden. Mit solchen Vorstellungen beladen ist es eine Sexualität 2. Wahl. Es dürfte daher nicht verwundern, daß das gestörte Verhältnis sowohl des Mannes zur weiblichen Sexualität als auch der Frau zu ihren eigenen sexuellen Fähigkeiten, Anlaß für das Auftreten von Störungen in diesem Bereich ist.

Abgesehen von Menstruations- und Schwangerschaftsbeschwerden, gibt es eine Vielzahl von psychosomatischen Unterleibsbeschwerden wie etwa Kreuzschmerzen, Druck im Unterbauch, Beschwerden beim Geschlechtsverkehr und die sogenannte »Frigidität«. Natürlich kann es auch organische Ursachen dafür geben, das ist aber eher die Ausnahme. Dahinter stehen in der Regel seelische Konflikte, an denen häufig vorbeibehandelt wird. Dabei spielen Beziehungs- und Partnerschaftskonflikte natürlich eine Rolle, da Sexualität auch ein kommunikatives Erlebnis ist. Darüber ist bereits viel geschrieben worden. Dahinter steht aber, daß die Frau meist dann, wenn sie ihre Sexualität erlebt, auch unbewußt mit für sie abwertenden Ansichten und Klischees konfrontiert wird.

Wenn die Frau auf eine passive Rolle festgelegt wird, wenn ihr unterstellt wird, daß Sexualität aus jahrhundertealten Vorstellungen heraus für sie nicht so wichtig ist – dann entspricht dies nicht der Lebenswirklichkeit der Frau. Es ist inzwischen bekannt, daß nur die Frau die Fähigkeit zu multiplen Orgasmen hat. Auch merkwürdige anatomische Vorstellungen sind inzwischen ausgeräumt worden, beispielsweise die der Klitoris als Penisäquivalent. Inzwischen weiß man nämlich, daß die Schwellkörpermasse und damit auch die sexuelle Empfindungsfähigkeit der Frau gleich der des Mannes ist, wobei die Schwellkörper anders verteilt sind. Die genannten Beschwerden erklären sich zum einen also aus tradierten, nie bewiesenen Zuschreibungen, wie sie für kein anderes Organ existieren. Zum anderen spielt die persönliche Lebensgeschichte eine Rolle. Etwa zwei Drittel aller Frauen haben im Laufe ihres Lebens sexuelle Gewalt durch Männer erfahren, sei es durch sexuelle Mißhandlungen oder Inzesthandlungen in der Kindheit, sei es durch Vergewaltigungen außerhalb oder innerhalb der Ehe. Hierbei wird die Frau zum Objekt des Mannes degradiert, die Folge sind Störungen im seelischen Bereich, im Selbstwertgefühl und im sexuellen Erleben.

Die Menstruation ist ein eindrückliches Geschehen im Leben der Frau, das sich über viele Jahre mehr oder weniger regelmäßig wiederholt. Der Menstruationszyklus wird durch ein sehr kompliziertes Regelsystem gesteuert, das auch von seelischen Einflüssen abhängig ist. Es ist bekannt, daß Katastrophen beispielsweise das Ausbleiben der Periode bewirken können. Auch bei Lagerinsassinnen und in Gefängnissen kann bei zwei Drittel der Betroffenen die Periode ausbleiben, obwohl die Ernährung ausreichend ist, ebenso wie in Trennungssituationen oder bei Entwurzelung. Die

Vielfalt der Menstruationsstörungen ist nicht überraschend, wenn diese Wechselwirkung zwischen körperlichen und seelischen Faktoren berücksichtigt wird. Die Menstruation ist immer noch ein Thema, über das nicht offen gesprochen wird. Es gibt eine Reihe von witzigen bis bösartigen Umschreibungen, wie etwa »die rote Woche«, »Besuch von Tante Rosa« oder ähnliches. Gebräuchlich ist auch der Ausdruck »Unwohlsein«, der die Menstruation zu einer Unterbrechung des Wohlseins und dadurch zu einer Krankheit vorübergehender Art deklariert. Hinter der Vielfalt dieser sprachlichen Formulierungen wird Ablehnung und Herabsetzung des Vorgangs spürbar, auch Ekel und verdeckte Ängste. Über die Menstruationserfahrungen von Frauen ist – außer von Frauen selbst – bisher wenig Positives gesagt worden, hingegen sehr viel Negatives und vor allem Falsches. Die Menstruation wird immer wieder als Überrest einer überholten Entwicklung dargestellt, auch als Rest einer tierischen Existenz. Die Frau hat aber mit der Menstruation etwas, das es bei keinem Lebewesen in dieser Form gibt. Die Menstruation ist etwas ganz spezifisch Menschliches und damit hat sie etwas mit den Besonderheiten der menschlichen Entwicklung – mit der Entwicklung der Menschheit – zu tun. Kein Tier hat während der Zeit der Unfruchtbarkeit Blutungen. Die Frau unterscheidet sich dadurch aber auch deutlich vom Mann, der einen solchen, klaren, deutlichen inneren Zeitgeber nicht besitzt. Sie folgt einem festen Zeitrhythmus und ist damit in das rhythmische Geschehen der Lebensabläufe eingebunden. Das war in früheren Zeiten ein sehr bedeutsames Erleben, denn ein fester Zeitrhythmus im Körper des Menschen machte erst einmal überhaupt auf Zeitabläufe und ihre Bedeutung aufmerksam. Daß es ein außergewöhnliches Geschehen war, wissen wir auch daraus, daß in vielen ursprünglichen Kulturen Blutungen durch Verletzungen am männlichen Geschlechtsorgan nachgeahmt wurden und daß diesen Verletzungen religiöser Wert beigemessen wurde. Solche »Initiationsriten« sind noch heute bekannt. Früher war also die Menstruation ein hochgeschätzter und daher vom Mann nachgeahmter Vorgang, inzwischen ist sie zum verachteten und abgelehnten Geschehen geworden.

Aber die Menstruation kann einen weiteren recht eindrücklichen

Sinn haben. Es ist die Zeit der sicheren Unfruchtbarkeit, die sich nach außen hin durch die Blutung zeigt. Viele Frauen, die noch nicht verlernt haben, mit ihrem Körper im Einklang zu sein, sind in dieser Zeit sexuell besonders erregbar. Damit war Sexualität ohne Schwangerschaft möglich, als es noch keine Verhütungsmittel gab. Und dies könnte auch eine der besonderen Qualitäten menschlicher Entwicklung sein, nämlich die Steuerungsmöglichkeit ihrer Reproduktion.

Für Frauen stellt das zyklische Geschehen nicht nur eine immer wieder neue Bestätigung ihres Frauseins dar, eine Frau kann sich damit auch in ein übergreifendes, natürliches Geschehen eingebettet fühlen, vergleichbar mit dem Wechsel der Mondphasen. Die Feiern der Mondmysterien waren ursprünglich eng mit der Menstruation der Frau verbunden. Die Regelmäßigkeit des Zyklus kann Frauen auch das positive Gefühl von körperlicher Gesundheit und körperlicher Reife geben. Sie hat hier, unabhängig von der Existenz von Mann oder Kind und unabhängig von allen Wertbezeichnungen, direkt eine Möglichkeit, ihren eigenen Körper und ihre eigene Weiblichkeit zu erleben.

Störungen der Menstruation können darin bestehen, daß sie unregelmäßig ist oder gar ausbleibt, daß sie zu stark ist oder von Schmerzen begleitet. Die betroffene Frau fühlt sich dann krank und den Alltagsaufgaben nicht mehr gewachsen. Dahinter kann die Rebellion gegen die Menstruation als Symbol einer Weiblichkeit stehen, die in unseren soziokulturellen Zusammenhängen entwertet wird. Andere Frauen fallen in dieser Zeit als hypochondrisch-klagsam auf. Sie setzen damit unter Umständen ihre Familie und ihre Umwelt unter einen subtilen Druck, mit dem sie Belastungen reduzieren. Auch depressive Reaktionen können auftreten, mit denen die stumm leidende Frau sich selbst und ihre Umwelt für ihre eigene mißliche Lage bestraft und dafür, daß sie sich als nicht funktionsfähig erlebt.

Eine häufige Störung des Zyklus ist das sogenannte Prämenstruelle Syndrom, charakterisiert durch körperliche und seelische Beschwerden, die etwa eine Woche vor Beginn der Menstruation einsetzen und etwa bis zum ersten oder zweiten Tag der Blutung andauern. Es betrifft etwa ein Drittel bis die Hälfte aller Frauen mit unterschiedlich starken Beschwerden und ist nicht einheitlich. Meist treten Brustbeschwerden auf, Wassereinlagerungen in die Haut der Fußknöchel, Augen und Finger, Unterbauchbeschwerden sowie Kopfschmerz. Bei ohnehin vegetativ labilen Frauen können weitere Symptome auftreten, wie etwa Herzklopfen, Wirbelsäulenbeschwerden, Hauterkrankungen, Übelkeit und Asthma. Bei fast allen Frauen finden wir aber seelische Veränderungen wie Spannungen, Ruhelosigkeit, Gereiztheit, Nervosität oder Depressionen. Als Ursache wird ein Hormonungleichgewicht vermutet, Störungen der Hormonsteuerung oder Stoffwechselstörungen verschiedenster Art. Aber was ist die Ursache dieser Störungen? Hormonstörungen, so wissen wir, können im seelischen Bereich zu finden sein. Frauen werden vor ihrer Menstruation immer neu damit konfrontiert, daß die unausweichliche körperliche Begegnung mit einem abgewerteten, spezifisch weiblichen, zur Krankheit erklärten Ereignis bevorsteht. Stimmungsveränderungen sind die Folge, unbewußte Wut, Traurigkeit oder Angst und diese führen ihrerseits zu Steuerungsstörungen.

Eine 38jährige Frau hat große Schwierigkeiten mit der Menstruation: sie empfindet sie als ekelhaft und fühlt sich besonders in dieser Zeit den Männern gegenüber benachteiligt, die »von solchen Schweinereien« nicht betroffen sind. Die Regel kostet sie auch viel Zeit, da sie durch komplizierte Wasch- und Reinlichkeitsbemühungen versucht, jeden Geruch und jede kleinste Verunreinigung zu vermeiden. Hinzu kommen sehr starke ziehende Schmerzen in Unterbauch und Rücken, die jeweils 1-2 Tage vor Auftreten der Periodenblutung einsetzen. Außerdem hat sie bereits eine Woche vorher Kopfschmerzen, ist gespannt und ruhelos, das sie durch vermehrtes Putzen im Haushalt auszugleichen versucht. Das hat bereits zu Schwierigkeiten sowohl mit der Familie als auch dem Arbeitgeber geführt.

Eine genaue Erhebung der Vorgeschichte zeigt, daß sie niemals aufgeklärt wurde. Ihre erste Menstruation erlebte sie daher als sehr einschneidend und beängstigend, auch der Ekel der Mutter hatte sie tief getroffen. Ihr war dann auch aufgefallen, daß die Mutter jeweils mehrere Tage im Monat verändert war, launisch und reizbar und sie begriff bald, daß dies mit der peinlichen Blutung zusammenhing. Die Angelegenheit wurde sorgfältig vor den damit nicht geplagten und deshalb bevorzugten Männern der Familie verborgen. Sie konnte beide Schwangerschaften besonders genießen, weil sie in dieser Zeit von den Blutungen verschont blieb. Sie könnte sich vorstellen, immer schwanger zu sein, wenn es »nicht dann doch diese Geburten gäbe«. Die Menstruation war also begleitet von Angst und Ekel und wurde mit Schmutz gleichgesetzt.

Im Verlauf der Behandlung konnte die Patientin langsam etwas neugieriger auf ihren eigenen Körper werden und begann, Stolz auf seine Funktionen zu entwickeln. Sie wartete schließlich mit einer gewissen Neugier auf die nächste Menstruation, die aber erst einmal ausblieb. Eine Schwangerschaft war unwahrscheinlich und so war Zeit genug, zu bearbeiten, was das Ausbleiben der Periode für sie bedeutete. Plötzlich begann sie zu spüren, daß die Periode für sie doch immer auch ein Signal der Gleichmäßigkeit und damit der Gesundheit gewesen sei. Sie merkte, daß sie die sonst immer regelmäßige Menstruation sogar vermißte. Zwei Stunden nach dem Gespräch, in dem sie diese Feststellung machte, stand sie plötzlich vor der Tür. Sie strahlte und berichtete dann, daß die Periode völlig ohne Beschwerden ganz plötzlich aufgetreten sei und daß sie das Gefühl habe, jetzt mit sich im reinen zu sein.

Die Beschwerden sind bei der nächsten Menstruation nicht wieder aufgetreten. Hier konnte eine Aufwertung der Menstruation erreicht werden, weil die Abwertung (ekelhaft und angstmachend) durch die psychotherapeutische Bearbeitung aufhörte. Die Menstruation konnte als rhythmisches Geschehen und als Zeichen von Gesundheit wahrgenommen werden. Damit verbunden war die Erfahrung, daß der Zyklus als das Immerwiederkehrende auch Beständigkeit und Sicherheit bedeutet. Es konnte die Einsicht wachsen, daß jeder Zyklus einen Neubeginn darstellt, der letztlich den Fortbestand des Lebens garantiert.

Ein weiteres eindrückliches Erleben weiblicher Sexualität ist die Schwangerschaft. Sie ist gekennzeichnet durch äußerst aktive Umwandlungen und Veränderungen im Körper der Frau und durch eindrückliche Wachstumsvorgänge. In unserer Sprache ist jedoch auch die Schwangerschaft zum passiven Akt gemacht worden, zum »Austragen der Frucht«, nachdem der Mann der Frau »ein Kind gemacht« hat. Dann wird die Frau entbunden – der Arzt entbindet, es geschieht ihr. Auch hier finden wir eine sehr deutliche Entwertung dieser Vorgänge. Kein Wunder, wenn auch Schwangerschaft konflikthaft erlebt wird. Für das Erleben der Frau ist es sicher wichtig, ob das Kind gewollt oder ungewollt ist. In jedem Fall löst aber die Schwangerschaft unbewußte und bewußte Phantasien aus, die sich auf verschiedenen Ebenen beschreiben lassen.

Alles Leben stammt aus dem Mütterlichen. Jeder Mensch ist, ausnahmslos, von einer Mutter geboren worden. Das kann dazu führen, daß die schwangere Frau auf einer sehr unbewußten Ebene mit ihren eigenen Größengefühlen konfrontiert wird. Sie kann dabei selbst zur »großen Mutter« werden, sie kann sich aber auch in der Identifikation mit dem eigenen Kind selbst als hilfloser, ausgelieferter Fötus fühlen, ausgeliefert an das unerklärliche Geschehen der Mutterschaft. Wenn sie zwischen Größengefühlen und der Vorstellung der eigenen Nichtigkeit gefühlsmäßig schwankt, dann ist sie diesem Erleben hilflos ausgeliefert. Wenn sie seelisch etwas stabiler ist, hat sie die Chance, sich während der Schwangerschaft als Teil eines unendlichen natürlichen Ablaufs zu fühlen, einer unendlichen Reihe des Lebens. Ihr Kind ist ein Teil von ihr selbst, sie ist Teil ihrer Mutter, die wiederum ein Teil ihrer eigenen Mutter ist und so fort bis hin zu den Anfängen. Wenn eine Frau diese Gefühle als Bereicherung erleben kann, dann wird die Schwangerschaft zu einer existentiellen weiblichen Erfahrung des Eingebundenseins in den immerwährenden Prozeß von Werden und Vergehen.

Gleichzeitig ist die Frau mit ihrem Kind eine untrennbare Ganzheit und Einheit, von der die gesamte übrige Welt, also auch der Vater des Kindes, ausgeschlossen ist. Zum einen kann nur sie allein das Kind gebären, zum anderen ist sie diesem Geschehen ohnmächtig ausgeliefert, denn sie kann es mit niemandem wirklich teilen, sie kann es auch nicht selbst kontrollieren oder bestimmen. Dabei kann das Erleben der engen körperlichen Ununterschiedenheit zwischen Mutter und Kind auch als große Bereicherung erfahren werden, in der sich die Frau ihrer Funktion als Trägerin von Leben bewußt wird.

Eine weitere Stufe der Phantasie kann das Gefühl von Angefüllt-

und Ausgefülltsein bedeuten. Es bestehen ja enge Beziehungen zwischen dem vollen Bauch bei der Sättigung und dem vollen Bauch bei der Schwangerschaft. Das Schwangerschaftserbrechen kann, seelisch gesehen, auch als der Versuch verstanden werden, sich des Kindes auf diesem Wege zu entledigen. Auf dieser Ebene kann auch die Beziehung zum Vater eine Rolle spielen, denn die Frau hat erlebt, wie das Sperma in sie »hineingefüllt« worden ist, wie sie davon angefüllt wurde und wie sie nun ausgefüllt ist. Dabei ist für das persönliche Erleben die Frage wichtig, ob sie ihr Kind als Fremdkörper, als von außen hineingegeben erfährt oder als Bestandteil des eigenen Leibes.

Eine weitere Ebene kann in der Phantasie des Angefülltseins im Sinne von »Verstopfung« bestehen. Hier tauchen die Phantasien von Festhalten oder Ausstoßen bis hin zu der unbewußten Angst vor dem »Zerplatzen« auf. Das Kind kann auch als eine von außen eingegebene, ins Körperinnere eingedrungene Kontrollinstanz erlebt werden.

Ein Hinweis auf eine andere Erlebnisweise ist die Tatsache, daß viele Frauen die sexuelle Beziehung zu ihrem Partner während der Schwangerschaft ablehnen. Sie verhalten sich damit unbewußt so, als sei der Vater des Kindes ihr eigener Vater. Hier gilt es also, mit alten Schuldgefühlen und Ängsten neu umgehen zu lernen. Es ist ja auch nichts Ungewöhnliches, daß die sexuellen Beziehungen zwischen zwei Partnern seltener werden und schließlich ganz aufhören, wenn sie Eltern geworden sind. Es kann auch einmal die Vorstellung geben, daß das ungeborene Kind als Kontrollinstanz beim Geschlechtsverkehr dabei ist.

Auf einer reifen Ebene, bei der neben der Schwangerschaft auch die Partnerschaft eine besondere Bedeutung erhält, wird das werdende Kind als etwas Gemeinsames erlebt. Hierbei besteht die Bereitschaft, den Partner am eigenen Erleben teilnehmen zu lassen und selbst das Erleben des Partners verstehen zu wollen. Dabei wird der Vater des Kindes als Partner und das Kind als Ausdruck des »Wir« aus »Ich« und »Du« erlebt.

Zusätzlich ist die als »weibliche Lebenserfüllung« hochgelobte Mutterfunktion eine weitere weibliche Konfliktmöglichkeit. Der

Frau wird als erster Bezugsperson eine umfassende Wichtigkeit zugeschrieben. Sie soll für die Bedürfnisbefriedigung des Kindes voll zur Verfügung stehen und keine eigenen Interessen und Bedürfnisse haben, die nicht mit denen des Kindes übereinstimmen. Denn dann ist sie keine gute Mutter, sie versagt in ihrer Mütterlichkeit. Es wird also von ihr mehr oder weniger deutlich verlangt, daß sie auf eigene Sozialkontakte und Erlebnismöglichkeiten verzichtet. Sie soll selbst-los sein und dem Kind zur Verfügung stehen. Andererseits wird ihr die entscheidende Wichtigkeit für die Selbst-Entwicklung des Kindes übertragen. Wie können diese einander widersprechenden Ansprüche miteinander in Einklang gebracht werden? Hier muß ein unlösbarer Konflikt für alle Mütter entstehen. Die totale Verantwortung und phantasierte Macht der Mütter und damit ihr unausweichliches Schuldigwerden sollte endlich wirkungsvoll durch neue, weniger frauenfeindliche Theorien ersetzt und aus den gängigen Psychotherapiekonzepten gestrichen werden.

Bei einer ungewollten Schwangerschaft wird das Kind zwar ausgetragen, die Schwangerschaft aber zum Konfliktfall und das Kind zum Konfliktträger, was oft für seine Entwicklung Folgen hat.
Ein Schwangerschaftsabbruch ist immer der Versuch einer Konfliktlösung. Wenn materielle oder soziale Konflikte zugrunde liegen, dann werden sie damit gelöst, nicht aber, wenn tiefgreifende seelische Probleme vorliegen. Frauen mit ohnehin schwachem Ich können den Schwangerschaftsabbruch so erleben, als ob ihnen ein weiterer Teil ihres Ichs entzogen würde, denn unbewußt kann die Schwangerschaft als Beweis oder Rechtfertigung der eigenen Existenz und das Kind als Stärkung des Ichs erlebt werden. Andererseits können auch starke Schuldgefühle auftreten, die um so größer sind, je später die Schwangerschaft abgebrochen wurde. Wenn eine Frau bereits körperliche Veränderungen wahrgenommen hat, sind die seelischen Folgen meist schwerer. In der Identifikation kann dabei ein Schwangerschaftsabbruch sogar gelegentlich ähnlich stark wie ein Selbstmordversuch erlebt und nur schwer verarbeitet werden. In der Regel überwiegt aber die Erleichterung.

Das Auftreten einer sogenannten »depressiven Reaktion« ist eine ganz normale Trauerreaktion, die weder psychotherapeutisch behandelt noch gar mit Medikamenten unterdrückt werden sollte.

Über das persönliche Erleben hinaus ist der Schwangerschaftsabbruch noch von weiteren Konflikten belastet. Denn das »Recht auf Leben« wird ganz einseitig dem Embryo zugestanden, dieser muß um jeden Preis geboren werden, um dann allen – gemachten – Risiken der Lebensvernichtung ausgesetzt zu sein, die teilweise verniedlichend »Restrisiko« genannt werden und unser Leben bestimmen. Das Leben im eigenen Körper ist das einzige Leben, das nur der Verantwortung der Frau unterliegt. Es wird ihr per Gesetz Verantwortungslosigkeit dem Leben gegenüber unterstellt. Allerdings ist sie an den gigantischen weltweiten Lebenszerstörungen so gut wie nicht beteiligt. Der Schutz des Embryos ist also nicht wirklich als Schutz des Lebens zu verstehen – wenn es wirklich darum ginge, müßte genausoviel um den Schutz alles anderen Lebens gekämpft werden. Es geht vielmehr dabei um eine Entrechtung der Frau. Zudem muß sie sich auf Jahre ihres Lebens ihrem Kind verpflichten. Der Vater des Embryos hat keine vergleichbare Verantwortung. So wird hier säuberlich getrennt zwischen dem Recht des Embryos – über die Verantwortung der Frau müssen nämlich Staat und Kirche, also männlich bestimmte Institutionen wachen – und dem Recht des Menschen und der gesamten Natur auf Leben – wer dafür verantwortlich ist, wissen wir eigentlich nicht so recht. Zu zahlreich sind die bereits eingetretenen Störungen und Zerstörungen. Übrigens möchte ich ganz deutlich sagen, daß ich für Leben bin. Die Entrechtung der Frau wird gerade an dieser Stelle besonders deutlich, wenn wir an das Mißverhältnis zu anderen Lebensstörungen denken, die weltweit verbreitet sind und toleriert werden. Zudem werden Embryos zu Forschungszwecken entwürdigt und für experimentelle Versuche mißbraucht. Eine bedrohliche Entwertung menschlichen Lebens hat parallel zur erbitterten Bekämpfung der Abtreibung eingesetzt.

Die Ursache für Fehlgeburten kann ebenfalls im seelischen Bereich liegen.

Eine 34jährige Frau war nach fünfjähriger Ehe endlich schwanger geworden. Im dritten Monat erfolgte aber eine Fehlgeburt. Das wiederholte sich insgesamt viermal. Körperliche Gründe dafür waren nicht zu finden. So kam sie in die psychotherapeutische Behandlung. Hier stellte sich heraus, daß hinter der als gut geschilderten Beziehung zur Mutter im unbewußten Bereich erheblicher Haß bestand, denn sie hatte ihre Tochter gegenüber dem Sohn immer stark benachteiligt, was sich sowohl in finanziellen Zuwendungen als auch in Erlaubnissen oder Verboten ausdrückte. Zudem wurde die Erziehung als extrem körperfeindlich beschrieben. Diese Frau hatte immer wieder versucht, die Beachtung und Billigung der Mutter zu finden. Aber das Gegenteil geschah, sie wurde wegen der Fehlgeburten als unfähig bezeichnet, wenigstens das zu können, »was jede Kuh kann«. Diese Frau wollte in gar keinem Fall werden wie ihre Mutter, und durch die massive Aggressivität und die dahinter stehenden Ängste konnte sie damit nicht selbst zur Mutter werden. Erst nach der Bearbeitung dieses Konfliktes konnte eine neue Schwangerschaft mit der Geburt eines gesunden Kindes abgeschlossen werden.

Von der Unmöglichkeit, schwanger zu werden, der Sterilität, wird gesprochen, wenn trotz regelmäßigen Geschlechtsverkehrs ohne Empfängnisverhütung nach einem Jahr keine Schwangerschaft eingetreten ist. Das kann zum einen organische Ursachen haben, die sowohl bei der Frau als auch – und dies öfter, als angenommen wird – beim Mann liegen können. Wenn beide organisch gesund sind, spielen jedoch seelische Faktoren eine Rolle. Dahinter kann sowohl eine konflikthafte Einstellung gegenüber der Körperlichkeit und der Sexualität wie auch gegenüber der Mutterschaft und ihren Verpflichtungen stehen. Manchmal gestehen sich beide ihre Angst vor einem Kind nicht ein. Sie verhalten sich dann unbewußt so, daß ihre sexuellen Kontakte beeinträchtigt werden.
Sterilität ist keine Krankheit, sondern auch eine Möglichkeit menschlichen Erlebens. Durch die innere Auseinandersetzung mit dem eigenen Sein, also auch mit der möglichen Unfruchtbarkeit, reift der Mensch. Er kann seine Fähigkeit zum Trauern einsetzen und sein Schicksal bewußt erleben und in seinen Lebensablauf integrieren lernen. Nun ist aber Mutterschaft zum höchsten Lebensziel für Frauen emporstilisiert worden. Damit ist Kinderlosigkeit nicht mehr Schicksal, sondern »Krankheit«, für die es »Heilungs-

möglichkeiten« durch technische Manipulationen gibt. Damit wird seelische Entwicklung verhindert und eine Entmenschlichung eingeleitet. Statt sich damit auseinanderzusetzen, läuft die betroffene Frau von Arzt zu Arzt und statt zu trauern, wird sie ihre Unfruchtbarkeit nicht mehr in ihr Schicksal integrieren, sondern dem Arzt die Schuld geben können, wenn der Erfolg ausbleibt. Was nicht genügend klar ist, sind die Risiken der Manipulation für den Körper der Frau, die Schmerzen und Beschwerden, die sie auf sich nimmt, die möglichen Gesundheitsschäden, aber auch die seelischen Folgen solcher Vorgänge, die wieder neuen Konfliktstoff heraufbeschwören.

Wie der Beginn der Menstruation ist auch das Ende eine einschneidende Veränderung im Leben der Frau. Entfaltung und biologische Reifung sind für sie sichtbare konstruktive Prozesse, während die hormonelle Umstellung in der Menopause als Verlust, als Abbau und Entwertung erlebt wird. Entwicklung, Menarche, Menstruation und Schwangerschaft sind ebenso normale physiologische Vorgänge wie Klimakterium und Menopause. An sich bedeutet die Zeit der hormonellen Umstellung daher nicht Krankheit. Sie wird aber ausgesprochen häufig so erlebt.
Als klimakterisches Syndrom werden folgende Symptome bezeichnet: Hitzewallungen, Schweißausbrüche, Schwindel, rasche Erschöpfbarkeit, gefühlsmäßige Labilität, gehäuft depressive Verstimmungen – auch als »Involutionsdepression« besonders klassifiziert, Nachlassen der Konzentrations- und Leistungsfähigkeit und verminderte sexuelle Aktivität. Natürlich spielen sich bei der hormonellen Umstellung im Klimakterium umwälzende Veränderungen im weiblichen Organismus ab. Die Frau ist es an sich gewöhnt, Veränderungen ihres Körpers zu erleben und zu verarbeiten. Sie hat die sehr eingreifende Entwicklung zur Frau hin mit der Menarche und der Brustentwicklung und auch die monatliche Menstruation durchlebt. Das zeigt, daß sie sowohl seelisch als auch körperlich fähig und flexibel genug ist, auch große Veränderungen des Körpers zu verarbeiten. Dennoch ist das Klimakterium aber eine Zeit besonderer Krisenmöglichkeiten.

Die biologischen Vorgänge des Alterns allgemein bewirken Veränderungen bei jedem Lebewesen. Haut und Bindegewebe werden schwächer, das Fettgewebe nimmt zu, auch die Leistungsfähigkeit wird insgesamt langsam vermindert. Das gilt gleichermaßen für Frau und Mann. Warum trifft das Klimakterium aber häufig die Frau so existentiell, daß es fast Krankheitswert hat?

In unserer Kultur werden Schönheit, Jugend und sexuelle Attraktivität auf der einen Seite wie auch Leistungsfähigkeit und Konkurrenzfähigkeit hoch bewertet. Der Mann steht häufig zu dieser Zeit auf dem Höhepunkt seiner beruflichen Entwicklung. Er bekommt also Rückmeldungen über seine Fähigkeiten. Die Frau, für die eine Bestätigung von außen durch eine berufliche Karriere nach wie vor eher zu den Ausnahmen gehört, befindet sich dagegen in einer Situation, in der die Kinder allmählich das Haus verlassen. Wenn sie berufstätig ist, so ist sie dies häufig in einer eher untergeordneten Position, sie hat also das Ende ihrer beruflichen Entwicklungsmöglichkeiten längst überschritten. Leistungsfähigkeit und Konkurrenzfähigkeit werden als eher männliche Fähigkeiten angesehen, während Jugend, Schönheit und sexuelle Attraktivität eher der Frau zugebilligt werden – aber eben nur der jüngeren Frau. Sie verliert also mit dem Eintreten des Klimakteriums nicht nur hoch bewertete Eigenschaften. Wenn sie Mutter ist, muß sie sich auch mit der Ablösung ihrer Kinder und mit dem Ende ihres »Mutterseins« beschäftigen. Sie steht also, anders als der Mann, vor einer Vielfalt von Verlusten, die ihr Selbstverständnis und ihr Selbstwertgefühl existentiell bedrohen und eine Neuorientierung erfordern, die viele Frauen aufgrund ihrer sozialen Verhältnisse und ihrer seelischen Situation nicht leisten können. Die Karriere als Mutter ist vorüber, eine berufliche Karriere ist meist nicht möglich, und so schlagen Frauen zu diesem Zeitpunkt dann eher den Weg in die »Karriere« der chronisch Kranken ein, die von einer Vielfalt an unterschiedlichen Beschwerden geplagt, die Wartezimmer der ärztlichen Praxen aufsuchen. Auf diesem Wege finden sie Beachtung und die Möglichkeit, aus der Isolation herauszukommen. Im Wartezimmer treffen sie Frauen, die in der gleichen Situation sind, wie sie selbst. Die endlosen Gespräche älterer Frauen über ihre Krankheiten dienen einerseits dem Kontakt zwischen gleichartig Leidenden, die sich gegenseitig verstehen, andererseits der Konkurrenz, wem es denn schlechter gehe. Ein hochneurotischer Teufelskreis kann hier aus der Not der Frau heraus einsetzen.

Der Ausweg aus der Sackgasse ist oft fast nicht möglich – psychotherapeutische Interventionen, die eine Neuorientierung möglich machen oder anbahnen könnten, scheitern oft an der Unmöglichkeit, die äußere Situation zu verändern. Die innere Situation unter solchen Umständen zu verändern – denn darum geht es ja in der Psychotherapie – ist ein sehr langwieriger und schwieriger Prozeß, der die Bearbeitung der Selbstwertproblematik als Mensch und als Frau umfaßt. Bekannt ist ja aus Kulturen, in denen die Frau nach dem Klimakterium eine soziale Aufwertung erfährt und keine Abwertung wie bei uns, daß dort klimakterische Beschwerden so gut wie unbekannt sind, obwohl die körperlichen Folgen des Hormonabfalls die gleichen sind. Wir sehen daran, daß das Klimakterium keine Krankheit, sondern eine neue Lebensphase ist, die allerdings der Frau in unserer Kultur wenig Möglichkeiten offen läßt.

Zu diesem ganzen Komplex der Selbstwahrnehmung und der Bedeutung der Frau kommt die Tatsache, daß das Weibliche auch durch den sogenannten Fortschritt der Wissenschaft mehr und mehr entwertet wird. Die Züchtungs- und Manipulierungsversuche der letzten Jahre, Genmanipulationen, Reproduktionstechnik, Embryotransfer, Retortenbabies und Leihmütter zeigen auf, wie die weiblichen Funktionen technisiert und damit abgewertet werden. Mit dieser Tatsache muß sich heute jede Frau bewußt auseinander setzen.

Literatur

Bach, H.: Die heimliche Wahrheit. Potenzstörungen und ihre Heilung. Bastei Lübbe, Bergisch Gladbach 1978

Brähler, E./A. Meyer: Partnerschaft, Sexualität und Fruchtbarkeit. Springer, Berlin 1988

Chasseguet-Smirgel, J. (Hrsg.): Psychoanalyse der weiblichen Sexualität. Edition Suhrkamp, Frankfurt/M.1977

Gambaroff, M.: Utopie der Treue. Rowohlt, Reinbek bei Hamburg 1985

Gros, R.: Die weibliche Brust. Walter de Gruyter, Berlin 1987

Kockott, G.: Impotenz. In: Deutsches Ärzteblatt Jg. 84, 18/1987

Olbricht, I.: Wozu braucht der Mann die Reproduktionstechnologie. In: »Und er sprach: Lasset uns Menschen machen...« Dokumentation der 5. Frauenakademie der ev. Akademie Bad Boll 28. Oktober – 1. November 1987

dies.: Verborgene Quellen der Weiblichkeit, die Brust das enteignete Organ. Kreuz, Stuttgart 1985

Raffay, A. v.: Sexualität und Macht. In: Analytische Psychologie 12/1981

Rohde-Dachser, C.: Zurück zu den Müttern? In: Forum der Psychoanalyse. Springer 1989

Schneider, U.: Was macht Frauen krank? Campus, Frankfurt/M.1981

Shuttle, P./R. Redgrove: Die weise Wunde Menstruation. Fischer, Frankfurt/M.1984

Stief, C.-G. u.a.: Erektile Dysfunktion. In: Deutsches Ärzteblatt Jg. 84, 18/1987

Voss, J.: Das Schwarzmond-Tabu. Kreuz, Stuttgart 1988

Störungen des Verdauungstrakts

Der Verdauungstrakt ist ein System, das mit der Umwelt in Austausch steht. Es geschieht hier etwas Ähnliches wie beim Atmen. So wie die Luft eingeatmet wird, ihr der Sauerstoff entnommen und der Rest samt dem Stoffwechselendprodukt Kohlensäure wieder abgegeben wird, so nehmen wir bei dem Vorgang des Essens Stoffe aus der Umwelt in uns auf, entziehen ihnen bei der Verdauung diejenigen Nährstoffe, die wir benötigen und scheiden das Unverwertbare wieder aus. So kann auch der Verdauungstrakt, allerdings auf einer sehr viel stofflicheren, materielleren Ebene, als Kontakt- und Austauschfläche mit der Umwelt betrachtet werden. Dem Verdauungsvorgang selbst fehlt die rhythmische Eigengesetzlichkeit des Atems, sie läuft nicht immer gleichmäßig ab.

Der eigentliche biologische Grund für die Nahrungsaufnahme ist das Bedürfnis nach Nährstoffen. Dieses Bedürfnis spüren wir im Gefühl des Hungers. Hunger bedeutet Haben-Wollen, Aufnehmen-Wollen. Die Nahrungsaufnahme dient der Befriedigung des Haben-Wollens und damit schließlich der Sättigung.

Aber schon Hunger ist nichts einheitlich Definiertes. Es gibt den körperlichen Hunger nach realen Lebens-mitteln, aber es gibt auch den Hunger im übertragenen Sinn. Beides ist oft nicht genau zu unterscheiden. So kann der Hunger nach Zuwendung, wenn er nicht angemessen gestillt wird, im Hunger nach Süßigkeiten beispielsweise kompensiert werden. Heißhunger nach etwas Bestimmtem kann der Ausdruck eines Bedürfnisses sein, das nicht anderweitig befriedigt wurde. Dies illustriert das Beispiel einer Patientin, die immer dann, wenn in der Gruppenpsychotherapie aggressive Themen auftauchten, nach ihrer Handtasche griff und dort eine Packung vorsorglich eingepackten Knäckebrotes herausholte. Sie gab an, daß sie immer eine furchtbare Leere im Magen fühle, wenn es »spannend« würde. Zudem unterbrach das geräuschvolle Knabbern sofort jedes Gespräch und beendete damit auch die unausgesprochenen Spannungszustände, während sich die Aggressionen der Gruppenmitglieder voll der Patientin zuwandten. Das, so sagte sie, mache ihr aber nichts aus, wenn sie nur etwas zu essen habe. Hier zeigt sich deutlich die kompensierende Funktion des Essens – das ihr in diesem Falle gleichzeitig die, wenn auch negative, Zuwendung der gesamten Gruppe brachte.

Die Doppelbedeutung der Worte »süß« und »naschen«, verbunden mit dem Aspekt des »Liebeshungers« wird bei Ausdrücken deutlich, wie etwa »ein süßes Mädchen« – oder einen »süßen Jungen« – zu »vernaschen«. Auch ein »süßes Baby« können wir »zum Fressen gern« haben. Liebe – ohne daß wir uns genauer mit der Bedeutung des Begriffes beschäftigen – und Süßigkeit gehören also eng zusammen. Auffallende Naschsucht bei Kindern kann darauf hinweisen, daß sie sich nicht genügend geliebt fühlen. Sie sehnen sich eigentlich nach Zuwendung und Bestätigung, aber viele Eltern geben ihnen lieber eine Süßigkeit als den persönlichen Trost, den sie nötig hätten.

Es gibt aber nicht nur den »Liebeshunger«, sondern auch den unbefriedigten Erlebnis- oder Erlebens-Hunger im weitesten Sinne, den wir uns beispielsweise nicht durch Süßigkeiten, sondern eher durch stark gewürztes oder scharfes Essen kompensatorisch erfüllen können, denn dieses bringt uns neue Reize. Wer hingegen Schonkost bis hin zur Breinahrung bevorzugt, der möchte vielleicht lieber zur Ernährung des Kindes zurückkehren und darauf verzichten, die Nahrung aggressiv zu zerbeißen und zu zerkleinern. Wahrscheinlich vermeiden diese Menschen auch sonst die Konfrontation mit »harter Kost«.

Eigentlich ist der Akt der Nahrungsaufnahme ja eine Zerstörung des aufgenommenen Objekts mit dem Endziel der Einverleibung – ein Modell für die Lebensnotwendigkeit der Aggressivität und für ihre Unausweichlichkeit im Leben.

Die Nahrungsaufnahme ist aber auch als kommunikativer Akt vom ersten Augenblick des Lebens an zu verstehen. Über den Mund kann bei der Brusternährung die körperliche Verbindung zur Mutter wieder hergestellt werden, die mit der Geburt beendet ist. Wenn diese Verbindung zwischen Mutter und Kind gestört ist, wenn die Kommunikation zwischen beiden nicht stattfindet, dann ist das Kind infolge seines Angewiesenseins und seiner Abhängigkeit in großer Gefahr. Diese verbindende Funktion behält die Nahrungsaufnahme auch später, Familien treffen sich häufig nur noch am Eßtisch, denn gemeinsames Essen verbindet. Auch persönliche Feiern gehen in der Regel mit gemeinsamem Essen einher. In besonderem Maße verbindet das Trinken. Das kumpelhafte Anstoßen am Stammtisch, das Runden-Ausgeben, das Trinken auf bestimmte Anlässe hin, ist ein verbindendes Tun, besonders deutlich wird dies bei der Sitte des »Bruderschaft«-Trinkens.

Wir müssen also bei Störungen der Nahrungsaufnahme auch immer an den kommunikativen Bereich denken. Der Mund dient ja ganz besonders der Kommunikation, nicht nur bei der Brusternährung. Auch das Sprechen und besonders das Küssen, Lächeln, Drohen sind kommunikative Funktionen – sie sind der Mundregion zugeordnet.

Um all diesen Funktionen gerecht zu werden, die nicht nur rein biologischen Zwecken dienen, sondern auch mit Gefühlen und Stimmungen verbunden sind, sind Mund und Mundhöhle in ganz besonderem Maße durch Nerven versorgt.

Der aktive Vorgang der Nahrungsaufnahme und -verarbeitung ist eng verbunden mit dem Nehmen und Geben.

Das Nehmen sind die Vorgänge des Saugens, Kauens und Schluckens. Das Aufnehmen von Nahrung kann lustvoll empfunden werden, es kann dem Genuß dienen. Wenn das Nehmen gestört ist, können die Funktionen in diesem Bereich beeinträchtigt werden. Es kann zu viel oder das Falsche aufgenommen werden, aber es gibt auch die Zurückweisung, wie sie sich in Krankheitsbildern zeigt, die mit Schluckstörungen oder Erbrechen einhergehen. Das Nehmen setzt vorheriges Geben voraus. Konflikte mit den gebenden Personen können sich dann in einer Störung der Aufnahme zeigen. Das Nehmen kann so zum Machtmittel umfunktioniert werden. Forderung oder Verweigerung von Nahrung ist eine Möglichkeit des Kindes, seine Mutter zu manipulieren. Auch die Nahrungsverweigerung aus Protest, wie der Hungerstreik beispielsweise als politisches Mittel, geht in diese Richtung. Bei der Magersucht kann die Essensverweigerung unter anderem ebenfalls den »Machthunger« bedeuten – in diesem Falle den Wunsch, sich zu beweisen, stärker als die Materie, die Mater – das lateinische Wort für »Mutter« finden wir hier – zu sein, um überleben zu können.

Am Ende des Verdauungstraktes steht das Hergeben, die Abgabe des Stuhls. Auch dies kann lustvoll erlebt werden. Die Defäkation ist nicht ein einfaches biologisches Loslassen, da auch sie mit Funktionen aus dem Gefühlsbereich verbunden ist. Dem Geben folgt – jedenfalls erst einmal beim Kind – das Nehmen. In der Reinlichkeitserziehung wird dabei, auch heute noch, von der Mutter die Stuhlabgabe zu einem bestimmten Zeitpunkt gefordert. Das kann zu einem gestörten Hergeben führen, dem ein Behalten entgegengesetzt wird – oder aber ein aggressives Ausstoßen des Stuhls. So können sich auch in diesem Bereich Störungen zeigen. Von der Natur her ist es jedenfalls so, daß sowohl das Aufnehmen wie das Hergeben mit Lustempfindung verbunden sein kann, aber infolge der vielen differenzierten Funktionen manifestieren sich gerade in diesem Bereich viele Störungen.

Die Verdauung geht in verschiedenen Stufen vor sich:

1. Die Aufnahme und Zerkleinerung von Nahrungsstoffen aus der Außenwelt.
2. Die Resorption der Nahrungsstoffe im Darm.
3. Die Ausscheidung von Unverdaulichem.

Wir unterscheiden den oberen und den unteren Teil des Verdauungstraktes. Diese Trennung ist natürlich künstlich – sie ist bedingt dadurch, daß beide verschiedene Aufgaben haben. Im oberen Verdauungstrakt erfolgt die Aufnahme, die Zerkleinerung und die Vermischung der Nahrung zuerst mit Speichel, dann mit Magensäure und mit Wirkstoffen und Fermenten aus Magen, Galle, Bauchspeicheldrüse und oberen Darmabschnitten. Im unteren Verdauungstrakt findet die Aufnahme der inzwischen aufgespaltenen Nahrungsstoffe in den Körper hinein statt und schließlich die Ausscheidung von unverdaulichen Resten und Stoffwechselendprodukten. Eine weitere Unterscheidung besteht darin, daß Störungen des oberen Teils des Verdauungstraktes andere Gründe haben als Störungen im unteren Teil.

Der Anfang des oberen Verdauungstraktes ist der Mund mit den Lippen. Hier tritt die Nahrung in das Körperinnere ein, hier findet ihre erste Veränderung statt. Sie wird zerkleinert und mit Speichel durchmischt.

Wenn die Zähne ihre Funktion erfüllen sollen, müssen sie fest stehen und gesund sein. Bei Störungen der Zahnfunktion finden wir meistens auch noch andere Störungen im Verlauf des Verdauungstraktes.

Das Beißen und Zerkleinern ist eine aggressive Handlung im weitesten Sinne, es setzt das Zupacken-Können und das Angehen-Können voraus. Daß Zähne aggressive Funktionen haben, sehen wir auch daran, daß uns ein Hund, der die Zähne fletscht, aggressiv bedrohlich erscheint. Auch bei uns bedeutet es eine bedrohliche Geste, wenn wir jemandem »die Zähne zeigen«. Menschen mit kranken Zähnen können sich »nicht durchbeißen«, das ist ein Hinweis auf das Durchsetzungsvermögen. Oft können sie aber auch nicht bissig oder mit beißendem Spott im übertragenen Sinne reagieren. Sie werden daher an Problemen schwer zu kauen haben. Kranke Zähne, aber auch eine Vernachlässigung der Zahnpflege, kann so ein Hinweis darauf sein, daß die Betroffenen ihre Aggressionen nur schwer einsetzen können.

Nicht selten gibt es Menschen, die nachts mit den Zähnen knirschen und sie damit erheblich schädigen können. Wenn wir uns dieses Symptom genauer ansehen, so stellen wir fest, daß es auch etwas mit Aggressionen zu tun haben könnte. Wenn wir etwas zähneknirschend über uns ergehen lassen, dann tun wir es in ohnmächtiger und vielleicht verdrängter Aggressivität. Zähne sind gefährlich – wer seinem Wunsch zuzubeißen, sich durchzubeißen, bei Tag nicht nachgeht, muß nachts ohnmächtig mit den Zähnen knirschen, bis er die Gefährlichkeit der Zähne zerstört hat. Auch hier finden wir wieder – wie schon öfter – die Wendung der nicht gewagten und nicht gelebten Aggressivität gegen uns selbst, hin zur Autoaggression. Übrigens haben Aggressionen und Kontakt sehr viel miteinander zu tun. Aggressiv einem Menschen gegenüber zu sein, das bedeutet ja auch, ihn ernstzunehmen, wenigstens als Gegner, und sich ihm zuzuwenden. Bei Menschen, die mit zusam-

173

mengebissenen Zähnen alles tapfer ertragen, ohne sich zu wehren, ist die Spannung der Kaumuskulatur auffällig. Sie können sich auch oft nicht gut verständlich machen – wer kann schon mit zusammengebissenen Zähnen deutlich reden.

Dagegen läßt sich einwenden, daß wir alle schlechte Zähne haben – aber es ist ja auch eine kulturelle Forderung an uns, daß wir sozial gut angepaßt und friedfertig sind, also unsere Aggressionen verdrängen sollen. Kiefer und Zahnfleisch sind Halt und Grundlage für die Zähne. Bei krankem Zahnfleisch kann der Mensch keine »harten Nüsse knacken«, er kann sich Problemen, die nur mit gesunder Aggressivität zu lösen wären, nicht stellen. Das Zahnfleisch ist empfindlich, es ist leicht zu verletzen und blutet sehr rasch. Blutendes Zahnfleisch wird den Menschen zusätzlich am Zubeißen hindern, es gibt aber auch den Zähnen weniger Halt. So »gehen wir bald auf dem Zahnfleisch«.

Eine 37jährige Frau erkrankte ungewöhnlich schwer an einer Parodontose, so daß der Verlust fast aller Zähne drohte. Zusätzlich bestanden häufige und ausgiebige Durchfälle, also noch eine andere Störung im Verdauungstrakt. Sie war extrem angepaßt und aggressionsgehemmt, sie hatte sowohl Angst, sich durchzubeißen als auch zuzubeißen. Durch eine sehr aufwendige und teure zahnärztliche Behandlung konnte das Schlimmste verhindert werden – die Parodontose ging aber trotz intensiver Zahnpflege weiter. Die sogenannten dritten Zähne, also die Ersatzzähne, die das Zubeißen nach außen hin nur vortäuschen können, drohten. Diese Frau hatte allerdings auch andere, schwerwiegende Probleme, die sie veranlaßten, eine Psychotherapie zu machen. Als sie schließlich eine klare Standortbestimmung vornehmen und »ihre Zähne zeigen konnte«, hatte sie nicht nur eine Verbesserung des Selbstwertgefühles und ihrer Lebenssituation erreicht, auch ihre Zähne stehen inzwischen wieder zum großen Erstaunen ihres behandelnden Zahnarztes in einem gesunden Zahnfleisch.

Im übrigen konfrontieren uns die Zähne durch Zahnverlust in Übergangsphasen unseres Lebens als Schwellenzeichen mit Veränderungen. In der Kindheit verlieren wir das Milchgebiß als Zeichen des Erwachsenwerdens, beim Älterwerden kann der Zahnverlust erstes Zeichen des Alterns sein, eine Konfrontation mit dauernden

Verlusterlebnissen und letztlich mit der unausweichlichen Sterblichkeit.

In der Mundhöhle findet neben der Zerkleinerung der Nahrung auch die Durchmischung mit dem Speichel statt. Die zerkleinerten Speisen werden dadurch für das Schlucken vorbereitet, indem sie durchfeuchtet werden, so daß sich auch leichter Portionen abteilen lassen. Ferner enthält der Speichel bereits ein Ferment, das Kohlenhydrate aufspaltet: die Verdauung beginnt bereits in der Mundhöhle.

Menge und Zusammensetzung des Speichels ist von seelischen Einflüssen abhängig. Verminderte oder vermehrte Produktion wird auch vom Volksmund in Redensarten mit Gefühlen in Zusammenhang gebracht, wie etwa »das Wasser läuft mir im Munde zusammen« oder »da bleibt mir die Spucke weg«. Es genügt die Vorstellung unserer Lieblingsspeise, um den Speichelfluß in Gang zu bringen, ohne tatsächliche Nahrungszufuhr.

Die Geste, jemanden anzuspucken, wird weltweit als nonverbale aggressive Äußerung verstanden, die insbesondere auch Verachtung ausdrückt. Bei Lustlosigkeit, Traurigkeit und depressiven Verstimmungen ist eine Verminderung der Speichelsekretion bekannt, die normal etwa 1 bis 1,5 Liter pro Tag beträgt.

Nach der Zerkleinerung der Nahrung wird der mit Speichel durchmengte Speisebrei hinuntergeschluckt. Solange sich die Nahrung noch im Mund befindet, kann sie leicht ausgespuckt werden. Der Schluckvorgang erst läßt die Nahrungsaufnahme wirklich in Gang kommen, denn dieser Vorgang ist nicht mehr leicht umkehrbar. Das gilt auch für seelische Inhalte: denn häufig haben wir schwer zu schlucken oder wir wollen manches nicht schlucken. Wie viele Menschen schlucken beispielsweise ihren Ärger herunter.

Eine subjektive Störung des Schluckens stellt das sogenannte »Globusgefühl« dar. Es wird als Fremdkörpergefühl im hinteren Halsbereich beschrieben, als das Gefühl, ein Brocken sei im Hals steckengeblieben, wie ein Kloß oder ein »Frosch« im Hals, als ob der Hals zugeschnürt oder zugedrückt werde. Es ist ein sehr beängstigendes Gefühl, das auch diesbezügliche Krebsangst auslösen kann. Deshalb suchen die Betroffenen oft rasch die ärztliche

Sprechstunde auf. Weitere Symptome können häufiges Räuspern sein, Mundtrockenheit, Hals- und Zungenbrennen, Leerschlucken, Reizhusten aus dem Hals heraus und eine belegte Stimme. Schlund- und Kehlkopfmuskulatur sowie die äußeren Halsmuskeln sind dabei oft angespannt. Die dabei auftretende Angst kann weitere Verspannungen auslösen, die ihrerseits die Angst wiederum verstärken. Natürlich muß zuerst eine organische Abklärung erfolgen. Das Globusgefühl ist aber extrem selten ein Symptom von Tumoren, denn diese machen keine oder andere Krankheitszeichen.

Oft wird auch die Schilddrüse verdächtigt, aber selbst eine massiv vergrößerte Schilddrüse macht in der Regel kein Globusgefühl. Allerdings sind die Betroffenen erst einmal nach einer Schilddrüsenoperation beschwerdefrei. Eine Operation bestätigt sie nämlich in ihrer Theorie, das Ganze sei »rein körperlich«. Jede Operation bedeutet aber als Eingriff in den Körper zugleich einen Verlust an körperlicher Integrität und damit auch ein zusätzliches schwerwiegendes Ereignis, das wiederum seelische Auswirkungen haben muß. Eine Neurose läßt sich eben nicht wegoperieren, das gilt für alle Bereiche. Übrigens finden wir in der Vorgeschichte der Betroffenen häufig auch andere Operationen, meist sind beispielsweise die Mandeln bereits entfernt worden. Zusätzlich bestehen oft Schlafstörungen, Spannungskopfschmerzen, Wirbelsäulenbeschwerden, sowie nervöse Magenbeschwerden, aber auch depressive Verstimmungszustände. Die Besserung hält denn auch nicht an, nach einiger Zeit entstehen neue Symptome, die erneute Arztbesuche erfordern. In jedem Fall wird so eine Auseinandersetzung mit den Ursachen der Symptome vermieden, die das Schlucken als einen Akt des Sich-Einverleibens stören. Der Schluckakt ist ein Sich-Öffnen und Aufnehmen, wogegen das Globusgefühl ein Sich-Verschließen und die Verweigerung bedeutet.

Eine besondere Form des Schluckens ist das Luftschlucken, die Aerophagie. Die Luft wird entweder bei der Aufnahme von Speisen oder auch mit dem Speichel geschluckt. Die Betroffenen klagen über Schmerzen im Oberbauch und Aufgetriebensein des gesamten Leibes. Die Folge ist meist ein geräuschvolles Aufstoßen, mit dem sich die Betroffenen »Luft machen«. In übertragenem Sinn geben sie oft an, daß sie viel schlucken müssen. Wird die Luft nicht geräuschvoll ausgestoßen – was ja oft aggressiv wirken kann – dann wird die Luft im Darm weiter transportiert. Blähungen sind die Folge, die ihrerseits wieder unterdrückt werden müssen, denn es ist ebenfalls nicht fein, sich auf diese Weise »Luft zu machen«. Der Vorgang der Aggressionsverschiebung ist also hier recht durchsichtig.

Zu den Schluckstörungen gehört weiterhin das Krankheitsbild der »Achalasie« oder des »Kardiospasmus«. Darunter wird eine Störung der glatten Muskulatur der Speiseröhre verstanden, die das Schlucken erschwert oder unmöglich macht. Der Speisebrei sammelt sich in der Speiseröhre an und wird dann unverdaut und unverändert durch Magensäure wieder erbrochen. Dazu gehören charakteristische Beschwerden hinter dem Brustbein, bisweilen mit Hustenreiz und Atemnot, aber auch Angstgefühl. Eine körperliche Ursache kann auch bei diesem nicht ganz seltenen Beschwerdebild nicht gefunden werden. Diese Störung kann gleichfalls mit erheblichen Angstgefühlen verbunden werden und die Beschwerden können auch gelegentlich einmal dem Herzen zugeordnet werden.

Das Organ, das die geschluckten Speisen zuerst aufnimmt, ist der Magen.

Es gibt ein charakteristisches Beschwerdebild, nämlich die funktionellen Oberbauchbeschwerden, die mit einem Druck- oder Völlegefühl im Oberbauch, Appetitlosigkeit, Unverträglichkeit von bestimmten Nahrungsmitteln einhergeht, meist sind dies Fett, Koffein oder bestimmte Gemüse. Häufig werden auch sogenannte »Magenkrämpfe«, Übelkeit, Erbrechen, Appetitstörungen, Sodbrennen und Aufstoßen geklagt. Alle diese Klagen betreffen Beschwerden und nicht Funktionen. Die Betroffenen weisen damit nachdrücklich entweder auf das Schädigende der zugewiesenen oder erhaltenen Nahrung hin oder auf das eigene Unvermögen, sich die Nahrung richtig einzuverleiben. Im ersten Fall wird die Klage gegen die Umgebung, im zweiten Fall gegen das eigene Selbst gerichtet.

Nun ist manches im Leben schwer verdaulich und liegt uns wie ein Stein im Magen. Vieles verdirbt uns den Appetit, manche Situationen sind uns zum Kotzen. Wenn wir daran denken, wird uns schon ganz übel. Dann liegt uns alles quer im Magen. Manchmal sind wir auch sauer – und das betrifft wiederum den Magen. Wir sehen also aus diesen Redewendungen, daß auch hier wieder vor allem Aggressivität im Spiel ist. Diese kann nicht geäußert und damit ausgetragen werden, sondern sie wird »geschluckt« und stört damit destruktiv die Funktion des eigenen Organs, in diesem Fall des Magens. Übelkeit ist ja das Gefühl, etwas Unverdauliches bekommen zu haben.

Der Grund für das Unterdrücken von Aggression ist häufig das Defizit an Zuwendung und die Angst vor Zuwendungsverlust bei der Äußerung von Ärger, und das Gefühl, dann alleine gelassen zu werden, und damit jede Sicherheit zu verlieren.

Eine 28jährige Frau, verheiratet, zwei kleine Kinder, litt unter erheblichen funktionellen Oberbauchbeschwerden, gelegentlichem Erbrechen und Verstopfung. Ihre Ehe schildert sie als sehr gut, das Verhältnis zu den Kindern ebenfalls als sehr positiv. Nur die körperlichen Beschwerden machen ihren Mann ungeduldig und sie verhindern auch, daß sie sich mehr den Kindern zuwenden kann. Der Mann wird als sehr lieb und fürsorglich, die Kinder als sehr lieb und wohlgeraten geschildert. Ihre Ausdrucksweise ist dabei insgesamt recht kindlich. Kindlich sind auch ihre Ansprüche an das Leben. Sie möchte eine heile Welt, eine heile Familie, in der der Mann das Geld verdient und sie sich an ihn anlehnen kann. Genau dies funktioniert nicht, da der Ehemann der Patientin in Wirklichkeit beziehungsunfähig ist, wie sich in einem Dreier-Gespräch herausstellt. Er ist ausgesprochen zwanghaft und besteht darauf, daß alles seine Ordnung hat. Seiner Meinung nach drückt sich seine Frau mit den Beschwerden nur vor der Hausarbeit. Hier liegt also eine absolut nicht angemessene Erwartungshaltung der Frau vor, die Realität wird völlig verleugnet und alles, was nicht zu dem phantasierten Bild der heilen Familie paßt, wird von ihr hinuntergeschluckt. Allerdings bekommt ihr dies nicht, es liegt ihr schwer im Magen und ist unverdaulich. Ihren Ärger darüber, daß der Mann sie gefühlsmäßig völlig alleine läßt, nimmt sie ebenfalls nicht wahr. Sie gibt ihm recht in der Ablehnung ihrer Person, damit er bei ihr bleibt. Sie selbst ist nun diejenige, die nicht funktioniert und die heile Welt stört. Die anderen sind gut, sie selbst ist schwach und krank.

Sie nimmt die ziemlich unkontrollierten Wutausbrüche des Mannes widerspruchslos hin, wie auch die Unzufriedenheit und Unarten der ebenfalls emotional unterversorgten Kinder. Nur manchmal ist es ihr zum Kotzen, das Erbrechen tritt typischerweise immer dann auf, wenn es wegen ihrer Krankheit einen heftigen Ehekrach gegeben hat – oder als Reaktion auf Geschlechtsverkehr, den sie nicht selbst gewollt hatte, aber ertragen mußte.

Erbrechen bedeutet eine Ablehnung des Zugeführten. Es ist einerseits ein somatischer Vorgang, der auch bei Tieren und sehr kleinen Säuglingen auftritt. Zum anderen können aber auch heftige Gefühle damit ausgedrückt werden, die aus Angst vor dem Zusammenbruch des gesamten Weltbildes nicht angemessen geäußert werden dürfen. Hinter Erbrechen steht häufig auch Ekel – in dem geschilderten Beispiel kam es dazu, wenn der Ehemann »eklig« zu seiner Frau war, nämlich im Streit oder wenn sie sich vor der ihr aufgezwungenen Nähe und Körperlichkeit ekelte.

Eine Sonderform des Erbrechens ist das Schwangerschaftserbrechen, das in der Auseinandersetzung einer Frau mit ihrer Schwangerschaft entstehen kann. Auf der somatischen Ebene besteht eine gesteigerte vegetative Empfindlichkeit, aber nicht jede Frau beantwortet ihre Schwangerschaft mit Erbrechen. Dahinter steht eine Auseinandersetzung mit der Bedeutung der eigenen Weiblichkeit und Mütterlichkeit, die in unserer Kultur problembeladen genug ist. Dahinter kann die unbewußte Phantasie stehen, daß das Kind, das den Bauch füllt, durch Erbrechen entfernt werden könnte – oder die Ablehnung des Fremden in ihr, denn das Kind ist ja auch ein Teil des Mannes. Der Magen ist von seiner Form und Funktion her ebenso wie die Gebärmutter ein Aufnahmeorgan, so daß die unbewußte Analogie naheliegt.

Dies kann aber auch das Problem eines Mannes sein.

Ein 47jähriger Patient kam mit funktionellen Oberbauchbeschwerden, die erstmals in dieser starken Form drei Jahre vorher aufgetreten waren, zur Therapie. Sein Magen war allerdings schon immer empfindlich gewesen. Ein Magengeschwür wurde ausgeschlossen, er war also organisch gesund. Dennoch konnte er nur noch von Schonkost leben, vorwiegend von Babybrei, so daß er schon im Büro von seinen Kollegen gehänselt wurde. Als dann noch morgendliches Erbrechen auftrat, fragten sie ihn schließlich, ob er denn schwanger sei.

Etwa ein halbes Jahr vor Auftreten der starken Magenbeschwerden mußte sich seine 12 Jahre jüngere Frau einer Hysterektomie, also der Entfernung der Gebärmutter, unterziehen. Der Kinderwunsch beider konnte nun nicht mehr erfüllt werden. Der Patient, der fünf Schwestern hatte und von der Mutter wie eines der Mädchen erzogen worden war, konnte sich mit seinem brutalen und alkoholabhängigen Vater nicht identifizieren. Er fühlte sich ganz entschieden den Frauen zugehörig. So blieb er lange Zeit unverheiratet, bis er endlich seine sehr viel jüngere Frau, eine Kindergärtnerin, heiratete, die im Alter seiner jüngsten Schwester war. Unbewußt bestand bei ihm also infolge seiner weiblichen Identifikation die Phantasie, den Kinderwunsch nach der Operation seiner Frau nun selbst erfüllen zu müssen. Die hänselnden Kollegen im Büro waren also mit ihrer Deutung nicht einmal so weit entfernt – so deutlich ist manchmal die Organsprache.

Körperlich faßbare Befunde können dabei einmal bei der sogenannten »Magenschleimhautentzündung« auftreten, eine Reizung des Magens durch Magensäure und verdauende Substanzen, die der Magen produziert, die sich aber nur dann aggressiv schädigend gegen die eigenen Magenwände richten können, wenn bestimmte Schutzfaktoren vom Magen nur in geringer Menge produziert werden. Die Produktion des Magens insgesamt ist abhängig von seelischen Faktoren.

Zum anderen gibt es das Magengeschwür, das durch Schmerzen nach der Nahrungsaufnahme gekennzeichnet ist, die sich bessern, wenn der Magen leer ist. Da Magengeschwüre gelegentlich die Tendenz haben, bösartig zu werden, sollte eine entsprechende medizinische Abklärung erfolgen.

Der untere Teil des Verdauungstraktes, der nach dem Magen beginnt, dient im wesentlichen nicht mehr der Zubereitung und Aufnahme der Nahrung, sondern ihrer Verdauung, Verwertung und Ausscheidung. Zwischen dem oberen und unteren Teil liegt ein Schließmuskel, der Magenpförtner. Er ist vegetativ gut versorgt, damit aber auch leicht störbar. Er variiert die Magenfüllungszeit und kann sich beispielsweise bei Ekel schließen, damit blockiert er die Weitergabe des Mageninhaltes in den unteren Verdauungstrakt. Funktionsstörungen des Darms können sich in emotional belastenden Lebenssituationen als schmerzhafte Darmkrämpfe, Blähungen, Verstopfungen oder Durchfälle zeigen. Erleben und Darmfunktion können eng miteinander gekoppelt sein. Für den Säugling ist der Darm nach dem Mund die andere Körperregion, mit der er einerseits Aufmerksamkeit erlangen und sich andererseits lustvolle Körpergefühle verschaffen kann. Eine forcierte Sauberkeitserziehung läßt ihn früh die Möglichkeit spüren, die er mit dem Zurückhalten des Stuhls oder dem Loslassen im unpassenden Augenblick erlangt. Er bemerkt, daß seine Exkremente als etwas, das er selbst produziert hat, das Interesse der Außenwelt finden.

Ein Säugling befindet sich ja ständig in Situationen, die er noch nicht lösen kann. Er kann sie auf zwei Arten bewältigen. Entweder er lernt dazu und verfügt schließlich nach und nach über mehr Möglichkeiten, wozu er aber positive Rückmeldungen seiner Bezugspersonen und das Gewährenlassen mit genügendem Spielraum benötigt. Das fördert seine Selbständigkeit. Oder er resigniert, weil diese Entwicklungsbedingungen nicht gegeben sind. Dann bleibt er weiterhin völlig abhängig. Er benötigt aber die versorgende Abhängigkeit auch viel mehr, weil er es unbewußt aufgegeben hat, selbständig zu werden. Entwicklung heißt aber unter anderem, sich durchsetzen zu lernen und dazu braucht es die Aggressionsfähigkeit. Diese wird damit auch aufgegeben – und dahinter entwickelt sich dann Angst: einmal vor Aggressionen selbst und zum anderen davor, daß die eigenen – latent immer vorhandenen – Aggressionen doch einmal durchbrechen könnten.

Wird das gesunde Bedürfnis des Selbstbestimmenwollens, des Sich-Eigenständig-Entwickelns und Verhalten-Wollens durch Erziehung und mütterliche Normen gebrochen, dann kann das Kind immer noch mit trotzigem Nicht-Hergebenwollen reagieren. Aber auch ständige Verweigerung macht abhängig. Oder es kann dabei übertreiben und nichts mehr für sich behalten.

Den engeren Zusammenhang zwischen Darmtätigkeit, Aggression und Angst finden wir wieder in Redensarten, die dies aufzeigen. Wenn jemand »auf etwas scheißt« oder wenn er jemanden »bescheißt«, also betrügt, ist er ein »Scheißkerl«. Die meisten Menschen haben schon einmal ärgerlich »verdammte Scheiße« gesagt. Den Hinweis auf die Angst gibt es auch: wer »Schiß« hat, hat Angst. Vielleicht hat er die Hosen voll, weil ihm »etwas in die Hose gegangen ist«. Für beides gibt es noch beliebig weitere Beispiele.

Der Darminhalt, der für das Kleinkind noch wichtig und kostbar ist, ist für den Erwachsenen durch die Erziehung ekelerregend und unästhetisch. Die Darmentleerung wird so aus dem Bereich des Selbstverständlichen und Natürlichen gerückt. Damit wird die Darmfunktion besonders leicht störbar.

Eine Erkrankung, die sich unmittelbar hinter dem Magenpförtner zeigt, ist das Zwölffingerdarmgeschwür, »Ulcus duodeni« genannt. Die Ulcus-Krankheit verläuft meistens in Schüben, die Tage bis Wochen dauern können. Die Beschwerden sind meist sehr charakteristisch, in der Mitte des Oberbauchs lokalisiert, strahlen jedoch aus und sind krampfartig, bohrend und stechend. Sie treten hauptsächlich im nüchternen Zustand auf und bessern sich meist nach der Nahrungsaufnahme. Im Gegensatz zum Magengeschwür entarten sie äußerst selten. Die davon Betroffenen fallen häufig dadurch auf, daß sie ehrgeizig, leistungsorientiert und erfolgreich sowie ganz besonders unabhängig wirken – der unbewußte Wunsch nach Abhängigkeit wird durch die Entwicklung ganz besonderer Unabhängigkeit kompensiert. Dies kann als »Pseudo-Unabhängigkeit« bezeichnet werden.

Auffällig ist nämlich die Bindung der Betroffenen an Instanzen, die Schutz und Anerkennung gewähren, wie die eigene oder die elterliche Familie, eine Gruppe oder der Zusammenhalt am Arbeitsplatz. Das Selbstwertgefühl dahinter ist schwach und erhält eine ganz entscheidende Stützung aus der Bindung und dem Zugehörigkeitsgefühl. Entfällt dieser Schutz plötzlich, geraten die Betroffenen in eine soziale Isolation, es kommt zur Selbstwertkrise, die das labile Gleichgewicht zusammenstürzen läßt und die Erkrankung kann auftreten, die dann ihrerseits wieder neue Abhängigkeit bewirkt. Die unterdrückte und massiv gehemmte Aggressivität wird mobilisiert, aber da sie lebenslang verboten war, richtet sie sich nun zerstörerisch gegen den eigenen Körper. Denn nach außen gerichtete Aggressivität macht viel zu viel Angst, sie könnte ja weitere Verluste bewirken. Gefühle sind jedoch da, auch wenn wir sie noch so sehr verdrängen, sie »schlucken« und sie nicht wahrhaben wollen.

Hier wäre es also in einer psychosomatischen Behandlung wichtig, daß die Betroffenen ihre Wünsche nach Geborgenheit und Abhängigkeit und ihre Sehnsucht nach Fürsorge und Liebe bewußt wahrnehmen können, aber auch ihre eigene Gegensteuerung, mit der sie sich durch Leistung unabhängig machen wollen. Dahinter stehen Gefühle von Wut und Selbstzerstörung sowie massive Ängste. Der realitätsgerechtere Umgang mit ihnen erfordert aber die Entwicklung und Stärkung des Selbstwertgefühls, das Gefühl für die eigenen Fähigkeiten, Möglichkeiten und für die eigene Stärke.

Eine relativ gut erforschte, chronisch entzündliche Erkrankung des Dünndarms ist der »Morbus Crohn«, auch »Ileitis regionalis« oder »terminalis« genannt. Im Dünndarm geschieht die eigentliche Verdauung der Nahrung und die Aufnahme der aufgespaltenen und aufgeschlossenen Nährstoffe. Bei der »Ileitis« kann der Dünndarm diese Funktion nicht mehr voll erfüllen. Im Vordergrund der Beschwerden stehen ziehende oder druckartige Schmerzen, meist im Unterbauch, Durchfälle mit Beimengung von Schleim und gelegentlich von Blut, die mit Verstopfung oder normalem Stuhlgang abwechseln können, Gewichtsabnahme, gelegentlich Fieber, Übelkeit und Erbrechen.

Im seelischen Bereich werden dabei bestimmte Verhaltens- und Erlebensweisen gefunden. Die Betroffenen sind häufig sehr angepaßt, sie gehen deshalb Auseinandersetzungen aus dem Weg und vermeiden Streit. Damit vermeiden sie aber auch Klärung und Beziehung, die nicht durch gegenseitige Abhängigkeit gekennzeichnet ist. Sie sind meist wenig in der Lage, Gefühle zu zeigen, aber eine nervöse Spannung wird häufig spürbar, sie haben meist ein labiles Selbstwertgefühl – also alles Dinge, die wir bereits bei Darmerkrankungen kennen. Deshalb wirken sie beherrscht, zurückhaltend, sehr nachgiebig und leicht beeinflußbar. Die Krankheit oder neue Krankheitsschübe treten häufig nach belastenden Ereignissen wie Verlust, Trennung oder Zurückweisung durch wichtige Bezugspersonen auf. Auch die Übernahme größerer Selbständigkeit und Verantwortung, wie etwa beim Einstieg ins Berufsleben oder bei Arbeitsplatzwechsel können krankheitsverschlimmernd oder auslösend wirken.

In der Therapie ist eine verläßliche Beziehung zur Therapeutin oder zum Therapeuten wichtig. Deshalb müssen vereinbarte Termine und Absprachen unbedingt eingehalten werden, das gibt den Betroffenen ein Gefühl von Sicherheit in der Therapie. Dabei geht es zum einen um die Bewältigung der durch die Erkrankung selbst entstandenen Probleme, zum anderen um eine emotionale Stabilisierung und die Möglichkeit, Konflikte anders lösen und Beziehungen anders gestalten zu lernen. Um dies möglich zu machen, müssen die Betroffenen zur Psychotherapie gut motiviert und bereit zu weiterführenden Veränderungen sein. Schwierig wird es, wenn die ausgeprägten Abhängigkeitskonflikte sich gegenüber der Therapeutin oder dem Therapeuten zeigen und nicht bearbeitet werden können.

Entspannende Verfahren sind dabei immer unterstützend und hilfreich.

Der Dickdarm ist der letzte Abschnitt des Verdauungstraktes. Seine Funktion ist es, dem Darminhalt Wasser und Salze zu entnehmen und die Ausscheidungsprodukte zu transportieren, eine wichtige, aber nicht lebensnotwendige Aufgabe.

Die bekannteste Darmstörung ist die Stuhlverstopfung, das heißt, daß der Stuhlgang sehr hart ist oder daß über mehrere Tage hin eine Spontanstuhlentleerung nicht stattfindet.

Die Ausscheidung der Exkremente ist eng verbunden mit den in unserer Kultur entwickelten Reinlichkeitsvorstellungen. Meistens finden wir bei den Betroffenen eine strenge Reinlichkeitserziehung, die oft mit Strafen, aber auch mit Belohnungen verbunden war. Die chronische Verstopfung kann

– Ausdruck einer Protestreaktion sein,
– den Versuch darstellen, festzuhalten,
– es kann sich um angstvolles Zurückhalten handeln,
– sie kann die Angst vor zu großer Verausgabung und deren Abwehr beinhalten,

– die Stuhlentleerung kann aus Angst vor Schmutz und schmutzigen Regungen zurückgehalten werden.

So hatte ein junger Patient mit einem Waschzwang nur einmal in der Woche Stuhlgang. Der Tag war festgelegt und wurde von ihm sorgfältig vorbereitet. Er konnte sich an diesem Tag außer ausgiebigen Reinigungsprozeduren nichts anderes vornehmen.

Für das Verständnis ist es also wichtig herauszufinden, auf welche unbewußten Mechanismen die Stuhlverstopfung zurückgeführt werden kann. Natürlich kann es sich auch dabei wieder um mehrere Gründe handeln. Abführmittel verbessern das Verstopftsein nicht. Sie verschlechtern eher die Situation des Darms, die Dosis muß erhöht werden und der Darm erleidet schließlich sichtbare Veränderungen.

Die Therapie sollte hier auf mehreren Ebenen erfolgen. Auf der körperlichen Ebene ist eine ballastreiche Nahrung und eine Regelmäßigkeit der Stuhlentleerung anzustreben. Auch Entspannungsverfahren können hier hilfreich sein, da sie das Sich-Hingeben und das Loslassen üben. Die Psychotherapie kann den zugrundeliegenden Konflikt und die Verknüpfung mit lebensgeschichtlichen Bedingungen aufdecken und damit einen, außer in hartnäckigen Fällen, oft raschen Erfolg erreichen.

Der chronische Durchfall ohne weitere körperliche Ursache tritt bei Menschen auf, die nichts für sich behalten können. Sie sind meist außerordentlich fügsam und bereit, alles herzugeben, aber durch den Wunsch, dennoch behalten zu wollen, verunsichert und mit Schuldgefühlen belastet. Bei vielen Menschen kann seelisch bedingter Durchfall beispielsweise nach plötzlichem Schrecken oder in Belastungssituationen wie etwa Prüfungen auftreten, ein Hinweis auf die Angst, die meist hinter diesem Symptom steht.

Das Reizdarmsyndrom ist ein unscharfes Beschwerdebild mit diffusen oder krampfartigen Schmerzen im Unterbauchbereich, Rumoren, Völlegefühl, Blähungen und meist einem Wechsel zwischen Verstopfung und Durchfällen. Häufig ist die Stuhlentleerung von Schleimabgängen begleitet. Die Betroffenen sind meist selbstunsichere, aggressionsgehemmte Menschen, die sich sehr darum bemühen, das Richtige zu tun, aber nur das Entweder-Oder zustande bringen. Wichtig ist auch die Aufklärung darüber, daß die Beschwerden nicht organischer Natur sind.

Ein genau umschriebenes, psychosomatisches Krankheitsbild des Enddarms ist die »Colitis ulcerosa«. Sie ist eine akut beginnende entzündliche Erkrankung, die mit Leibschmerzen und blutig-schleimigen Durchfällen einhergeht. Sie ist gekennzeichnet durch häufige Rückfälle und meist chronischen Verlauf. Auslösend für die Erkrankung ist auch hier meist der Verlust und damit das Hergebenmüssen von Bezugspersonen oder von für die Betroffenen lebenswichtigen Positionen. Auch sie können Verluste nicht angemessen verarbeiten, sondern sie werden als tiefe Kränkung und damit als krankmachend erlebt. Dahinter steht ein labiles Selbstwertgefühl, das eine innere Sicherheit nicht aufkommen läßt. Die Betroffenen wollen nicht hergeben, sie müssen es aber. Damit fühlen sie sich ausgeliefert. Ihre aggressiven Fähigkeiten, die sie als überwältigend erleben, können nicht eingesetzt werden, weil sonst weitere Objektverluste zu befürchten sind.

Ein jetzt 51jähriger Patient hatte mit sieben Jahren seine Mutter verloren. Seitdem litt er unter Verstopfung. Der Vater heiratete sehr schnell wieder, so daß eine Trauer um die Mutter nicht stattfinden konnte. Der Patient durfte nicht einmal mehr über die Mutter reden. Der Schmerz war aber so stark, daß er heimlich in den Wald hinauslief und dort weinte. Bei seinen Ausflügen pflückte er auch große Blumensträuße, die er auf den Friedhof zum Grab der Mutter brachte. Stuhlentleerungen hatte er nur im Freien. Mit seiner Verstopfung bereitete er seiner Stiefmutter ziemliche Sorgen. Mit 16 Jahren trat dann eine Colitis ulcerosa auf, die einen schweren Verlauf nahm. Teile des Darms mußten operativ entfernt werden. Dem Ereignis auslösend vorangegangen war die Trennung von einer zwei Jahre älteren, als sehr beschützend erlebten Freundin.

Die psychotherapeutische Behandlung der Betroffenen ist schwierig, da die Beziehung in der Therapie nur sehr schwer herstellbar ist. Es kann nur versucht werden, wenigstens in Ansätzen ein gewisses Konfliktbewußtsein zu vermitteln.

Im günstigen Fall kann sich also in einer solchen Therapie folgendes abspielen: durch die gefühlsmäßige Sicherung als Folge einer stabilen Beziehung kann es zu einem Rückgang des Ohnmachtsgefühls und zu einem weniger intensiven Abwehrverhalten sowie zu einer Stabilisierung des Selbstwertgefühls kommen. Das Kontaktvermögen kann sich bessern, außerdem können Unlustaffekte leichter abreagiert werden. Die Therapie wird also weitgehend stützend sein müssen. Natürlich können damit keine tiefergreifenden Umstrukturierungen erreicht werden.

Durch die Kombination von Medikamenten und stützender Psychotherapie kann die Zeit zwischen zwei Krankheitsschüben verlängert werden, die Schübe selbst können verkürzt und die soziale Wiedereingliederung kann erleichtert werden.

Literatur

Bräutigam, W./P. Christian: Psychosomatische Medizin. Georg Thieme, Stuttgart 1975

Dethlefsen, T./R. Dahlke: Krankheit als Weg. C. Bertelsmann, München 1983

Feiereis, H.: Colitis ulcerosa. In: v. Uexküll, T. (Hrsg.): Psychosomatische Medizin. Urban & Schwarzenberg, München 1986

ders.: Morbus Crohn. In: v. Uexküll, T. (Hrsg.): Psychosomatische Medizin. Urban & Schwarzenberg, München 1986

Greiner, L.: Das Reizdarm Syndrom. In: Krankenhaus-Arzt 61, 1988

Kipnowski, J., A.: Psychosomatischer Beitrag zur Ätiopathogenese der Colitis ulcerosa. In: Psychosomatische Medizin 27/1981

Künsebeck, H.W.: Psychosomatische u. psychotherapeutische Aspekte des Morbus Crohn. In: Krankenhaus-Arzt 61, 1988

Reindell, A. u.a.: Zur psychosomatischen Differenzierung zwischen Colitis ulcerosa und Ileitis terminalis. In: Psychosomatische Medizin 27/1981

Schüffel, W./T. v. Uexküll: Funktionelle Syndrome im gastrointestinalen Bereich. In: v. Uexküll, T. (Hrsg.): Psychosomatische Medizin. Urban & Schwarzenberg, München 1986

dies.: Ulcus duodeni. In: v. Uexküll, T. (Hrsg.): Psychosomatische Medizin. Urban & Schwarzenberg, München 1986

Studt, H.H.: Funktionelle Kolonstörungen: Colon irritabile. In: Medizinische Klinik 76, 19/1981

Haut

Die Haut ist eines der größten Organe des Menschen und der Betrachtung unmittelbar zugänglich. Umgangssprachlich wird sie auch als »Spiegel der Seele« bezeichnet. Sie ist die körperliche Grenze zwischen innen und außen. Alles, was im Innenbereich liegt, wird von der Haut eingegrenzt. Alles, was außen liegt, wird ausgegrenzt. Die Haut verbindet aber auch innen mit außen. Damit ist sie also auch ein Kontaktorgan. Wir berühren mit der Haut unsere Umwelt und nehmen deren Beschaffenheit wahr. Aber die Haut kann uns auch verraten, sie gibt Aufschluß über körperliche und seelische Abläufe und Reaktionen.

Einiges davon zeigt sich sehr direkt: die Haut kann rot werden vor Scham oder blaß vor Schreck, sie kann schwitzen vor Angst oder Aufregung, die Haare können sich vor Entsetzen sträuben, oder wir bekommen eine Gänsehaut. Sie verrät Scham oder Schreck durch vermehrte oder verminderte Durchblutung, Angst durch Schweißbildung oder Gänsehaut, Verzweiflung oder Ärger durch Hautjucken mit anschließendem Kratzen. Verdrängte Gefühle zeigen sich auch in verschiedenen Hauterkrankungen.

Sie kann auch weitergehende Signale geben: Die elektrische Leitfähigkeit der Haut ist mit entsprechenden Geräten meßbar. So ist es heute möglich geworden, sich mit der Haut eines Menschen zu »unterhalten«, denn jedes Wort, jedes Thema, jede Frage beantwortet die Haut durch eine sofortige minimale Veränderung ihrer elektrischen Leitfähigkeit. Jedem Input folgt sofort ein Output.

Die Haut verrät aber auch organische Erkrankungen. Sehr bekannt ist die Gelbsucht bei Leber- oder Gallenerkrankungen, die Blässe bei Bluterkrankungen wie Anämie oder Leukämie, die bläuliche Hautverfärbung bei Herzkrankheiten, die teigige Schwellung bei Herz- oder Nierenerkrankungen, auch die meisten Kinderkrankheiten spielen sich bevorzugt auf der Haut ab.

Natürlich können wir das, was unsere Haut verrät, auch unsichtbar machen, indem wir sie bemalen. Heutzutage nennt man das Kosmetik. Die Haut wird auch in anderer Hinsicht als Wertmaßstab benutzt, nämlich als Unterscheidungsmerkmal verschiedener Menschen, die nach ihrer Hautfarbe beurteilt werden.

Die Haut verrät aber nicht nur Gefühle, Erkrankungen, seelische Beschaffenheit oder Zusammengehörigkeit, sie verrät auch das Alter und einen Teil der Lebensgeschichte, etwa durch Pickel oder Akne in der Jugend oder durch Falten im Alter. Die Symbolik der Haut ist entsprechend ihrer Funktionen ebenso vielfältig. Darauf weisen auch die verschiedenen Redensarten, die wir kennen, hin. Die Funktion der Abgrenzung ist für die Haut nicht mehr möglich, wenn wir »jemandem die Haut abziehen«, wenn wir »jemanden mit Haut und Haaren fressen« wollen. Zum Glück kann man sich aber »seiner Haut wehren«. Jemand kann uns »das Fell über die Ohren ziehen«, und wenn uns etwas »unter die Haut geht«, ist es besser, wir haben ein »dickes Fell« statt eine »dünne Haut«. Hier wird die Schutzfunktion der Haut angesprochen.

Die wichtigsten Funktionen der Haut sind:
- Abgrenzung und Schutz
- Berührung und Kontakt
- Sinneswahrnehmung
- Ausdruck und Darstellung
- Sexualität
- Atmung
- Ausscheidung (Schweiß)
- Temperaturregulation
- Abwehrleistung als wichtiges Immunorgan.

Die Haut als Abgrenzungs- und Schutzorgan verhindert erst einmal auf der körperlichen Ebene das direkte Eindringen von Krankheitserregern und Schadstoffen ins Körperinnere. Aber auch mechanischen Schädigungsmöglichkeiten setzt sie eine Grenze entgegen und fängt diese bis zu einem gewissen Ausmaß elastisch auf. Die Haut ist in ihrer Funktion als Grenze, wie jede Grenze, auch immer in Gefahr. Die Gefahr kann die Haut von außen durchbrechen, wie etwa bei einer Verletzung, beim Eindringen von Krankheitserregern, bei Insektenstichen, bei einer Operation etwa. Sie kann aber auch von innen durchbrochen werden durch ein Krankheitsgeschehen, wie eine Entzündung, ein Ausschlag oder ein Abszeß. In beiden Fällen wird die Grenze Haut beschädigt.

Ihre Funktion als Kontaktorgan entwickelt die Haut schon sehr früh. Dies zeigen Untersuchungen, bei denen bereits acht Wochen alte Embryonen mit weniger als 2,5 cm Körperlänge auf Streicheln der Oberlippenregion bzw. der Nasenflügel eindeutig mit einem Zurückweichen des Körpers reagierten. Diese Reaktion erfolgt bereits in einem Stadium, in dem Augen und Ohren als weitere Sinnesorgane überhaupt noch nicht ausgebildet sind. Wenn ein Kind geboren wird, dann vertauscht es das gleichmäßige Gefühl der Haut ohne besondere Reize mit einer äußeren Umwelt, die reich an unterschiedlichen Reizen ist. Die erste Kontaktperson – und das in wörtlichem Sinne – ist meistens die Mutter. Wenn sie das Kind liebevoll annimmt, es streichelt, vermittelt sie ihm angenehme Gefühle, nämlich das Gefühl, daß es sich selbst als »angenehm«, annehmbar und angenommen erlebt. Wenn unangenehme Gefühle vermittelt werden, wird sich ein Kind als »unangenehm« und damit abgelehnt empfinden. Hier wird deutlich, wie wichtig das Erleben durch die Haut für die Entwicklung des Selbstwertgefühls ist. Die ganz frühe Entwicklung des Kindes ist also sehr entscheidend durch das Erleben seiner Haut geprägt.

Dieser Bedeutung entsprechend reagieren wir sehr stark auf die Berührung der Haut. Zärtliche Berührung, die wir gutheißen, macht in uns gute Gefühle, ein Schlag, der uns Schmerz bereitet, macht uns wütend. Dahinter steht das Gefühl von Wert oder Unwert.

Weil die Haut erstes Kontaktorgan ist, können sich alle Störungen des Kontakts auch auf der Haut zeigen oder über die Haut erlebt werden. So können beispielsweise Ängste vor Verlust oder Trennung zu einem Auftreten oder zu einer Verschlechterung einer Hautkrankheit führen, genauso aber auch die Angst vor zu viel Nähe und vor Eindringen. Andererseits können Hauterkrankungen das Gefühl auslösen, abstoßend und damit nicht mehr kontaktfähig zu sein. So können sie im besonderen Ausmaß das Selbstwertgefühl herabsetzen. Zudem können Betroffene wie Außenstehende das Gefühl haben, der Unreinheit der äußeren Haut könne eine »innere Unreinheit« entsprechen. So kann im übertragenen Sinne die Beschaffenheit der Haut wie ein Spiegel der inneren Beschaffenheit gesehen werden. Daß unreine Haut in Wirklichkeit den Wert eines Menschen nicht bestimmt, wissen wir alle. Trotzdem kann eine sichtbare Hautkrankheit unser Kontaktverhalten beeinflussen. Andererseits sehen Erkrankte ihre Haut oft als Grund für eine Ablehnung, die sie bei anderen Menschen voraussetzen. So kommt es leicht zu Fehleinschätzungen.

Die Haut ist ein wichtiger Teil unserer äußeren Erscheinung und bestimmt damit unseren Kontakt nicht nur unmittelbar durch Berührung, also auf der taktilen Ebene, sondern auch auf der visuellen Ebene. Sie verrät unserem Gegenüber durch ihre Reaktionen vieles über unsere Gefühle und gibt damit Signale, die sein Verhalten beeinflussen können. Wenn wir beispielsweise erröten, so kann eine Kontaktperson dies für sich als Freude oder als Scham beispielsweise interpretieren und darauf verstehend, hilfreich oder auch ablehnend reagieren.

Die sexuelle Funktion der Haut ist eng mit ihrer Funktion als Sinnesorgan, aber auch als Kontakt- und Ausdrucksorgan verbunden. Die weiteren, eher biologischen Funktionen der Haut sind durch seelische Prozesse, wie bei der engen Verknüpfung verständlich ist, beeinflußbar und störbar. Als wichtiges Immunorgan ist die Haut erst teilweise erforscht, es ist aber ohne weiteres einsichtig, daß sie ein besonderes Abwehrsystem haben muß, denn sie ist Schädlichkeiten von außen besonders ausgesetzt. Es ist inzwischen bekannt, daß es zwei Zellformen in der Haut gibt, die die Immunabwehr in Gang setzen können. Sonnenbestrahlung oder Ultraviolettstrahlen beeinflussen die Immunfunktionen der Haut negativ und setzen die Abwehrkräfte herab, so daß sie besonders bei Infektionskrankheiten oder bei erhöhter Gefahr möglichst vermieden werden sollten.

Es gibt eine Vielfalt von Hautveränderungen und -symptomen, die in drei große Gruppen eingeteilt werden können:

– Seelisch verursachte Hautveränderungen. Hierbei handelt es sich um Hautveränderungen unbeschädigter Haut, die durch eine seelische Störung allein entstanden sind.

– Psychosomatische Hautveränderungen. Das sind Hauterkrankungen, bei deren Ausbruch seelische Faktoren als Auslöser beteilt sind, bei denen aber auch eine Veranlagung vorliegen kann, und

– Hauterkrankungen, die ihrerseits zu seelischen Störungen führen können.

Zur ersten Gruppe gehören beispielsweise der Juckreiz ohne organische Ursache, das übermäßige Schwitzen, das krankhafte Erröten, vermeintliche kosmetische Makel und, als schwerste Störung, die künstliche Selbstverletzung. Der Juckreiz ist ein vieldeutiges Symptom, das einerseits durch körperliche Erkrankungen, andererseits bei Verletzungen von außen auftritt und das zusätzlich viele Hauterkrankungen begleitet. Es ist ein sehr quälendes Symptom, das einen Menschen fast zur Verzweiflung bringen kann. Die Menschen mit Juckreiz ohne körperliche Ursache fallen häufig dadurch auf, daß ein regelrechter Kontakthunger besteht und gleichzeitig eine große Empfindlichkeit gegenüber der mitmenschlichen Umwelt. Dazu kommt häufig das Unvermögen, eigene Spannungen und Gefühle von Unlust in entsprechender Weise zu äußern. Betroffene können sich aber eine direkte Entlastung durch die Selbstberührung, durch das Kratzen und sogar durch die Selbstverletzung verschaffen, damit wird eine Abfuhr von innerer Erregung möglich.

Auch die vermehrte Schweißsekretion wird durch seelische Ursachen herbeigeführt, nämlich durch Angst. Anfänglich dachte man, daß hier eine Übererregbarkeit des vegetativen Nervensystems vorliege. Dann müßten die Betroffenen aber am ganzen Körper schwitzen. Das übermäßige Schwitzen betrifft jedoch sehr häufig nur die Hände. Nun ist die Hand eine der Hauptkontaktstellen, feuchte Hände können also Angst, beispielsweise vor Nähe, ausdrücken.

Schließlich finden wir häufig einen großen Unterschied zwischen den angegebenen Beschwerden und dem sichtbaren Befund. Das ist besonders dann auffällig, wenn über kosmetische Schwierigkeiten geklagt wird.

Eine 21jährige junge Frau hatte seit ihrem 18. Lebensjahr mehrere Hautärzte und Hautkliniken aufgesucht, um einen kleinen Leberfleck am rechten Nasenflügel entfernt zu bekommen. Sie empfand diesen Fleck als eine massive Entstellung. Die operative Entfernung half jedoch auch nicht, denn sie regte sich nach der Operation über die dabei entstandene kleine Narbe auf. Jetzt hatte sie die gleiche Vorstellung wie vorher, nämlich durch die Narbe verunstaltet zu sein. Wir sehen hier, wie eng Hautveränderungen mit dem Selbstwertgefühl verbunden sind. Dabei besteht ein enormer Unterschied zwischen der Selbstwahrnehmung, nämlich als massiv entstellt und der Fremdwahrnehmung, nämlich einer unerheblichen kleinen Hautveränderung.

Die zweite Gruppe von Hauterkrankungen, die psychosomatischen Hautkrankheiten, entstehen als Folge eines Konfliktes. Am einfachsten zu verstehen ist dies am Beispiel der sogenannten »Pubertätsakne«, deren Auftreten natürlich durch die hormonelle Umstellung begünstigt wird. Die Akne kann als eine Störung im Kontakt mit sich selbst und mit der Umwelt gesehen werden. So entstehen in der Pubertät erstmals drängende sexuelle Gefühle, die danach streben, erfüllt zu werden. Pubertierende haben den Wunsch, Körperkontakt zu erleben, sie können aber infolge ihrer Vorerfahrungen, ihres vielleicht herabgesetzten Selbstwertgefühls und ihrer Erziehung gleichzeitig enorme Angst davor haben. Daß sich dieser Konflikt vor allem auf der Haut widerspiegelt, ist sehr verständlich. Denn Akne läßt das Gefühl entstehen, unattraktiv zu sein und abgelehnt zu werden. Somit ist der Konflikt auf einer vordergründigen Ebene gelöst, denn die Akne kann dann die Nähe und damit die Auseinandersetzung mit der Nähe vermeiden helfen. Alles, was über die Akne gesagt wurde, gilt auch für die meisten anderen psychosomatischen Hautausschläge. Sie können immer anzeigen, daß etwas bisher Zurückgehaltenes oder Verdrängtes die Grenze durchbrechen möchte, um sichtbar zu werden.

Eine weitere Erkrankung, die als psychosomatisch bekannt ist, ist das Nesselfieber, die »Urticaria«. Wie diese Hautveränderungen aussehen, weiß jeder, der mit Brennesseln in Berührung gekommen ist. Es entstehen sehr rasch Quaddeln, die stark jucken. Sie werden häufig als allergische Reaktion gedeutet. Eine Testung zeigt dann jedoch, daß nur etwa 5 % aller Urtikariafälle wirklich allergisch bedingt sind.

Eine 19jährige Frau sollte auf Wunsch ihrer Eltern und Schwiegereltern einen Mann heiraten, der die Fabrik ihres Vaters übernehmen sollte. Die junge Frau lehnte ihn eigentlich ab. Es gab keinerlei gemeinsame Interessen, sie spürte bald, daß keine gefühlsmäßige Beziehung zustande kommen konnte. Alles in ihr wehrte sich gegen die Ehe, als sie zum Standesamt fuhren. Sie nahm sich fest vor, nein zu sagen, wagte dies aber angesichts der feierlichen Prozedur und der Menge der geladenen Gäste dann doch nicht. So war sie plötzlich verheiratet. Eine Viertelstunde nach der Trauung entstand eine massive Urtikaria auf der gesamten Haut, besonders im Gesicht, so daß die Augen zuschwollen. Sie mußte sich notfallmäßig in ärztliche Behandlung begeben, Hochzeitsfeier und Hochzeitsnacht fielen aus. Die Krankheit dauerte lange und kehrte immer wieder. Inzwischen ist die Ehe geschieden und ähnliche Erscheinungen sind seitdem bei ihr nicht mehr aufgetreten.

Die Krankheiten der dritten Gruppe, also die vorwiegend körperlich bedingten Hautkrankheiten, können sehr schnell die Ursache dafür sein, daß sich ein Mensch als ekelhaft und »unrein« abgelehnt fühlt, wie wir bereits gesehen haben. Hier liegt die Aufgabe der Psychotherapie im wesentlichen nicht darin, einen Konflikt aufzudecken, sondern den Betroffenen Einsicht in den eigenen Wert zu verschaffen, der unabhängig von der kranken Haut besteht. Dies ist oft schwierig und auch langwierig, da die Beziehung zu unserer Haut bereits sehr früh im Leben entsteht und einen hohen Stellenwert hat.

Literatur

Bosse, K.: Psychosomatische Gesichtspunkte in der Dermatologie. In: v. Uexküll, T. (Hrsg.): Psychosomatische Medizin. Urban & Schwarzenberg, München 1986

Bräutigam, W./P. Christian: Psychosomatische Medizin. Georg Thieme, Stuttgart 1975

Dethlefsen, T./R. Dahlke: Krankheit als Weg. C. Bertelsmann, München 1983

Gieler, U. u.a.: Das Krankheitskonzept von Patienten mit endogenem Exzem. In: Hautkrankheiten 60, Grosse Berlin 1985

Gieler, U. u.a.: Psychosomatische Aspekte in der Dermatologie. In: Akta Dermatologie 10/1984. Georg Thieme, Stuttgart

Beschwerden der Wirbelsäule

Störungen und Erkrankungen des Bewegungsapparates werden immer häufiger. Die Ursache dafür ist sicher zum Teil in unserer äußeren Lebensweise zu suchen, in der Bequemlichkeit, im Vermeiden körperlicher Anstrengung, aber auch in dem so häufigen Übergewicht und in anderen Faktoren körperlicher Art. Auch unsere seelische »Haltung« hat sich deutlich verändert. Das alles kann nicht spurlos an unserem Haltungsorgan, nämlich an unserer Wirbelsäule, vorübergegangen sein.

Die Wirbelsäule ist ein kompliziert und sinnvoll aufgebautes Gebilde aus knöchernen Anteilen, bindegewebigen Pufferzonen und Gelenken. Sie hat den Wirbeltieren ihren Namen gegeben, denn nur sie besitzen eine Wirbelsäule. Die menschliche Wirbelsäule weist allerdings zusätzliche Besonderheiten auf, die sie von der tierischen unterscheidet. Irgendwann hat der Mensch sich aufgerichtet. Er hat die aufrechte Haltung als entscheidende Neuerung für sich beibehalten.

Aus dem Doppelsinn des Wortes »Haltung« geht bereits hervor, daß damit nicht nur die äußere Haltung, sondern auch eine innere Einstellung gemeint sein muß. Der äußeren Haltung entspricht die innere Haltung. Das Sichaufrichten, das Aufgerichtetsein, die Aufrichtigkeit ist zuerst ein körperlicher Akt, der in der Entwicklung des Menschen von entscheidender Bedeutung war. Ohne die aufrechte Haltung wäre die Entwicklung der Kultur nicht möglich gewesen, weder hätte der Mensch sein Blickfeld erweitert, noch hätte er seine Feinmotorik und sein Handeln in einem derartigen Ausmaß entwickeln können. Aber die aufrechte Haltung hat auch Nachteile. Auf der körperlichen Ebene zeigt sich, daß die Vorderseite des Menschen, beim vierbeinigen Tier durch dessen Haltung gut geschützt, beim aufrechten Menschen nun schutzlos geworden ist. Die Schutzlosigkeit bringt höhere Verletzbarkeit, gleichzeitig aber auch größere Offenheit und Aufnahmefähigkeit. Und im seelischen Bereich kann das Sich-Erheben über das Tierische auch zur »Überheblichkeit« im wahrsten Sinne führen. Die Wirbelsäule ermöglicht dem Menschen die aufrechte Haltung und gibt ihm gleichzeitig Beweglichkeit. Sie hat etwa die Form eines S und ist zusammengesetzt aus festen Wirbeln und weichen Bandscheiben. Gestützt und bewegt wird die Wirbelsäule durch die Rückenmuskulatur. Die aufrechte Haltung ist im Normalfall nicht steif und nur selten »geradlinig«, sie ist vielmehr flexibel und beweglich.

Eine Fülle von Redewendungen weist darauf hin, daß der Bewegungsapparat menschliche Charaktereigenschaften ausdrücken kann. Die Haltung eines Menschen kann aufrichtig und geradlinig sein, während andere Menschen gern katzbuckeln. Wir kennen steife und hart-näckige Leute, aber auch Kriecher. Manch einem Menschen fehlt nicht nur Haltung, sondern er ist auch haltlos. Vielleicht hat er kein Rückgrat. Alle diese Redensarten beziehen sich auf die Funktion der Wirbelsäule, und zwar im doppelten Sinn. Die äußere und die innere Haltung kann schlaff, abgespannt, steif, verkrampft, gespannt, locker oder beschwingt sein. Eine Depression kann sich beispielsweise deutlich in der Haltung der Wirbelsäule ausdrücken. Wir können eine Einheit von Körperhaltung und innerem Zustand erkennen. So wird die Wirbelsäule geradezu als »Ich-Achse« bezeichnet.

Daß bei der engen Verbindung zwischen körperlicher und seelischer Haltung besonders häufig psychische Faktoren bei Erkrankungen des Bewegungsapparates eine Rolle spielen, wird jetzt verständlich. Beim Tier ist die Korrelation zwischen innen und außen noch direkt und absolut. Auch bei Kindern ist die Beziehung zwischen dem Bewegungsapparat und der inneren Gestimmtheit noch direkt. Innere und äußere Haltung entsprechen sich noch. Beim Erwachsenen ist dies meistens anders. Er ist häufig dazu gebracht worden, auch dann Haltung zu bewahren, wenn dies seiner inneren Gestimmtheit nicht mehr entspricht.

Wir können nachweisen, daß bereits die Vorstellung einer Bewegung zum Ansteigen von Muskelaktionsströmen und damit zur Muskelspannung führt. Auch bei geistiger Tätigkeit nimmt die Muskelspannung zu. Wird die Spannungserhöhung nun nicht in Bewegung umgesetzt, dann bleibt sie für sich isoliert bestehen und führt zur Verkrampfung. Viele Bewegungsimpulse führen wir aus verschiedenen Gründen nicht mehr aus. Daß eine ständige Verkrampfung Beschwerden machen muß, aber auch zur Schädigung des Bewegungsapparates und damit auch der Wirbelsäule führen kann, ist wohl verständlich.

Wirbelsäulenbeschwerden treten typischerweise an zwei Stellen bevorzugt auf, nämlich an den Stellen der Aufrichtung und an den Stellen der größten Beweglichkeit. Einerseits gibt es die sogenannten Kreuzschmerzen mit oder ohne »Hexenschuß«, also Ischiasbeschwerden oder »Lumbago« und andererseits das »Schulter-Nacken-Syndrom«, das auch Zervikal- oder »HWS«-Syndrom genannt wird.

Die Ursachen für Kreuzschmerzen können sehr verschiedener Art sein. Wir finden sie bei verschiedenen Krankheiten, weit mehr als die Hälfte aller Menschen kennt Wirbelsäulenbeschwerden. Ihre Ursachen können vielfältig sein, oft ist die vielzitierte »Bandscheibe« die Ursache. Bei Frauen müssen gynäkologische Ursachen abgeklärt werden, auch die Nieren können als Verursacher in Frage kommen. Typischerweise ist jedoch die Muskulatur im Bereich der Lendenwirbelsäule verspannt. Übrigens fällt bei genauer Beobachtung der Bewegungsabläufe von Patienten und Patientinnen mit Rückenbeschwerden auf, daß Bewegungen, die von den kleinen Rückenmuskeln sehr differenziert ausgeführt werden, fast ganz unterbleiben. Diese dienen der Flexibilität der Wirbelsäule. Bandscheibenschäden sind in diesem Bereich der größten Beweglichkeit und Belastung besonders häufig. Die Bandscheiben bestehen aus einem sehr festen bindegewebigen Ring (anulus fibrosus) und einem weichen gallertartigen Kern (nucleus pulposis). Sie bewirken die Beweglichkeit und Flexibilität der Wirbelsäule, sie dienen aber auch zum Auffangen von Stoß, Druck oder Zug. Werden sie ständig falsch belastet, beispielsweise durch Daueranspannung der Muskulatur, aber natürlich auch durch äußere Einwirkungen, dann kann der weiche Kern durch den Ring hinausgedrückt werden, es entsteht der sogenannte »Bandscheibenvorfall«. Der herausgedrückte Bandscheibenanteil kann einen Druck auf Nerven ausüben, die aus dem Rückenmark austreten, und dadurch können verschiedenartige Schmerzen, je nach Lokalisation, auftreten. Seltener erkranken die knöchernen Wirbel. Am häufigsten sind Rückenschmerzen jedoch durch die Verspannung der Rückenmuskulatur bedingt. Diese Muskelverspannung ist die Antwort auf Fehlhaltungen und Fehlbelastungen.

Die betroffenen Patientinnen und Patienten scheinen besonders aktiv und leistungsbereit zu sein, häufig fallen übermäßiger Arbeitseifer bei mangelnder Genußfähigkeit und hohe moralische Normen auf. Dahinter kann das Gefühl von Unsicherheit stehen, der Wunsch nach Lob und Anerkennung, weil häufig ein Grundgefühl von Wertlosigkeit und das Gefühl, abgelehnt zu werden, besteht. In der Lebensgeschichte finden wir oft, daß die Betroffenen viel zu früh in ihrer Kindheit zur Übernahme von Verpflichtungen und Verantwortung veranlaßt wurden. Dafür erhielten sie Zuwendung und Bestätigung. So verloren sie das Maß für das vertretbare Ausmaß körperlicher wie seelischer Belastungen und die Wahrnehmung von Ermüdungserscheinungen. Hinter den Kreuzschmerzen kann damit der Verlust des Durchsetzungsvermögens, aus welchem Grund auch immer, stehen, der Verlust der konstruktiven Aggressivität. Der betroffene Mensch kann sich nun nicht mehr wehren, sondern er trägt alles auf seinem Rücken aus.

Ist gar eine Bandscheibe eingeklemmt, dann nimmt der Rücken eine Zwangshaltung ein: der Mensch kann nun »verklemmt« sein, es kann ihm jede Offenheit und Beweglichkeit fehlen, er ist steif fixiert auf eine eigenartige unnatürliche Körperhaltung. Auch hier kann die innere Haltung der äußeren entsprechen. Einem Bandscheibenschaden vorangegangen ist immer die äußere und meistens auch die innere »Fehlhaltung«.

Ein 48jähriger Mann mit strengen Grundsätzen und einer auffallend »aufrechten Haltung«, die schon äußerlich durchaus steif wirkt, hatte sich nach vielen Gewissensbissen endlich von seiner Frau getrennt, obwohl er dies prinzipiell verurteilte. Endlich, zwei Jahre nach seiner Scheidung, beschloß er, in die Wohnung seiner Freundin zu ziehen. Bei diesem Umzug, den er im Grunde mißbilligte, da er seiner inneren Haltung widersprach, gab es etliche Pannen. Er schleppte Kisten und faßte bei Möbelstücken mit an, allerdings ging es ihm körperlich dabei noch relativ gut. Schließlich begann er, die Lampen in seinen neuen Räumen aufzuhängen. Bei einer an sich harmlosen Bewegung entstand ein schwerer Bandscheibenvorfall, der recht rasch operiert werden mußte. Hinterher sagte er, durch das Festschrauben der Lampen habe er das Gefühl von Unwiderruflichkeit gehabt. Natürlich hatte er bereits vorher immer wieder einmal Rückenschmerzen oder einen Hexenschuß gehabt, aber erst jetzt hatte sich seine »Verklemmung« auch körperlich manifestiert, sie machte ihm jede »aufrechte Haltung« unmöglich und zeigte ihm, daß er nach seiner eigenen Beurteilung »kein Rückgrat« bewiesen hatte. Er war nämlich immer noch der Meinung, eigentlich hätte er bei seiner ersten Frau bleiben müssen. Hinter alledem stand einerseits die Wut auf seine Frau, die ihm das Durchführen seiner strengen Prinzipien, nämlich das Aufrechterhalten der Ehe um jeden Preis, unmöglich gemacht hatte. Zusätzlich kam die Wut auf die Wünsche der Freundin hinzu, die ihm das Zusammenziehen nahegelegt hatte. Beiden Frauen hatte er nichts von seiner Wut gesagt. Dahinter stand natürlich, wie zu erwarten, eine ungelöste Mutter-Problematik. Diese hatte den Patienten viel zu früh mit ihren eigenen Schwierigkeiten belastet.

Oft treten die Beschwerden dann auf, wenn das Bewahren der »Haltung« »überflüssig« wird, also in Entlastungssituationen. Gleichzeitig besteht erhebliche Angst vor Kontrollverlust und vermehrte muskuläre Abwehr in Situationen bedrohter Autonomie, wie bei unserem Beispiel.

Beim Zervikalsyndrom oder Schulter-Arm-Syndrom ist die Halswirbelsäule betroffen. Die Halswirbelsäule trägt einerseits das Haupt des Menschen. Der Mensch »behauptet« sich mit der aufrechten Haltung. Wenn er sich nicht behauptet, wenn er sich zu viel auf seine Schultern lädt, wenn er hart-näckig oder hals-starrig versucht, eine bestimmte Haltung »aufrecht zu erhalten«, dann kann diese psychische Fehlhaltung durchaus zu enormen Beschwerden im Schulter-Nacken-Bereich führen. Im Röntgenbild läßt sich bei solchen Beschwerden häufig nur eine Steilstellung der Halswirbelsäule feststellen, gelegentlich auch verschmälerte Bandscheibenzwischenräume, also eine Bandscheibendegeneration. Solche Beschwerden treten gelegentlich schon in recht jungen Jahren auf. Die Einengung der Zwischenwirbelräume kann nach einiger Zeit, da auch die Wirbelgelenke beeinträchtigt werden, zu einer Reizung der austretenden Nervenwurzeln führen. Es ist wichtig zu wissen, daß natürlich organische Schäden nicht mehr rückgängig gemacht werden können. Sie können aber durch eine rechtzeitige Veränderung der »Haltung«, durch eine Korrektur der »Fehlhaltung«, vielleicht durch weniger »Hart-näckigkeit«, durch ein besseres »Sich-Be-haupten« gebessert oder vielleicht sogar einmal auch verhindert werden. Selbstverständlich sind, auch im Anfangsstadium von Rückenbeschwerden, physikalische Methoden, Wärmeanwendung und Massagen, hilfreich. Sie lindern die Beschwerden, sind jedoch lediglich eine Symptombehandlung. Wenn die Symptome verschwinden, besteht die Gefahr, daß die Ursache nicht gesehen oder gesucht wird. Mit diesen Behandlungsmethoden können chronische Veränderungen auf lange Sicht nicht verhindert werden.

Übrigens fällt gerade bei Patientinnen und Patienten mit Rückenbeschwerden auf, daß die angebotenen konservativen Maßnahmen häufig sabotiert werden. Statt dessen fordern sie Eingriffe wie Spritzen und Operationen. Hier zeigt sich, daß sie es gewöhnt sind, »hart« mit sich umzugehen, autoaggressiv statt liebevoll, lieber Spritzen als Wärme. Dabei fällt die scheinbare Gefügigkeit auf, hinter der ein hohes Maß an Aggressivität verborgen sein kann.

Wichtig für die Therapie ist, daß die Betroffenen mit akuten Schmerzen erst einmal zur Ruhe kommen durch allgemeine Entspannung, Wärme, Liegen und ähnliche Maßnahmen. Dies ist bei ihrem Betätigungsdrang nicht einfach. Sie haben oft das Gefühl, daß diese Maßnahmen ihnen die Möglichkeit aufzwingen, ihren bis dahin nicht wahrgenommenen Wünschen nach Entlastung und Versorgung nachgeben zu müssen. Das kann beängstigend sein, denn sie müssen jetzt auf die gewohnte Bestätigung durch Leistung verzichten.

Als zweiter Schritt wird dann die lokale Entspannung angestrebt, auch dies ist schwierig, da die Betroffenen eher gewohnt sind, Hilfe zu geben als Hilfe anzunehmen. Dies kann zum Gefühl des Ausgeliefert-Seins führen. Begleitende psychotherapeutische Gespräche zeigen oft schon die seelischen Ursachen der Beschwerden auf und bieten damit die Möglichkeit zur Veränderung. Unterstützt wird dies durch die Anwendung von Körperverfahren, in denen die Körperwahrnehmung wie die Selbstwahrnehmung geübt werden kann. Hier kann ein Maß für die körperliche Leistung gefunden werden. Ermüdungserscheinungen sollten wieder wahrgenommen werden, und zwar nicht als unzulässige Schwäche, gegen die antrainiert werden muß, sondern als Warnung vor Überlastung. Das Ziel ist, zu einer entspannteren Aktivität zu finden, hinter der nicht mehr der alte Druck, aber auch nicht mehr die alte Selbstunsicherheit steht.

Gelegentlich sollten wir uns unserer inneren Spannung und deren Ursachen ein wenig mehr bewußt werden und für einen angemessenen Wechsel von Spannung und Entspannung auf irgendeine Weise sorgen, die nach Möglichkeiten direkt an den Ursachen der »Fehlhaltung« orientiert sein sollte.

Literatur

Dethlefsen, T./R. Dahlke: Krankheit als Weg. C. Bertelsmann, München 1983

Kütemeyer, M./U. Schultz: Psychosomatik des Lumbago- Ischias-Syndroms. In: v. Uexküll, T. (Hrsg.): Psychosomatische Medizin. Urban & Schwarzenberg, München 1986

Krebs und Psyche

Es gibt wenige Krankheiten, die so eindeutig körperlich ablaufen, wie die Krebserkrankung. Und es gibt auch wenige Krankheiten, die so eindeutig nur auf der körperlichen Ebene behandelt werden – Operation und Nachbestrahlung, also »Stahl und Strahl«, und Chemotherapie sind eindeutig rein organische Behandlungsmethoden. Wie kommt es dann, daß sich die Frage nach seelischen Einflüssen bei der Krebskrankheit überhaupt gestellt hat? Die Vorstellung, daß hinter Krebs seelische Faktoren stehen könnten, reicht zurück bis zu dem griechischen Arzt und Philosoph Galen (190 n.Chr.), der die Beobachtung machte, daß melancholische Frauen häufiger an Brustkrebs erkranken als sanguinische. Ähnliche Beschreibungen kennen wir auch aus der Literatur des 18. und 19. Jahrhunderts. Gerade aus dieser Zeit gibt es eine Fülle von Texten, die sich mit psychosomatischen Thesen des Krebs beschäftigen. Alle Theorien dieser Zeit stellen in unterschiedlicher Weise Zusammenhänge her zwischen Verlust und Verlassenheit, Sorge und Kummer oder dauernder Melancholie und einer Krebserkrankung. Aber erst in den letzten Jahrzehnten wurden solche Beobachtungen und Überlegungen für gezieltere Forschungsansätze ernstgenommen.

Krebs wird als eine derart bedrohliche, unheimliche Krankheit erlebt, daß die Suche nach »der Krebsursache« auf allen Gebieten begann. Allerdings mußte die Hoffnung, einen einzigen oder wenige Faktoren für die Krebsentstehung verantwortlich machen zu können, bald aufgegeben werden.

Für die Entstehung von Krebs kommen viele Möglichkeiten in Frage. Es gibt die Theorie der Entstehung durch mechanische Faktoren wie Druck und Reibung oder Sonnenbestrahlung. Chemische Reizstoffe, aber insbesondere auch die zunehmende Umweltvergiftung, Radioaktivität und die Denaturierung unserer Nahrungsmittel durch Konservieren und Färben sind genauso verantwortlich wie verschiedene Medikamente und Abfallstoffe der Industrie oder auch Schädlingsbekämpfungsmittel. Die Infektion durch noch unbekannte Viren wird ebenfalls diskutiert, wobei in einigen Tumorarten bereits tumorverursachende Viren nachgewiesen wurden. Es gibt auch sehr komplizierte biochemische Ansätze, die sich mit dem andersartigen Verhalten von Krebszellen gegenüber den normalen Zellen auseinandersetzen. *Die* Krebszelle gibt es allerdings nicht, es gibt lediglich Zellen, die sich unter dem Einfluß verschiedenartigster Gegebenheiten verändern. Sie verlieren sowohl ihre Fähigkeit zur Wachstumsregulation als auch fast immer die Fähigkeit, Funktionen im Rahmen des Gesamtorganismus wahrzunehmen. Sie entziehen sich jedem Regelmechanismus. Zudem durchbrechen sie die Grenzen zum umgebenden Gewebe und zerstören es. Sie wachsen und ernähren sich auf Kosten der noch intakten Gewebe und Organe. Außerdem lösen sich immer wieder einzelne Zellen ab, die sich an anderen Stellen des Organismus niederlassen können und ein weiteres Tumorwachstum in Gang setzen, so kann es zu Metastasen kommen.

Die Frage, ob Krebs vielleicht erblich ist, ist auch immer wieder gestellt worden. Aber Krebs kann nicht vererbt werden, allenfalls vielleicht eine gewisse Veranlagung – dabei weiß man noch nichts darüber, ob es sich dabei nicht auch um die Übernahme fester familiärer Erlebens- und Verhaltensmuster handeln kann.

Auch die Meinung, Krebs sei ansteckend – diese Angst wird gelegentlich immer noch geäußert, ist eindeutig widerlegt worden: Krebs ist nicht ansteckend, selbst wenn er, wie einige wenige Krebsarten, durch krebserregende Viren erzeugt werden sollte.

Offen bleibt auch die Frage, warum der eine Mensch Krebs entwickelt und der andere, der den gleichen Lebens- und Umwelteinflüssen ausgesetzt ist, verschont bleibt. Es fällt auch auf, daß manche Menschen viele Jahre mit ihrer Erkrankung leben können, daß die Krankheit sogar völlig zum Stillstand kommen kann, während andere Menschen im gleichen Stadium an der gleichen Krankheit rasch sterben.

Es gibt drei Fragenkomplexe, die sich mit der Beziehung von seelischen Faktoren und Krebskrankheit beschäftigen:

– Finden sich bei Menschen, die an Krebs erkranken, bestimmte gemeinsame, abgrenzbare Persönlichkeitsmerkmale, Charakterzüge und besondere Erlebens- und Verarbeitungsweisen, die auf eine besondere Gefährdung hinweisen?

– Lassen sich in der Vorgeschichte der Krankheit belastende Lebensveränderungen finden, wie etwa Verlusterlebnisse, die die seelische Stabilität der Betroffenen störten oder gar in Frage stellten und die daher bei der Auslösung der Krankheit vielleicht mitgewirkt haben?

– Gibt es Hinweise auf Bindeglieder zwischen seelischer Belastung und körperlicher Erkrankung, die in diesem Fall vielleicht verändert oder gestört wurden? Können wir also somatische Funktionssysteme finden, die eine wichtige Rolle in der Selbstregulation des Körpers spielen?

Bei der Beantwortung dieser Fragen tauchen erhebliche Schwierigkeiten auf. Zum einen wäre es für wirklich sichere Untersuchungsergebnisse nötig, eine große Zahl von gesunden Menschen mit testpsychologischen und anamnestischen Daten zu untersuchen, die dann über lange Zeiträume beobachtet werden müßten. Nur dann könnten diejenigen, die später an Krebs erkranken, unterschieden werden von denjenigen, die nicht erkranken. Dann wäre es also möglich, Risikogruppen herauszufinden. Untersuchungen bereits erkrankter und betroffener Menschen sind dafür nicht so geeignet, denn hier könnten vielleicht Persönlichkeitsmuster erfaßt werden, die nicht Ursache, sondern Reaktion auf die Krankheit sind. So stellt ein hoher Angstpegel oder auch eine völlige Verdrängung der Angst eine sehr verständliche Reaktion auf eine lebensgefährliche Krankheit dar und ist durch die Bedrohung erklärbar, die die Krankheit ganz real darstellt. Wenn sie zudem noch als Strafe für eigene Schuld erlebt wird, dann kann sie erhebliche Schuldgefühle und Selbstbestrafungstendenzen hervorrufen, die dann möglicherweise durch besonders hohe Anforderungen an sich selbst kompensiert werden können. Auch die beschriebene mangelhafte Fähigkeit zu Gefühlsäußerungen, die mit Verleugnung und Verdrängung verbunden sein soll, kann als Reaktion und Anpassungsmechanismus an die bedrohliche Erkrankung verstanden werden, wie auch das Gefühl, dem Schicksal oder

Autoritäten aus der Medizin, die über Leben und Tod entscheiden, ausgeliefert zu sein. Zudem ist es überhaupt außerordentlich schwierig, seelische Zusammenhänge festzustellen und festzuhalten, weil sie nicht unmittelbar beobachtbar, meßbar, greifbar und reproduzierbar sind.

Deshalb läßt sich nur mit äußerster Vorsicht sagen, daß sich die später Erkrankten von den Nichterkrankten unterscheiden. Die Unterschiede scheinen da zu liegen, wo es um zwischenmenschliche Beziehungen, insbesondere zu den Eltern geht. Aber auch das Erleben und der Umgang mit Ärger, Angst, mit einer Neigung zu Depressionen, Verzweiflung oder Hoffnungslosigkeit scheint eine wichtige Rolle zu spielen. Dabei geht es darum, wie diese Gefühle verarbeitet werden. Es scheint so, daß bestimmte Verhaltens- und Erlebensweisen und bestimmte Persönlichkeitsmerkmale bei an Krebs Erkrankten gehäuft zu beobachten sind. Dabei müssen die gravierend unterschiedlichen Einflüsse aus der Kindheit und der Erziehung, die individuellen Familienstrukturen und die beruflich-sozialen Hintergründe der einzelnen berücksichtigt werden. Die Betroffenen haben oft sehr wenig Gefühl dafür, welche Wünsche und Bedürfnisse sie wirklich haben und sie sind auch selten bereit, darüber nachzudenken oder ihnen nachzuspüren. Als Folge der verminderten Selbstwahrnehmung können sie sich so weder ihre Wünsche erfüllen, noch Wut und Ärger ausleben, um auf gar keinen Fall »böse zu sein«. Auch Egoismus wird ja in unserer Kultur als negativ bewertet, obwohl er lebensnotwendig ist. Das Gefühl für Überlastung und Streß wird häufig genauso verdrängt, wie Ängstlichkeit oder massive Ängste. In der Sexualität besteht auch vor der Erkrankung häufig Gehemmtheit mit erheblicher Neigung zur Verdrängung und Verneinung. Statt dessen wird Hilfsbereitschaft, also das »Gute«, sozial Erwünschte, bis hin zur Selbstaufopferung hochstilisiert, und die betroffenen Menschen zeigen meist eine hohe ethisch-moralische Selbsteinschätzung. Sie sind oft ausgesprochen »selbst-los«. Sicherheit suchen sie meist nicht in sich selbst, denn hier könnten sie auf das Verdrängte stoßen, sondern in Autoritätsgläubigkeit und Religiosität sowie in einem streng geregelten konventionellen Lebensstil und in der Verpflichtung zu gesellschaftlichen Normen. Dahinter steht ein ausgeprägtes Sicherheits- und Konformitätsbedürfnis. Es gibt Hinweise dafür, daß Krebskranke ihre Gefühle verleugnen, verneinen und kontrollieren und sich zu persönlicher Leistung, sozial anerkannten Tugenden und Religiosität bekennen. Und damit haben sie nicht die Möglichkeit, sich gegen Überforderung, Ansprüche, Ängste und Bedrohungen oder Verluste abzugrenzen – aber auch nicht gegen Angebote. Die Neigung zu Rückzug hinter eine Fassade oder aber in die Isolation kann manchmal die Folge sein. Denn die aggressive Kraft als Möglichkeit und Mittel zur Abgrenzung ist ja nicht erlaubt, gefährlich, »bösartig«, verboten. Und damit wird auch die Unfähigkeit verständlich, Verluste zu verarbeiten und sich damit auseinanderzusetzen, sie zu betrauern, sich zu trennen, abzugrenzen, zu lösen, loszulassen, um Raum für Neues zu schaffen, um neue Beziehungen aufzubauen, sich neuen Lebensraum zu erobern, neue Tätigkeiten zu akzeptieren. Die Verarbeitung von Verlusten kann also wegen der Angst vor der dazu nötigen aggressiven Kraft nicht stattfinden. Verlust muß daher Auslieferung und Ohnmacht bedeuten. Von einem so strukturierten Menschen kann jedes Gefühl, nicht nur die Aggressivität, als negativ und zerstörerisch erlebt werden. Irgendwo müssen diese Gefühle aber bleiben, und so richten sie sich gegen die eigenen Organe. Häufig gehen die Betroffenen schonungslos und wenig liebevoll mit sich um: sie dürfen nicht traurig sein, nicht heftig, wenn sie sich geärgert haben, sie müssen sich schicksalsergeben dreinfügen, wenn ihnen etwas Unangenehmes begegnet oder ein Verlust zustößt. Sie dürfen nicht kämpfen und nicht trauern. Nicht die Angst vor dem Tod ist es, sondern die Angst vor dem Leben, dem Er-leben, die im Vordergrund steht. Eine weitere Selbstzerstörung liegt auch in der Überforderung durch die sozialen Normen, durch Überangepaßtsein und eine Helferhaltung. Diese Überforderung, die die Ansprüche so hoch ansetzt, daß die Betroffenen niemals genügen, führt dann zum Gefühl der Hilflosigkeit und, damit verbunden, zum Gefühl der Hoffnungslosigkeit. Durch die Überforderung und deren Folgen kommt es zu einer Art von Schicksalsergebenheit.

Denn wer sich nicht abgrenzt, aktiv (»aggressiv«) handelt, ist ja auch ausgeliefert und ohnmächtig. Das Leben kann dann nicht mehr durch eigene Aktivitäten und möglicherweise aggressive Impulse selbst gesteuert werden. Die verdrängten Impulse müssen als »bösartig« abgespalten werden, weil die Betroffenen sonst in einen Konflikt zwischen gut und böse kämen. Die abgewehrte Destruktivität zeigt sich am eigenen Körper. Krebs ist jetzt das »Bösartige« – und damit ist Krebs ein Symbol für alles »Bösartige« und »Asoziale«, das nicht gelebt werden darf.

Wenn wir uns das Phänomen Krebs einmal aus dieser Perspektive ansehen, dann finden wir Erstaunliches. Der Mensch ist ja bekanntlich ein Vielzeller. Alle Zellen sind aufeinander bezogen, damit der Organismus als kompliziertes Ganzes mit gegenseitigem Angewiesensein auf bestimmte Spezialfunktionen, seine vielfältigen Aufgaben leisten kann. Die Krebszelle ist in diesem analogen Denken eine Körperzelle, die sich aus der Gemeinschaft gelöst hat. Sie entzieht sich den Regelmechanismen und führt keine Funktionen mehr aus, die dem Gesamtorganismus dienen. Sie verhält sich nicht mehr wie ein Teil des Ganzen, wie eine Zelle eines Vielzellers, sondern wie ein gesonderter Organismus, also wie ein Einzeller. Sie mißachtet die Grenzen zu anderen Organen und zerstört diese durch eigenes Wachstum, sie breitet sich ungehindert aus und besetzt schließlich den gesamten Organismus durch die Metastasierung. Zellteilung und Zellstoffwechsel sind nicht mehr abgestimmt, sondern autonom. Zudem ist die Zelle unbegrenzt teilungsfähig, während die hochspezialisierten Einzelzellen eines Vielzellers, also die normalen Körperzellen, nur bestimmte, sehr begrenzte Teilungsmöglichkeiten haben.

Wenn wir das analoge Denken auf der Symbolebene fortsetzen, so könnten wir sagen: diese Zellen sind rücksichtslos aggressiv in ihrer Selbstverwirklichung und sie sind frei. Sie sind im wahrsten Sinne »asozial«. Sie leben, was der betroffene Mensch mit allen Kräften verdrängt. Freilich läßt sich darüber streiten, ob diese Art des Denkens gestattet ist. Aber immerhin – die Analogien sind verblüffend.

Die Krebskrankheit läßt sich aber noch von einer anderen Seite aus betrachten, nämlich als Wachstum am falschen Platz zur falschen Zeit, als eine Art »Neuschaffung«, als »Kreativität«. Auffallend oft äußern Krebskranke, wenn sie danach gefragt werden, viele Wünsche, in welcher Form sie eigentlich kreativ sein möchten. Es gibt viele Betroffene, die ausgesprochene Begabungen zum Malen oder Schreiben oder für Musik haben, diese Begabung wird aber in der Regel nicht realisiert, da die Betroffenen glauben, erst einmal an andere denken zu müssen und nicht an sich selbst. So verdrängen sie konsequent auch diese Wünsche.

Auch die zweite Frage, nämlich die Frage nach dem Auftreten und der Bedeutung schwer belastender Erlebnisse im Vorfeld des Krankheitsausbruchs, konnte noch nicht mit Sicherheit beantwortet werden. Der Verlust naher Bezugspersonen mit nachfolgender Hilf- und Hoffnungslosigkeit scheint eine Rolle für den Zeitpunkt zu spielen, wann die Krebskrankheit auftritt. In der Vorgeschichte erscheinen auffällig häufig solche Daten. Möglicherweise spielt hier aber auch das menschliche Kausalitätsbedürfnis eine Rolle, nämlich der Wunsch, alles erklärbar zu machen, so daß die Betroffenen sich eher an derartige Dinge erinnern.

Warum erkrankt nicht jeder Mensch, der eine ihm sehr nahestehende Person durch Tod verliert, an Krebs? Wenn wir diese Frage mit Sicherheit beantworten könnten, dürften wir auch eine Karzinompersönlichkeit annehmen, und das hieße, daß die erste Frage beantwortet sein müßte.

Es scheint also nicht um die Verlusterlebnisse an sich zu gehen, sondern um die Art, wie die Betroffenen damit umgehen und die Verarbeitung abwehren. Dabei spielt die Art der Beziehung eine entscheidende Rolle. Für Krebskranke scheinen sie einen besonderen Stellenwert zu haben, enthalten aber auch einen besonderen Konfliktstoff. Es muß immer wieder deutlich gesagt werden, daß dies Hypothesen sind, wobei wir Schwierigkeiten methodischer Art haben, sie zu beweisen.

Dazu sehen wir uns wieder die Lebensgeschichte einer Frau an.

Frau S., 57 Jahre alt, ist wegen depressiver Verstimmungszustände in psychotherapeutischer Behandlung. Niemand weiß, warum sie depressiv ist, sie selbst am wenigsten. Sie macht sich Vorwürfe, denn sie hat doch alles: eine intakte Familie, sichere finanzielle Verhältnisse, einen Beruf, den sie liebt und der sie nicht überanstrengt: sie gibt Kurse in Ernährungslehre an verschiedenen Volkshochschulen und anderen Institutionen. Sie ist hilfsbereit und in der Kleinstadt, in der sie lebt, überaus beliebt. Im Kontakt wirkt sie warmherzig und sanft, später wird deutlich, daß Ärger ein Gefühl ist, das sie überhaupt nicht kennt. Sie ist auch in ihrer Kirchengemeinde ein unentbehrliches Mitglied. Sie besucht oft im Auftrag des Pfarrers alte oder alleinstehende erkrankte Menschen, kauft für sie ein oder liest ihnen vor. Ihre Ehe ist auf gegenseitiger Achtung aufgebaut und für ihre drei jetzt erwachsenen Kinder würde sie alles tun. Allerdings hat sie seit etwa 20 Jahren keinen körperlichen sexuellen Kontakt mehr zu ihrem Mann – kurz nach der Geburt des jüngsten Sohnes sei es das letzte Mal dazu gekommen. Es gäbe aber noch wertvollere verbindendere Dinge als ausgerechnet Sexualität. Leider trinke ihr Mann in den letzten Jahren etwas mehr als sie gutheißen kann. Sie habe ihn nachts einige Male aus einer Kneipe holen müssen – sie mache ihm aber selbstverständlich niemals Vorhaltungen deswegen. Er habe ein Recht auf sein eigenes Leben.

Ihr Vater verunglückte tödlich, als sie vier Jahre alt war. Sie wagte nicht zu weinen und ihre eigene Trauer zu zeigen, weil sie die schwer erschütterte Mutter nicht zusätzlich betrüben, sondern eher trösten wollte. Mit 20 Jahren gelang es ihr, ihren Lebenswunsch durchzusetzen: sie wollte malen lernen und ging zu diesem Zweck ins Ausland. Sie verdiente sich die Ausbildungskosten durch harte Arbeit – und investierte das meiste Geld in Geschenke für die Mutter und die beiden jüngeren Schwestern. Zur Ausbildung kam es nie. Sie kehrte nach Hause zurück und heiratete einen Mann aus ihrer Heimatstadt.

Allerdings stelle sie sich jetzt die Frage, ob das denn schon alles sei, ein solches Leben … In der Therapie erzählte sie dann einmal verschämt, sie habe gelegentlich Blut im Stuhl bemerkt. Eine sofort veranlaßte Untersuchung ergab ein Dickdarmkarzinom, das rasch operiert werden mußte.

So deutlich wie in diesem Einzel-Fallbeispiel finden wir die bezeichnenden Merkmale nicht immer dargestellt.

Kommen wir aber nun zur dritten Frage, zur Frage nach den Bindegliedern zwischen Seele und Körper – also zwischen seelischer Belastung einerseits und körperlichen Funktionssystemen andererseits.

In Tierversuchen konnte gezeigt werden, daß die Entstehung von experimentellen Tumoren streßabhängig ist. Diese Versuche, an

Ratten und Mäusen durchgeführt, zeigten, daß die Tiere ohne Streß lange Überlebenszeiten hatten, die Tiere jedoch, die dem üblichen »Laborstreß« ausgesetzt waren, rasch einen Tumor entwickelten und starben. Streß führt zur Ausschüttung von Hormonen, die sich im Blut nachweisen lassen. Der Spiegel von bestimmten Hormonen ist je nachdem, welchem Streß die Betroffenen ausgesetzt sind, höher oder niedriger. Dabei werden die verschiedensten Hormone beeinflußt. Hormone spielen mit ihren hemmenden oder stimulierenden Einflüssen eine Rolle für die Immunreaktion.

Das Immunsystem ist ein sehr komplexes, durch viele Prozesse beeinflußbares und viele Faktoren enthaltendes System. Verschiedene Arten von immunkompetenten Zellen, Produktion von Antikörpern, Veränderungen der Zelloberflächen und der Zellmembranen, die Produktion von Interferon oder von aktivierenden Stoffen und vieles andere sind von Streßfaktoren abhängig. Dabei geht die Steuerung wahrscheinlich vom Nervensystem aus. Am Anfang steht also das Erleben, dann erfolgt die Reaktion darauf, danach die körperliche Reaktion, die ihrerseits wieder auf das Immunsystem einwirkt.

Nun wissen wir, daß in jedem Körper ständig Zellen entstehen, die sich den Steuerungsmechanismen entziehen und die wir daher als mögliche Krebszellen betrachten können. Es ist anzunehmen, daß sie von einer funktionierenden Immunabwehr als körperfremd erkannt und zerstört werden. Was geschieht nun im Körper, wenn solche Zellen nicht erkannt und unschädlich gemacht werden? Heißt das, daß das Immunsystem nicht funktioniert? Das führt zu neuen Fragen. Wenn das Immunsystem geschwächt ist, warum entwickelt sich dann nur ein einziger Tumor, wenn es doch täglich Tumorzellen im Körper gibt? Auf die fehlende Reaktion des Immunsystems wäre die Ausbildung *vieler* Tumore als Folge logischer. Zudem müßten Menschen mit geschwächter Immunabwehr dann mehr Krebs entwickeln – beispielsweise bei AIDS. Dort entwickelt sich tatsächlich auch Krebs, aber nur solcher, der nachweislich durch Viren verursacht wird. Viele unbeantwortete Fragen, die zu weiterer Forschung aufrufen.

Ein merkwürdiges Phänomen, das immer wieder untersucht wurde und das ebenfalls in die Richtung psychosomatischer Zusammenhänge deutet, ist die Spontanheilung ohne direkte Behandlung von Tumoren. Dieses Phänomen läßt sich auf organischer Ebene nicht erklären. Dabei können sich sowohl bösartige Tumore in andere, weniger bösartige Zellformen umbilden, es gibt Karzinome, die sich nicht mehr weiterentwickeln, es gibt den Wachstumsstillstand über Jahre, der dann keine weiteren Krankheitserscheinungen mehr aufweist, aber auch die völlige Rückbildung. Verständlich ist, daß diese Tatsachen dazu anregen, Erklärungen zu suchen, die dann ihrerseits wieder zu Therapieansätzen führen könnten. Die Ursachen liegen aber noch im Dunkeln, biologische Kriterien im Organismus oder Umwelteinflüsse zur Erklärung von Spontanheilungen lassen sich nicht sicher nachweisen und bestimmen. Also sind wir auch hier wieder zum einen auf Beobachtungen, zum anderen auf Hypothesen angewiesen.

Möglicherweise haben sich die Beziehungen der spontan Geheilten zu ihrer menschlichen Umgebung verändert. Es scheint, daß die Fähigkeit, in der Krise, die durch die Krebsdiagnose ausgelöst wurde, zu lernen und sich zu ändern, heilsam sein kann. So ist es möglich, daß der Verlauf einer Tumorerkrankung davon abhängt, ob beispielsweise der Verlust einer Bezugsperson verarbeitet, durch den Aufbau einer neuen zwischenmenschlichen Beziehung kompensiert oder durch neue Beziehungsmuster ersetzt werden kann. Spontanremissionen können auch auftreten durch das Einsetzen sogenannter alternativer oder Naturheilmethoden, durch Manipulationen von Wunderheilern, Gebetsfürbitten oder Meditation, so daß nicht die Art der Behandlung, sondern das Vertrauen der Betroffenen in die Behandlung den Erfolg ausmachen könnten. Auch das spricht für seelische Zusammenhänge. Systematische Untersuchungen und Erklärungen fehlen aber hier, zumal die Zahl der Spontanremissionen nicht groß ist.

Beobachtet wurde auch die Tatsache, daß ein Mensch, der gegen seine Krankheit kämpft und die Hoffnung nicht aufgibt, länger überlebt als einer, der verzweifelt ist und resigniert. Der Hoffnung der Kranken ist ein großes Gewicht beizumessen. Dabei geht es weniger um die Hoffnung selbst. Denn Betroffene, die von ihren

Ärzten die Diagnose nicht mitgeteilt bekamen, weil sie angeblich die Hoffnung nicht verlieren sollten, haben medizinisch gesehen keine besseren Aussichten als diejenigen, die ihre Diagnose kannten. Diejenigen, die um ihr Leben kämpfen, leben jedoch deutlich länger, als diejenigen, die resignieren. Sie haben sich entschieden, leben zu wollen. Die kämpferische Haltung fördert das Überleben. Wird die Diagnose nicht mitgeteilt, können die Betroffenen auch nicht kämpfen. Es ist wichtig, zu wissen, wogegen alle Kräfte eingesetzt werden müssen, um erfolgreich am Leben bleiben zu können. Die Krankheit zu verschweigen ist also nicht unbedingt zum Wohl der Betroffenen. Der Verlauf bei hoffnungslosen, verzweifelten, aber auch angepaßten und gefügigen Kranken ist weniger gut als bei solchen, die aktiv mitarbeiten, Veränderungen ihrer Lebensstrategien erarbeiten, auch streitsüchtig oder schwierig sind. Eigen-willige Menschen scheinen bessere Aussichten zu haben als selbst-lose.

Es gibt auch eine Untersuchung an 250 Brustkrebspatientinnen, die folgendes aufzeigt: die Frauen, die Psychopharmaka forderten und sie auch einnahmen, hatten deutlich schlechtere Aussichten als diejenigen, die solche Medikamente nicht nahmen. Die Medikamente selbst waren es sicher nicht, die das Tumorwachstum förderten, denn sie gehörten ganz verschiedenen Stoffgruppen an. Es war sicherlich die Einstellung zur eigenen Aktivität und das Vertrauen in eigene Bewältigungsstrategien, die jeweils eingesetzt wurden, die sich derart lebensverlängernd auswirkten.

Wo kann nun die Psychotherapie einsetzen?

Der Beginn einer Behandlung ist meist. gerade für Krebskranke sehr schwierig. Sie sind damit konfrontiert worden, daß ihr Körper lebensgefährlich erkrankt ist. Es ist für sie sehr schwierig einzusehen, daß dies seelische Reaktionen macht und daß für die Erkrankung auch seelische Faktoren eine Rolle spielen können. Hinzu kommt, daß gerade der erkrankte Körper als »Feind« erlebt wird. Körper und Krankheit werden häufig unbewußt gleichgesetzt und »bekämpft«. Wenn wir nun aber einen Teil von uns »bekämpfen« anstatt der Krankheit, dann sind wir immer auch diejenigen, die verlieren. Zudem kostet dies enorme Kraft und Energie. Die Folge davon ist eine noch weiter gestörte Beziehung zum eigenen Körper – die meist bereits vor der Erkrankung gestört war. Eine gute Hilfe zum Einstieg in die Psychotherapie bieten daher körperorientierte psychotherapeutische Methoden. Damit kann das gestörte Verhältnis zum eigenen Körper aufgearbeitet werden. Die körperfeindliche Haltung und die Verleugnung der eigenen Bedürfnisse kann bemerkt und vielleicht überwunden werden. Der Körper wird wieder Inhalt des Erlebens, er wird nicht durch seelische Abwehrmechanismen gleichsam ausgeschlossen. Hinzu kommt, daß sich das nach dem Schock der Krebsdiagnose und nach den eingreifenden, schmerzhaften, beängstigenden und zum Teil als entwürdigend erlebten Behandlungen stark beeinträchtigte Lebens- und Selbstwertgefühl durch die Bewegungs- und Spürangebote so erholt, daß die Betroffenen aus ihrer Erstarrung herauskommen können und neue eigene Aktivitäten erleben.

Nach dieser Möglichkeit der Selbstwahrnehmung ist der Einstieg in verbal orientierte Psychotherapieformen leichter möglich, beziehungsweise wirksamer. Ein Teil der Hemmungen und der Schicksalsergebenheit konnte bereits abgebaut und die Neigung zur Hoffnungslosigkeit und Verzweiflung durch die Erfahrung, daß noch etwas möglich ist und der Körper noch mittut, reduziert werden. Die Möglichkeit neuer Erfahrungen und eigener Aktivitäten kann als Selbstbestätigung erlebt werden.

In der Psychotherapie mit Krebskranken haben sich einige Punkte als besonders wichtig erwiesen, wie sich aus dem Vorangegangenen verstehen läßt.

– Die Realangst vor Krebs und vor Metastasen sowie vor weiteren belastenden und die Lebensqualität einschränkenden Behandlungen ist völlig berechtigt und verständlich. Sie muß bearbeitet werden, soweit dies möglich ist. Wichtig ist, daß sich keine Resignation ausbreitet.
– Viele Krebskranke fühlen sich sozial diskriminiert, weil Leistungsmöglichkeiten wegfallen. Belastend ist auch die Angst der Umwelt, die immer noch an Ansteckung oder Vererbung glaubt, aber auch deren unbewußte Ängste, die oft verhindern, daß

»darüber« gesprochen wird. Auch hier ist es wichtig, die Dinge anzusprechen und aktiv darauf zuzugehen.

- Trauer, Neid und Wut im Zusammenhang mit der Erkrankung sind immer vorhanden. Die Betroffenen reagieren darauf meist mit Schuldgefühlen und Abwehr – falls sie sie überhaupt wahrnehmen. Das sind ihre gewohnten Erlebens- und Verhaltensweisen. Diese Gefühle müssen ernstgenommen, »erlaubt« und erlebbar werden, denn sie sind ja wirklich real vorhanden. Dazu gehört auch die Trauer um den Verlust an Gesundheit, um einen Organverlust oder den Verlust einer Organfunktion. Schwierig wird dies dadurch, daß gerade der Umgang mit Verlusten und den dahinter stehenden Gefühlen im bisherigen Leben verdrängt wurde.
- Aggressivität sollte *dosiert* erlebbar gemacht und zugelassen werden. Schuldgefühle müssen bearbeitet werden, denn die Fähigkeit zur Aggressivität ist entscheidend für den Überlebenswillen.
- Sozial erwünschte Tugenden oder selbstschädigendes Verhalten wie Aufopferung, Helferhaltung und Verleugnung von Wünschen, Bedürfnissen und Trieben müssen überprüft, bewußt gemacht und relativiert werden.
- Es ist wichtig, die Beziehungsstörungen zu erkennen, die häufig der Krankheit zugrundeliegen. Falls es von der Methode und der Zeit her möglich ist, sollten sie psychotherapeutisch behandelt werden. Hilfreich ist die Einbeziehung partnerschaftlicher und aktueller Beziehungsprobleme, da sie oft Modell sein können und die Aufdeckung der zugrundeliegenden frühen Beziehungsmuster erleichtern und verständlicher machen können.

Bei weit fortgeschrittener Erkrankung ist es wichtig, daß die Psychotherapie anders verläuft. Sie muß stützend und helfend sein und auch die Familie einschließen. Hier spielt auch die Besprechung realer Probleme und das Finden von Lösungsmöglichkeiten eine Rolle, die Belastungen durch die Krankheit und die notwendigen Veränderungen der Lebensführung müssen hier vor allem Thema sein. Sehr schädlich ist eine Haltung, bei der die Betroffenen ihre

Angehörigen und die Angehörigen die Kranken »schonen«, indem das Thema Krebs von beiden nicht angesprochen wird, obwohl es immer zwischen ihnen steht.

Abschließend muß mit aller Deutlichkeit gesagt werden, daß die Krebskrankheit selbst niemals mit Psychotherapie behandelt werden kann. Krebs heilen kann die Psychotherapie nicht. Es ist aber sehr wahrscheinlich, daß es einige Zusammenhänge zwischen seelischer Einstellung und der körperlichen Erkrankung gibt, wie bereits ausgeführt wurde. Diese Zusammenhänge können aufgespürt und behandelt werden. Die Psychotherapie kann aber zusätzlich eine wichtige Hilfe bei der Auseinandersetzung mit den Ängsten und Belastungen sein und helfen, verbleibende oder neue Lebensmöglichkeiten zu finden, aber auch, die Beziehungen in den Familien oder im sozialen Umfeld zu klären und vielleicht zu stabilisieren.

Vielleicht ist es, wenn weitere Untersuchungsergebnisse vorliegen werden, einmal möglich, Risikogruppen und gefährdete Personen vorbeugend mit Psychotherapie zu behandeln. Hier ist aber alles noch im Fluß und vieles Spekulation, Vermutung, Hypothese – oder auch Hoffnung.

Literatur

Bahne Bahnson, C.: Das Krebsproblem in psychosomatischer Dimension. In: v. Uexküll, T. (Hrsg.): Psychosomatische Medizin. Urban & Schwarzenberg, München 1986

Gosslar, H.: Untersuchungen zur Krebspersönlichkeit, Ergebnisse einer explorativen Studie an Frauen mit Mamma- Carcinom. Deutsches Institut für Internationale Pädagogische Forschung, Frankfurt/M.1980

Helmkamp, M./H. Paul: Psychosomatische Krebsforschung. Huber, Bern 1984

Jäger, R. S.: Psychologische Diagnostik bei Krebskranken. In: Deutsches Institut für Internat. Pädagog. Forschung Nr. 106/107, 5/1982

Kahleyss, M.: Psychoanalytische Gesichtspunkte der Krebserkrankung. In: Praxis der Psychotherapie und Psychosomatik Bd. 33, 5/1988

Lermer, S.: Krebs und Psyche. Causa, München 1982

Le Shan, L.: Psychotherapie gegen den Krebs. Klett-Cotta, Stuttgart 1986

Meerwein, F.: Einführung in die Psycho-Onkologie. Hans Huber, Bern 1981

Schulz, K.-H./A. Raedler: Tumorimmunologie und Psychoimmunologie als Grundlagen für die Psychoonkologie. In: Psychotherapie und Psychologie Bd. 36, 1986

4 Reaktionen auf Operationsfolgen

Reaktionen auf Organverluste

Mit unseren Organen, den inneren wie den äußeren, sind wir alle geboren worden. Sie haben aber in unserem Körperbild einen sehr unterschiedlichen Stellenwert, der mit unserer Lebensgeschichte und unserer Entwicklung zusammenhängt und der von Mensch zu Mensch sehr verschieden sein kann. Wie subjektiv dieses Körperbild ist, wird an einem Beispiel deutlich:

Eine immerhin 48jährige Frau, deren Mutter stolz auf ihre zierliche Nase war, hatte ihr als Kind immer wieder gesagt, sie bekomme einmal eine »Kartoffelnase«. Beim Blick in den Spiegel nahm nun diese Frau jedesmal eine Kartoffelnase wahr. In Wirklichkeit besaß sie aber eine gutgeformte Nase. Sie schilderte eindrücklich das Erlebnis, als es ihr mit 48 Jahren »wie Schuppen von den Augen fiel« und sie endlich ihre wirkliche Nasenform wahrnehmen konnte.

Die innere Vorstellung oder das Gefühl für ein Organ muß also keineswegs der Realität entsprechen. Unser Erleben, unsere Entwicklung, unsere Erfahrungen bestimmen, welchen Stellenwert Organe in unserer Vorstellung von uns, in unserem inneren Körperbild haben.

Wie bei allen Entwicklungsvorgängen handelt es sich auch bei der Entstehung des inneren Körperbildes und bei der Entwicklung des Körperempfindens um ein, durch viele Faktoren beeinflußtes Geschehen. Das Baby kann nach seiner Geburt innen und außen, Eigenes und Fremdes, Innenwelt und Außenwelt, noch nicht unterscheiden. Es wird aber verschiedenen Reizen ausgesetzt. Von außen her kann es Wärme, Weichheit, liebevolle Hände, Geborgenheit erfahren, aber auch genau das Gegenteil davon. Ein Kind, das die Außenwelt als wohltuend und freundlich empfindet, wird auch seinen Körper, da es noch nicht unterscheiden kann, was außen und innen ist, als freundlich oder wohltuend erleben. Ein

Kind mit schlechten Erfahrungen, das beispielsweise vernachlässigt oder nur mit Ekel berührt wird, dessen Körper lieblos gereinigt wird, wird sich und seinen Körper als unangenehm erleben und damit die Umwelt und sich selbst als »schlecht«. Es erlebt aber auch Gefühle, die in ihm selbst entstehen, zum Beispiel Hunger und Schmerz. Ein Kind ist hilflos sowohl dem »Außengefühl« (Reize der Umwelt) wie auch dem »Innengefühl« (Empfindungen, die es in sich selbst wahrnimmt) ausgesetzt. Es hat keine Erregungskontrolle und auch keine realen Möglichkeiten der Einflußnahme.

Kommt es nun zu Erregungszunahme, beispielsweise durch Hunger, dann kann es auf zwei verschiedene Arten damit umgehen: Ein gesundes Baby wird sich bemerkbar machen und schreien. Es wird darauf beharren, daß sein Hunger gestillt wird. Geschieht dies nicht oder aber in einer Art und Weise, die dem Kind noch unangenehmer ist als Hunger, dann gibt es nur eine Möglichkeit des Überlebens: Es muß das Hungergefühl aufgeben, darf den Hunger nicht mehr spüren und muß schon sehr früh lernen, Gefühle abzuspalten. Ersatzbefriedigungen, wie etwa das Daumenlutschen, verschaffen ihm zwar an anderer Stelle Lust, sie stillen jedoch den Hunger selbst nicht. Das Kind muß lernen, seine Gefühle nicht mehr ernst zu nehmen, damit es überleben kann. Hier kann dann der Beginn dafür liegen, daß das eigene Körperbild entstellt oder sogar abgespalten, also wie fremd, repräsentiert wird.

Etwas später beginnt das Kind unbewußt auszuprobieren, wo seine eigenen Körpergrenzen liegen. Es lernt zu unterscheiden, ob zum Beispiel ein Gefühl im Mund beim Lutschen von der eigenen Hand oder von der Brust der Mutter herrührt. Etwa mit sechs Monaten werden die Unterscheidungsversuche zwischen innen und außen auch deutlich. In diesem Alter stemmt sich ein Kind manchmal weg, es entdeckt Knöpfe oder Ketten oder die Brille, es kann beißen oder kneifen. Mit diesen Unterscheidungsversuchen sind erste Lösungsversuche verbunden, denn indem das Kind sich von der Mutter wegstemmt, löst es sich aus dem Schoßkind-Dasein und erlebt den Unterschied zwischen Ich und Nicht-Ich. Es lernt, daß es einen eigenen Mund hat, eigene Hände und Füße, eigene Arme und Beine, einen Darmausgang und Geschlechtsorgane.

Ein gesundes Kind entdeckt jede Möglichkeit an sich und in sich, es lernt, was dem Körper zugehörig ist und was in seinen Möglichkeiten liegt. Diese Vorgänge begleitet es mit unbewußten Phantasien über Bedeutung, Wert oder Unwert seiner Organe. Später kann es dann dadurch lernen, je nach Reaktion der Umwelt, die körperlichen Vorgänge manipulierend einzusetzen. Schon ein sehr kleines Kind kann seine Organe unbewußt im Umgang mit der Mutter beispielsweise benutzen, so durch Verweigerung von Nahrungsaufnahme oder Stuhlabgabe. Wenn ein Kind allerdings die Möglichkeit hat, seine eigenen Erfahrungen so lange zu machen, wie dies für seine Entwicklung erforderlich ist, dann wird es das betreffende Organsystem als natürlich zu sich gehörig und natürlich funktionierend erleben. Im anderen Fall wird es seinen Körper als Machtmittel benutzen. Für die Organerfahrung ist also folgendes wichtig:

– Die Entdeckung des Organsystems und dies sowohl von Innengefühlen her als auch von außen
– das Ausprobieren
– begleitende Phantasien
– die Möglichkeit der Manipulation oder der Benutzung, die durch die Reaktionen der Umwelt entsteht.

Dieser letztere Vorgang zeigt an, daß ein Organsystem besonders bewertet werden kann, man sagt, es wird libidinös besetzt. Ein Organ kann positiv oder negativ gesehen werden – das ist abhängig davon, wie es in der Phase der Wahrnehmung und Entwicklung erlebt wurde. *Das* gilt sinngemäß für alle Organe.

Jeder Mensch wird im Laufe seines Lebens irgendwann einmal krank oder er erleidet einen Unfall. Dann kann der Fall eintreten, daß ein Organ durch Operation entfernt wird. Dabei wird etwas Schwerwiegendes verändert, denn alle Organe gehören eigentlich untrennbar zu uns, und zwar nicht nur im körperlichen, sondern auch – durch unsere Entwicklung und durch unsere Erfahrungen – im seelischen Bereich. Was bedeutet dies für das Weiterleben? Zuerst einmal liegt ein realer Funktionsverlust vor. Hinzu kommt ein phantasierter Funktionsverlust, der von der Wertigkeit des Organs im Körperbild abhängt. Dies ist, wie wir sahen, ganz erheblich vom persönlichen Erleben abhängig. Außerdem müssen wir auch mit der Erkrankungsart und mit den Krankheitsgefahren umgehen lernen, dabei ist das Verhalten der behandelnden Ärzte und Ärztinnen sehr wichtig.

Ein weiterer wichtiger Punkt ist die Reaktion der Umwelt. Nimmt sie uns noch so an, wie vorher? Oder verändert sich unsere Beziehung durch den Verlust? Dann haben wir unter Umständen noch mehr verloren als nur unser Organ. Hinzu kommt die Konfrontation mit der eigenen Endlichkeit, mit dem partiellen Tod.

Wie kann nun so etwas Schwerwiegendes verarbeitet werden? Nur erlebte Behinderungen können zur Weiterentwicklung führen, nicht aber verdrängte. Daher ist es zuerst einmal nötig, sich mit dem Verlust zu beschäftigen. Denn Tatsache ist, daß etwas anders wurde, daß uns etwas unwiderruflich verlorengegangen ist. Wir werden nie wieder so sein wie vorher. Wir müssen unseren seelischen Schmerz wirklich wahrnehmen, damit wir ihn verarbeiten können. Zur Verarbeitung gehört die Trauer um das Verlorene. Ein Organ ist uns viel näher als jeder noch so nahe Mensch – denn es ist ein Teil von uns selbst. Trauerarbeit ist notwendig zur Bewältigung des Verlustes. Neben der Trauer taucht oft jedoch die Frage »warum gerade ich?« auf. Diese Frage ist aber unfruchtbar, weil es darauf keine Antwort geben kann.

Es ist jedoch eine ganz normale Reaktion, sich über einen Verlust auch zu ärgern – meistens jedoch nehmen wir diesen Ärger nicht wahr, weil wir uns mit unserer Vernunft darüber hinwegtrösten, daß der Verlust nun einmal geschehen und nicht mehr rückgängig zu machen ist. Wir müssen lernen, diesen Ärger wahrzunehmen. Aber auch Reaktionen der Umwelt geben oft Anlaß zum Ärger. Wenn wir Gesunde sehen, die unverletzt sind, könnte Neid aufkommen – das ist ein ganz normales Gefühl. Diesen Neid zu spüren und ihn sich einzugestehen, führt weiter, weil wir uns erst dann die volle Tragweite des Verlustes bewußt machen und eingestehen können.

Jede Krankheit ist Kränkung: durch die Verletzung, durch den Eingriff in das Körperinnere, ist man verletzt worden. Man fühlt sich nicht mehr als ganzer Mensch. Daraus könnte das Gefühl einer Minderwertigkeit resultieren, als Folge davon bekommt das Organ eine Überwertigkeit. Plötzlich ist der ganze Mensch nur noch so viel wert wie das fehlende Organ oder er ist nichts mehr wert ohne dieses Organ. Ist aber der Mensch weniger wert, weil ihm ein Organ fehlt? Nein, denn wenn er fähig ist, sein Leben zu bewältigen trotz des Fehlenden, so ist er eher mehr wert, denn trotz Organverlust lebt er wie andere, die besser ausgestattet sind. Hier liegt eine Chance, ein neues Selbstwertgefühl zu entwickeln. Allerdings kann hier die Gefahr der Überforderung auftauchen, wenn nämlich die Betroffenen sich nicht auch auf eine gewisse Leistungsminderung einstellen und sie als von nun an zu ihrem Leben gehörig akzeptieren.

Als weiterer Punkt ist es dann notwendig umzulernen oder neuzulernen – wie es das Kleinkind tut. Zum ersten muß der körperliche Funktionsverlust kompensiert werden, denn das Leben läuft nun ohne dieses Organ weiter und der betroffene Mensch muß damit zurechtkommen.

Das zweite, genauso wichtige Umlernen ist, daß er den gegenwärtigen Zustand akzeptiert. Es muß zu einer Veränderung des inneren Körperbildes kommen. Dazu gehört es, den Gedanken fallen zu lassen, die Behinderung müsse schnellstens behoben werden. Wir können nur dann umlernen und neu lernen, wenn wir nicht am Vergangenen hängen bleiben. Erst dann können wir unseren Verlust akzeptieren und neue Wege suchen. Hier liegt auch die bereits beschriebene Chance, einen eigenen Weg der Reifung zu finden.

Der letzte Punkt ist die Beschäftigung mit der Einstellung zur eigenen Endlichkeit und zum Tod. Ein Mensch, der jede kleinste Verletzung bereits als Kränkung erlebt, der ein instabiles Selbstbewußtsein hat, das schnell aus dem Gleichgewicht zu bringen ist, wird bereits die Tatsache der Operation als schwerste Kränkung, als »Ausgeliefertsein« und als Todesgefahr betrachten. Tatsächlich ist nur ein kleiner Teil des Menschen nicht mehr da, er ist gestorben. Etwas ist entfernt worden, das dem Körper eigentlich untrennbar zugehörig war. Hier kommen bei genauerem Nachfragen manchmal teils bewußte, teils unbewußte Phantasien zum Vorschein, was mit dem entfernten Organ geschehe. Menschen, die glauben, daß ihr Organ beispielsweise fortgeworfen werde, fühlen sich insgesamt beschmutzt und entwertet. Manche Menschen setzen dagegen die Phantasie, daß durch die histologische Untersuchung des entfernten Organs anderen Menschen ein wichtiger Dienst im Bereich der Forschung geleistet werden könne. In jedem Fall ist vielen Menschen bewußt, daß ein vorher lebendig zu ihnen gehöriger Körperteil unwiderruflich tot ist, daß sie bereits ein Stück gestorben sind. Solche partiellen Todeserlebnisse sind schwerwiegend, sie müssen verarbeitet werden. Möglicherweise ist dafür Hilfe nötig.

Es ist aber auch sehr wichtig, zu wissen, daß jedes Organ für jeden Menschen, wie wir am Anfang gesehen haben, eine individuell unterschiedliche Wertigkeit haben kann. Die Entfernung der Gebärmutter oder der Verlust einer Brust bedeutet eben nicht für jede Frau dasselbe. Der Verlust der Gallenblase beispielsweise oder irgend eines anderen Organs wird ebenfalls von jedem Menschen unterschiedlich erlebt. Wichtig ist es, die individuelle Organbesetzung des betroffenen Menschen zu erfahren, die private Bedeutung, die das betreffende Organ für ihn hat.

Ein 42jähriger Mann, dem mit 22 Jahren nach einem Unfall zwei Fingerendglieder amputiert werden mußten, wurde damals getröstet, die Hand sei insgesamt noch funktionsfähig. Nach wenigen Jahren wurde er immer wieder schwer depressiv, er wußte jedoch nicht, warum. Das Ganze wurde schließlich als »endogene Depression« mit Medikamenten behandelt, da der Patient jedes Jahr eine »Phase« der Depression durchmachte. In der Therapie stellte sich nun heraus, daß die sogenannten »Phasen« immer um die Zeit des ursprünglichen Unfalls herum auftraten. Die Schwere seines Verlustes war damals völlig mißverstanden worden, denn als begeisterter Klavier- und Orgelspieler hatten die Fingerendglieder für ihn eine ganz besondere Funktion. Er mußte das Klavierspiel ganz aufgeben. Dieser Verlust war es, der ihn depressiv machte, weil er nicht betrauert werden konnte.

Grundsätzlich müssen bei einem Organverlust folgende Phasen beachtet werden, die jedoch nicht immer in dieser Reihenfolge ablaufen müssen:

- Beschäftigung mit dem Verlust und Wahrnehmen des seelischen Schmerzes.
- Trauer um das Verlorene, damit die notwendige Trauerarbeit zur Bewältigung des Verlustes geleistet werden kann.
- Wahrnehmen von Ärger und Neid.
- Kränkung durch den Verlust und Verletzung der Gefühle für sich selbst, insbesondere verbunden mit der Frage nach dem meistens reduzierten Selbstwertgefühl.
- Umlernen und wieder Neulernen, das heißt Kompensation des körperlichen Funktionsverlustes und Veränderung des inneren Körperbildes. Trotz des Verlustes muß die Fähigkeit zur Lebensbewältigung neu gefunden und entwickelt werden.
- Verarbeitung der Tatsache des partiellen Todes und der eigenen Sterblichkeit.
- Die »private Bedeutung« erkennen, das heißt, herausfinden, welchen Stellenwert das verlorene Organ für den betroffenen Menschen hat.

Organverlust ist, wie jeder Verlust, eine schwerwiegende, tiefergehende, häufig vieles verändernde Tatsache. Hier kann aber auch eine seelische Entwicklungschance wahrgenommen werden. Die Gesundheit, die danach »wiederkehrt«, ist eine andere als vorher. Sie ist eine bewußtere, reifere Form, die helfen kann, das Leben zu schätzen und bewußter mit der eigenen Zeit und mit den eigenen Fähigkeiten, aber auch mit Beziehungen umzugehen. Die Kostbarkeit des Lebens kann vielleicht erst jetzt richtig geschätzt werden.

Literatur

Klapp, W.: Zur Frage der psychischen und somatischen Veränderungen nach Hysterektomie. Inaugural-Dissertation zur Erlangung des Doktorgrades der gesamten Medizin. Görich & Weiershäuser, Marburg 1980
Olbricht, I.: Verborgene Quellen der Weiblichkeit. Die Brust – das enteignete Organ. Kreuz, Stuttgart 1985

Zustand nach Organtransplantationen

Ein Bereich in der Psychosomatik, der zunehmend an Aktualität gewinnt, ist die Behandlung von Patientinnen und Patienten, die die Folgen einer Organtransplantation seelisch verarbeiten müssen. Die Fortschritte in der Transplantationsmedizin führen dazu, daß immer mehr Menschen mit funktionierenden Fremdorganen leben können.

In eine psychosomatische Behandlung kommen die Betroffenen in der Regel nur dann, wenn das Transplantat funktioniert, aber die seelische Stimmungslage Anlaß zu Beschwerden gibt. Das ist im ersten Augenblick nicht recht zu verstehen – und das hören die Betroffenen von ihrer Umwelt immer wieder: eine geglückte Transplantation sollte Anlaß zu Freude und zum Genuß neuer Lebensqualität sein. Daß dahinter eine Reihe von seelischen Schwierigkeiten auftreten, wird dabei oft übersehen.

Für die Betroffenen vorausgegangen ist immer der Verlauf einer langen chronischen Krankheit mit erheblichen Belastungen, die die Lebensqualität sehr einschränkten. Die Betroffenen erlebten, daß ein Organ langsam zunehmend versagte und damit verbunden trat Angst auf, Angst vor dem Versagen des Körpers und häufig auch der Gedanke an eine eingeschränkte Lebenserwartung, Angst vor quälenden und schmerzhaften Behandlungen und oft auch Angst vor den Reaktionen und der Verläßlichkeit der Umwelt. Plötzlich bestimmte das versagende Organ den gesamten Lebensablauf. Damit war es nicht mehr ein beliebiges Organ wie andere auch, sondern es erhielt einen besonderen Wert, es wurde überwertig. Die Betroffenen waren nur noch so viel wert wie das versagende Organ, sie erlebten, daß der Körper als Ganzes krank ist, wenn ein lebenswichtiges Organ beginnt, auszufallen. Die Betroffenen stellen sich fast immer die Frage, warum gerade ihnen dies geschieht. Häufig kommt auch, mehr oder weniger bewußt, Aggression und Wut auf das versagende Organ auf, gleichzeitig müssen sie durch Diät und entsprechende Lebensweise besonders gerade für die Restfunktion des »gehaßten« Organs sorgen. Der Haß auf das versagende Organ darf nicht sein, sie müssen sogar gut dafür sorgen, damit es nicht noch mehr versagt. Es entsteht also ein intrapsychischer Konflikt, dessen Ursache im eigenen Inneren liegt. Das versagende Organ wird als feindlich erlebt, es muß aber dennoch besonders umsorgt werden. Ein solcher Konflikt ist nicht lösbar.

Wenn dann die Möglichkeit einer Organtransplantation auftaucht, sind die Betroffenen erst einmal enorm erleichtert. Sie haben das Gefühl, von einer schweren Belastung freizukommen, von der jahrelangen chronischen Krankheit, von dem Angewiesensein auf Dialysegeräte beispielsweise und auf Behandlung. Es besteht die Hoffnung, daß sich die Lebensqualität wieder bessert. Es entfällt auch der innerseelische Konflikt, der durch das verlorene Vertrauen in einen Teil des eigenen Körpers, der dadurch zum Feind geworden ist, entsteht.

Vor der Transplantation gibt es natürlich auch Ängste vor der Operation, der Narkose, auch Ängste, die das Funktionieren des Fremdorgans betreffen. Hier ist nun entweder das Vertrauen in das Fremdorgan nicht sehr groß, da die Betroffenen ja das Versagen des eigenen Organs bereits erlebt haben. Es kann aber auch genau das Gegenteil sein: das Fremdorgan wird als besonders funktionsfähig angesehen, besser, als das eigene Organ es war. In jedem Fall entsteht Hoffnung und Optimismus neben der Angst.

Nach der Operation sind die meisten Betroffenen erst einmal zuversichtlich, besonders dann, wenn das Organ funktioniert. Eine 39jährige Patientin beschrieb nach einer Nierentransplantation dies so: »Der erste Urin war das größte Geschenk meines Lebens. Ich habe mir da selbst zugefühlt, wie es wieder lief, einfach so. Es war überwältigend.« In den ersten Tagen herrscht das Gefühl von Optimismus und Hoffnung vor, sie werden begleitet von dem Gefühl einer Wiedergeburt. Daneben besteht immer die Unsicherheit, ob das Transplantat voll funktioniert und ob es nicht abgestoßen wird. In einer späteren Phase wird eine Ambivalenz dem Organ gegenüber geschildert, eine Mischung aus Hoffnung und Angst. Das ist ein vertrautes Gefühl für die meisten, denn diese Mischung von Hoffnung und Angst bestand bereits in ihrer Krankheitsphase dem eigenen Organ gegenüber. Hier beziehen sich also zum ersten Mal vertraute Gefühle auf das Fremdorgan, es ist der Beginn des Versuchs einer Integration in das eigene Körperbild. Denn ein Fremdorgan muß zum eigenen Organ gemacht werden. Wenn das Fremdorgan gefühlsmäßig nicht zu einem eigenen Teil des Körpers gemacht werden kann, wenn es also nicht integriert wird, kann es zu ganz charakteristischen Mißempfindungen im Bereich des Organs und zu Störungen des Gefühls kommen, zu einer besonderen Ängstlichkeit und Beunruhigung. Die Aufnahme in das Körperbild muß schrittweise erfolgen, zumal ja die Gefahr der Abstoßung am Anfang ganz real groß ist. Damit besteht das Risiko, daß das Fremdorgan fremd bleibt und unter Umständen sogar wieder herausoperiert werden muß. Es gehört nicht zum Körper. Die beiden extremsten Haltungen gegenüber einem transplantierten Organ sind die völlige Identifikation mit dem neuen Organ: so wie die Betroffenen sich mit ihrem versagenden Organ identifiziert haben im Sinne eines gesamten Körperversagens, so können sie sich nun auch mit dem neuen Organ gleichsetzen: ich bin gesund, wenn das Organ gesund ist. Ich bin etwas wert, wenn das Organ funktioniert – ich bin so viel wert wie das neue Organ. Das andere Extrem, das gelegentlich geschildert wird, ist eine Art »Ersatzteilgefühl«. Die Betroffenen können sich erleben wie eine Maschine, die ausgebessert worden ist. Dazu gehört eine gewisse Selbstentfremdung. Eine 48jährige Patientin drückte dies direkt so aus, wenn sie meinte, sie müsse doch mal wieder zur Inspektion, oder, vor Verschreibung neuer Medikamente: die Wartung sei wieder einmal fällig.

Später beschäftigt sich dann die Phantasie nicht selten damit, wo denn das Organ herkomme und was mit dem Menschen geschehen sei, zu dessen Körper es vorher gehörte. Hier finden wir ganz irrationale Schuldgefühle, die teils direkt auf den Spender oder die Spenderin bezogen sind, teils mehr diffus auftreten als ein Gefühl, etwas unverdient bekommen oder gar genommen zu haben, was zum Schaden des Spenders oder der Spenderin war. Diese Gefühle treten seltener bei Empfängerinnen oder Empfängern von Lebendnieren beispielsweise auf, denn diese kennen die Person, von der die Niere stammt. Hier kann sich aber wiederum eine besondere Bindung, die häufig von der Funktion der Niere abhängig ist, ausbilden.

Gerade bei der Niere finden wir auch sexuelle Phantasien, insbesondere bei gegengeschlechtlichen Spendern. So berichtete eine Frau, sie habe das Gefühl, die Niere sei von einem Mann und nun müsse sie sich anders verhalten, irgendwie wie ein Mann, damit die Niere bei ihr bliebe. Bei ihr bestand neben dem Gefühl, daß das Organ ihr fremd sei, auch die mehr oder weniger bewußte Befürchtung, daß sie selbst dem Organ fremd sei und daß es sie deshalb wieder verlassen oder seine Funktion aufgeben könne.

Nicht selten besteht auch die Vorstellung, daß mit dem Organ bestimmte Eigenschaften des Spenders oder der Spenderin übertragen werden könnten.

Es gibt spekulative Überlegungen darüber, ob die verschiedenen Gefühle dem Organ gegenüber, die Annahme oder Abstoßung beeinflussen könnten. Da seelische Prozesse auf körperliche Funktionen einwirken, ist diese Vorstellung nicht von der Hand zu weisen.

Eine Rolle im psychotherapeutischen Prozeß mit transplantierten Patientinnen und Patienten spielt immer auch die Frage nach dem sekundären Krankheitsgewinn. Wenn das Fremdorgan funktioniert, sind die Betroffenen ja wieder gesund – und dies nach langer chronischer Krankheit, die bestimmte Auswirkungen auch auf die Umgebung und das Verhalten der Bezugspersonen hatte. Gesundheit bedeutet oft den Verlust dessen, was die Krankheit an Zuwendung oder Manipulationsmöglichkeiten der Umwelt gebracht hat. Es können aber auch materielle Vorteile, wie etwa eine Rente, entfallen. Hier ist die Frage, was für die Betroffenen wichtig ist, denn es wird wieder ein Verzicht von ihnen erwartet, nämlich ein Verzicht auf die krankheitsbedingten Vorteile, die doch in den meisten Fällen neben allen Belastungen und Einschränkungen vorhanden waren.

In jedem Fall ist es ein schwerwiegender Eingriff ins Körperinnere, wenn ein eigenes Organ entfernt und durch ein fremdes ersetzt wurde. Die Verarbeitung fordert sehr viel sowohl von den Behandelnden wie von den Betroffenen, denn die dabei entstehenden Gefühle von Verlust, Trauer, Wut auf das versagende Organ und die Einschränkungen, Neid gegenüber Gesunden, Bearbeitung der Kränkung und Spannung zwischen Hoffnung und Angst vor Abstoßung sind sehr stark und können sehr tief gehen. Dahinter steht auch immer die Erfahrung der Todesnähe im Leben, die so bedrohlich sein kann, daß sie im psychotherapeutischen Gespräch ausgespart wird. Wenn wir uns aber vorstellen, daß möglicherweise Annahme oder Abstoßung des Organs auch von seelischen Faktoren abhängig ist, dann ist eine Bearbeitung der Konflikte und Hilfe bei der Integration des Fremdorgans in den eigenen Körper sicher sehr wichtig für diejenigen, bei denen dadurch sonst weitere Schwierigkeiten und damit neues Leid entstehen.

Literatur

Gaus, E. u.a.: Psychosomatische Gesichtspunkte bei der Behandlung der chronischen terminalen Niereninsuffizienz. In: v. Uexküll, T. (Hrsg.): Psychosomatische Medizin. Urban & Schwarzenberg, München 1986

5 Gedanken zu Krankheit und Gesundheit

Über den Sinn von Krankheit

Leben bedeutet für uns im allgemeinen Gesundheit, Kraft, Leistung, Genuß, Fortschreiten und Fortschritt. Wir betrachten meistens als Leben nur diejenigen Zeiten, in denen uns aktives Handeln und Leistung möglich sind, wir ziehen viel zu wenig in Betracht, daß zum Leben auch noch eine andere Seite gehört. Wir vergessen leicht, daß das Leben nicht geradlinig verläuft, sondern wechselnde Abläufe, Stillstände, Ruhepausen, Rückschritte, aber auch Zeiten von raschem Fortschreiten und Erfolg beinhaltet. Solche wechselnden Lebensabläufe sind notwendig, um Standortbestimmungen vorzunehmen, Neubewertungen möglich zu machen und Überprüfungen und vielleicht Korrekturen des Bisherigen zu überdenken. Das Leben enthält beides: Gesundheit ebenso wie Krankheit, Stärke ebenso wie Schwäche, Aktivität ebenso wie Passivität.

Wir betrachten Krankheit also einseitig nur als Hindernis, als Einbruch in unser eigentliches Leben, als Bremse des Weiterlebens und des Fortschreitens. Wir sehen nur die Beeinträchtigung der Lebensqualität und denken oft nicht, daß Lebenskrisen notwendig und sinnhaft sind und die Anforderung an uns stellen, sie zu verstehen, zu verarbeiten und zu bewältigen. Irgendwann und irgendwie müssen wir uns alle – und für fast keinen Menschen führt der Weg daran vorbei – mit Krankheit auseinandersetzen.

Kranke müssen sich zudem mit körperlichen Einschränkungen, Beschwerden und Schmerzen arrangieren und häufig mit der Angst vor verschiedenen diagnostischen Eingriffen und belastenden Behandlungsverfahren, deren Sinn sie oft nicht einmal richtig verstehen. Auch die Beziehung zu den Menschen der Umgebung verändert sich. Oft verändert sich die Umgebung selbst, wenn zum Beispiel eine Krankenhauseinweisung notwendig wird. Dann muß die gewohnte Umgebung und der gewohnte Umgang vorübergehend aufgegeben werden. Häufig droht auch eine unsichere Zukunft, denn bei vielen Erkrankungen kann der ursprüngliche Zustand nicht mehr hergestellt werden. Verluste von Organen und Organfunktionen müssen betrauert und neue Lebensmöglichkeiten mit den neuen Gegebenheiten gefunden werden. Die Schwierigkeit liegt dann darin, das eigene innere Gleichgewicht trotzdem aufrechtzuerhalten und sich an die schmerzhafte und schwierige Realität zuerst anzupassen und in der Folge dann aktiv einen Weg zu suchen, die veränderte Situation als Besinnungspause und als Chance zur Veränderung und Weiterentwicklung, zum Finden eines *neuen* Selbstwertgefühls zu nutzen.

Das fällt uns überaus schwer. Unsere Gesellschaft betrachtet Krankheit ausschließlich als *Feind*, wir hören nur vom *Kampf* gegen die Krankheit, von neuen *Siegen* durch neue Behandlungsmethoden oder Medikamente, von *Triumphen* der Wissenschaft. Der Versuch, Krankheit zu verstehen und zu verarbeiten, wird also erschwert dadurch, daß Krankheit nicht mehr als ein möglicher und normaler Zustand und Bestandteil des Lebens selbst betrachtet wird. Daß dabei irgend etwas nicht stimmen kann, sehen wir auch an der Tatsache, daß 70 % der Kosten für Krankenhausbehandlungen für Kranke aufgebracht werden müssen, die trotzdem ein Jahr später nicht mehr am Leben sind. Ein solcher Kampf gegen die Krankheit ist sinnlos. Der Kostenaufwand ist keine Investition in das Erreichen von mehr Gesundheit, sondern in einen verlorenen Kampf mit dem Tod. Für die Erhaltung von Gesundheit werden hingegen kaum Mittel aufgebracht – welch paradoxe Situation!

Krankheit ist für uns immer unerwartet. Das »Normale« ist Gesundheit, wobei wir nicht einmal in der Lage sind, diese direkt zu definieren. Oder ist Gesundheit etwa nur die Abwesenheit von Krankheit? Wir haben verlernt, uns mit unserem Schicksal zu befassen und Krankheit als etwas Sinnhaftes zu begreifen, das eine

Funktion in unserem Lebensablauf hat. Krankheitsverarbeitung, -verständnis und -bewältigung ist für uns nichts Selbstverständliches, dem Leben Zugehöriges mehr.

Krankheit kann zu einer Sinnfindung führen, die ganz unterschiedliche Bereiche betrifft. Wenn wir uns verschiedene Aspekte von Krankheit ansehen, dann finden wir Deutungen und Bedeutungen, die uns unmittelbar als hilfreich einleuchten. Bei anderen fällt uns diese Betrachtungsweise schwer – etwas in uns sträubt sich, dort noch Sinnhaftes zu vermuten.

Sehen wir uns erst einmal zwei grundsätzlich verschiedene Krankheitsauffassungen an, die beide heute im Verständnis und Selbstverständnis eine große Rolle spielen. Krankheit wird verbreitet als »Maschinenschaden« aufgefaßt, als technische Panne, die durch naturwissenschaftliche Mittel zu reparieren ist. Der Körper ist datenmäßig erfaßt, es gibt Meßdaten für alle Organsysteme. Diese Vorstellung totaler technischer Machbarkeit befriedigt ein Bedürfnis nach Sicherheit und Garantie. Was technisch meßbar ist, ist existent. Was existent ist, kann direkt beeinflußt werden. Was existent und meßbar ist, ist nicht unbegreiflich, unheimlich, ist nicht Auslieferung. Das macht die Hoffnung möglich auf totale Heilbarkeit und unbegrenzte Gesundmachung. Eine solche Krankheitsauffassung ist eine Gegensteuerung gegen die verbreiteten und ganz allgemeinen Verunsicherungen, die viele Bereiche unseres Lebens erfaßt haben – und an denen gerade die hochentwickelte Technik maßgeblich beteiligt ist. Hinter der Vorstellung der totalen Machbarkeit stehen Allmachtsvorstellungen.

Im Gegensatz dazu steht die Auffassung von Krankheit als Strafe. Dahinter wird ein magischer Krankheitsbegriff sichtbar, verknüpft mit der Existenz eines übernatürlichen Wesens, das die Macht hat, über die Befolgung von Regeln zu wachen und Übertritte direkt mit Krankheit zu bestrafen. Hieraus resultiert – im Gegensatz zum technischen Krankheitsbegriff – Angst vor etwas Fremdem und das Gefühl von Ausgeliefertsein und menschlicher Ohnmacht. Die übernatürliche Macht kann einmal als »böser Dämon« gesehen werden, der ausgetrieben werden muß. Noch heute wird dies im Exorzismus praktiziert, wie neueste bekanntgewordene Beispiele zeigen. Bei dieser Auffassung sind die Betroffenen gut und die Krankheit ist böse.

Die andere Auffassung setzt eine »gute« Göttlichkeit voraus, die gerecht die Guten belohnt und Übertretungen mit Krankheit bestraft. Dann sind die Betroffenen »böse« und die Krankheit ist gut, weil sie eine gerechte Strafe ist. In diesen Auffassungen zeigt sich das Gefühl totaler Auslieferung. Der »Vorteil« ist hier der, daß der betroffene Mensch im wesentlichen passiv bleiben kann. Hier liegt oft die Wurzel von Resignation und Verzweiflung.

Neben diesen eher allgemeinen Krankheitsauffassungen stehen die persönlichen Möglichkeiten. Krankheit wird häufig dazu benutzt, etwas zu verändern, das sich allerdings mit anderen Mitteln sinnvoller und nachdrücklicher ändern ließe: sie kann uns die Flucht aus unerträglichen Lebensumständen ermöglichen, denn Krankheit unterbricht zuerst einmal alles. Hier hat die Krankheit eine Schutzfunktion, allerdings mit zwei Aspekten. Zum einen heißt Flucht ausweichen, also nicht aktives Gegenhandeln. Zum anderen ist dies ein Hinweis, daß der rechtzeitige Selbstschutz versagt hat, daß Überlastungshinweise und Alarmzeichen des Körpers vorher nicht wahrgenommen wurden. Das deutet auf eine fehlende oder verleugnete Selbstwahrnehmung hin.

Zu dieser Krankheitsfunktion ein Beispiel:

Eine 39jährige Frau ist im Büro völlig überarbeitet. Sie arbeitet bis zu 12 Stunden am Tag, um bestimmte Dinge, die ihr unaufschiebbar vorkommen, zu erledigen. Als dies geschehen ist, nimmt sie sich nicht etwa zurück, sie arbeitet vielmehr im bisherigen Tempo weiter. Alle Ratschläge von außen, eine Pause einzulegen, beachtet sie nicht. An einem Freitagabend räumt sie ihr Büro auf, bringt alle Akten in Ordnung, heftet Anmerkungen an Vorgänge – hinterher meint sie, sie habe gerade so gearbeitet, als ob sie einen längeren Urlaub antreten wollte. Am nächsten Morgen, einem Samstag, geht sie Skifahren. Es dauert keine Stunde, bis sie sich eine Knöchelfraktur zugezogen hat. Jetzt muß sie ausruhen – sie hat ihrer Vertretung ein mustergültiges, ordentliches Büro hinterlassen. Hätte sie rechtzeitig auf die Zeichen der Überforderung geachtet, dann wäre möglicherweise die jetzt folgende Zwangspause mit dem Gips nicht eingetreten. Durch starke Schmerzen bestrafte sie sich zusätzlich perfekt für ihr »Versagen« und damit konnte sie die Pause zuerst einmal nicht richtig würdigen. Schließlich bemerkte sie aber dann doch, daß ihr Körper mit dem Unfall die Selbstüberforderung beendet und so eine Pause zur Selbstfindung möglich gemacht hatte.

Manche Erkrankungen sind auch notwendig, um Abgrenzungen vorzunehmen, die anders nicht möglich sind. So kann beispielsweise die Herpes-Krankheit, die Fieberbläschen, wenn sie als Zumutung für andere erlebt wird, gleichzeitig eine Abgrenzung und Verweigerung möglich machen, die sonst nicht geleistet werden kann. Auch Akne kann diese Funktion haben.

Das Auftreten von Migräneanfällen kann genauso auch als Überforderungsschutz und gleichzeitig als Rückzug nach massiver Kränkung dem Selbstschutz, der Selbstreparation und der Selbstfindung dienen. Gleichzeitig erfolgt eine unbewußte Bestrafung der kränkenden Umwelt durch den Rückzug, verbunden mit der Selbstbestrafung für die aggressiven Impulse durch die Ausbildung erheblicher Beschwerden.

Hier stellt Krankheit die Möglichkeit einer Konfliktbewältigung und einen Selbstheilungsversuch dar. Ein gutes Beispiel dafür ist die Magersucht, in der die verhinderte Autonomie nur im körperlichen Bereich durch den Beweis der Unabhängigkeit von der Materie und von biologischen Bedürfnissen wie der Nahrungsaufnahme erreicht werden kann. Gleichzeitig wird die Auslieferung an die unsteuerbare pubertäre Entwicklung des weiblichen Körpers unterbrochen.

Hier sehen wir schon, wie Krankheit auch ein Verständigungsversuch sein kann, Selbstdarstellung und die Möglichkeit der Selbsterfahrung ebenso wie eine Mitteilung an die Umwelt. Dabei wird nicht die übliche Form der Mitteilung benutzt, sondern die der Organsprache. Das Herzeleid wird zum Herzleiden, der Durchfall im Examen zur Mitteilung der Angst vor möglichem Durchfallen. Die üblichen Redensarten mit ihrem hohen Symbolgehalt können ein Hilfsmittel, wie eine Art Lexikon, für die Übersetzung der Organsprache sein. Denn diese teilt direkt Unsagbares in indirekter Form, also verschlüsselt, mit. Dabei erfolgt die Mitteilung in der Regel unbewußt. Wäre das Ganze dem Bewußtsein zugänglich, dann müßte es nicht in die Organsprache »übersetzt« werden. Diese

Übersetzung ist also gleichzeitig ein Schutz vor dem Bewußtwerden belastender Inhalte.

Die Übersetzung in die Organsprache ist aber gleichzeitig eine kreative Leistung. So ist die Ausgestaltung von Krankheitssymptomen ein in hohem Maße kreatives Geschehen, in der ein Konflikt bildhaft und ausdrucksvoll dargestellt werden kann. So ist die morgendliche Übelkeit des Mannes, der den Kinderwunsch des Ehepaares nach der Gebärmutterentfernung bei der Frau infolge weiblicher Identifikation erfüllen wollte, ein gutes Beispiel für die mögliche Symbolträchtigkeit der Organsprache.

So führt psychosomatische Krankheit, oft aber auch die überwiegend körperlich bedingte Krankheit, wie etwa der geschilderte Unfall, einerseits zum primären Krankheitsgewinn mit Affektabfuhr und Konfliktvermeidung. Zusätzlich wird es den Betroffenen möglich, sich im Symptom deutlicher wahrzunehmen, also auch die Selbstwahrnehmung zu verbessern. Andererseits resultiert häufig sekundärer Krankheitsgewinn in Form von Betreuung und Zuwendung, vermehrter Sorge, nachfolgendem Genesungsurlaub oder der Möglichkeit einer Kur. Hier ist die Krankheit sinnhaft dadurch, daß sie uns Dinge verschafft, die wir auf anderem Wege nicht oder nur sehr schwer hätten erlangen können.

Wenn die autoaggressiven, selbstzerstörenden Impulse überwiegen, wenn Hoffnungslosigkeit und Verzweiflung sowie Resignation das Leben bestimmen, dann kann Krankheit auch einmal als Ausstieg aus dem Leben betrachtet werden und in die Isolation führen. Im Extremfall kann dies bis hin zur Selbstzerstörung gehen. Aber sogar die Selbstzerstörung hat *dann* einen Sinn, wenn sie im Lebenskontext als das kleinere Übel erscheint. Hier spielt oft auch die Selbstbestrafung eine Rolle. Die Betroffenen werden selbst zu urteilenden und strafenden Instanzen für unerlaubte Regungen und Affekte. Das heißt im Gegensatz zu der Krankheitsauffassung als Strafe, daß hier die Kranken *selbst* diejenigen sind, die Recht sprechen und bestrafen. Die Selbstbestrafung hat den Vorteil, daß sie nicht Auslieferung bedeutet.

Krankheit kann manchmal zum Machtmittel werden, mit dem Angehörige manipuliert und Zuwendung oder Versorgung erzwungen werden kann. Krankheit kann ebenso auch Anpassung darstellen, indem sie dazu verhilft, daß krankmachende Umstände besser ertragen werden können. Ein Beispiel dafür ist die Alkoholkrankheit.

Immer aber ist Krankheit eine beachtliche Leistung, mit der der derzeitige Lebenszusammenhang unterbrochen wird. Sie kann der menschlichen Entwicklung durch symbolische Darstellung von Konflikten dienen und hat eine erhebliche Schutzfunktion im Dienste der Gesundheit, so paradox dies klingen mag.

Krankheitsverarbeitung heißt immer, daß wir die Sinnfrage stellen. Dazu gehört die Frage nach dem allgemeinen Sinn von Krankheit als Möglichkeit der Lebensbewältigung und der Weiterentwicklung. Dazu ist es nötig, Krankheit als Bestandteil des Lebens zu akzeptieren. So lange der Mensch mit sich und seinem Schicksal hadert, ist er nicht bereit, auch die weiterführenden Möglichkeiten des Leidens zu sehen. Der erste Schritt einer Krankheitsbewältigung wäre also die Bereitschaft, Krankheit nicht mehr nur als Beeinträchtigung anzusehen, sondern sie als ein vielleicht gerade jetzt nötiges Signal zu betrachten, als Herausforderung zum Umdenken und zur Neuorientierung. Dazu gehört die ganz persönliche Frage nach dem Sinn, der Mitteilung und dem Inhalt gerade dieser Krankheit. Wir dürfen auch, so schwer es uns fällt, nicht die Frage nach dem Krankheitsgewinn vergessen. Denn erst wenn wir in der Lage sind, uns diesen Gewinn auf *andere* Art zu verschaffen, können wir auf Krankheitsgewinn verzichten.

Das Kranksein stellt aber immer auch die Frage nach dem eigenen Wert neu. Wenn wir krank sind, werden wir mehr mit uns selbst konfrontiert als zu gesunden Zeiten, wo es Abwechslungen und Ablenkungen durch Arbeit und Mitmenschen gibt. Wir können uns natürlich auch im Zustand der Krankheit Ablenkung suchen, Radio, Fernsehen, Musik, vielleicht Bücher oder Besuche und unser Leben damit fast unverändert weiterführen. Krankheit erzwingt aber Ruhe, Inaktivität, Trennung von äußeren Aktivitäten. Wie gehen wir denn nun mit Schwäche, Müdigkeit, mit Erschöpfung und Leistungsminderung um? Können wir denn überhaupt noch auf Leistung verzichten, sind wir denn ohne Leistung überhaupt etwas wert? Sind wir denn nicht erfolglos, versagen wir damit nicht auf der ganzen Linie? Wenn wir so denken, wird es uns sehr schwer fallen, eine positive Einstellung zum Kranksein, aber auch zu uns selbst zu erreichen.

Solche Fragen können unsere eigene Beziehung zur Leistung klären helfen. Woher beziehen wir denn überhaupt unseren Wert? Woran messen wir ihn denn? Gibt es noch andere Qualitäten und Fähigkeiten in uns, die unabhängig von der Leistung unseren Wert bestimmen? Wie ist denn überhaupt meine Einstellung zu mir selbst – mag ich mich denn überhaupt? Mit solchen Fragestellungen können wir einen Schritt weiter kommen. Wir fragen dann nicht mehr nach unserer Leistung, sondern auch nach dem Wert für uns selbst. Aber gerade Krankheit macht es möglich, am eigenen Wert zu zweifeln, eben weil wir krank sind und auch, weil wir mit dem Schicksal hadern. Müßten wir denn nicht zufrieden sein mit allem, was da kommt? Müßten wir nicht dankbar sein für alles, was das Leben trotzdem bietet? Es gibt doch Menschen, denen es noch viel schlechter geht. Diese Orientierung an Menschen, denen es schlechter geht, bewirkt, daß wir das eigene Leiden nicht mehr ernst nehmen. Wenn wir anfangen zu messen und zu vergleichen, sind wir nicht mehr bei uns selbst.

Hinzu kommt die Forderung nach Schicksalsergebenheit und nach Fügsamkeit, die uns oft schon in der Kindheit als Wert vermittelt wird. Messen wir unseren Wert an solchen Normen? Müssen wir immer »gute Menschen« sein? Wenn wir solche Vorstellungen haben, denen wir niemals genügen können, haben wir es sehr schwer, die Zeit der Ruhe und der Besinnung für uns zu nutzen. Denn es gibt viele Möglichkeiten, den eigenen Wert in Frage zu stellen. Das macht unzufrieden und unruhig und kann zu einem Teufelskreis des Leidens führen.

Wir kämen aber weiter damit, wenn wir das Ruhebedürfnis als notwendig annehmen, wenn uns die Krankheit eine Unterbrechung bedeutet, in der wir uns Gedanken machen können über Vergangenes, Gegenwärtiges und Zukünftiges. An dieser Stelle können sich grundsätzlich Fragen nach dem Verlauf, ja sogar nach dem Sinn des Lebens stellen. Solche Fragen können dann weiterführen zu Antworten, mit denen wir unsere grundsätzliche Einstellung zum Leben, aber auch unsere Wünsche und Möglichkeiten reflektieren können. Wir können hier beginnen, unser Leben zu heilen. Das hieße, eine innere Instanz, die wir ruhig den »inneren Arzt« oder die »innere Ärztin« für uns benennen können, zu entdecken. Diese Instanz in uns wird uns aufzeigen können, auf welche Art wir wieder zu unserer Gesundheit beziehungsweise zu einer weiterführenden, neuen Gesundheit mit veränderter Lebenseinstellung finden können.

Natürlich sind für solche Ruhepausen, solche Selbstbegegnungen, vielleicht auch solche Lebensveränderungen und Umstürze im Leben Krankheiten nicht unbedingt notwendig. Aber Krankheiten geben, gerade durch ihre Art und ihre Sprache, Hilfestellungen zur Selbsterfahrung und Selbstfindung. Sie können uns, richtig verstanden, zu einer anderen Art von Gesundheit hinführen, die für uns sonst vielleicht unerreichbar wäre.

Literatur

Broda, M. (Hrsg.): Krankheitsverarbeitung – Krankheitsbewältigung. In: Praxis der Klinischen Verhaltensmedizin und Rehabilitation 1, Jg. 1/1988

Forschner, M.: Willensfreiheit als philosophisches Problem. In: Fundamenta Psychiatrica Heft 3, Jg.2/1988

Gross, R.: Krankheiten und Leiden. In: Deutsches Ärzteblatt 47/1988

Hesch, R. D.: Gesundheit – Krankheit. In: Medizinische Klinik 82, 9/1987

Maurer, B.: Verantwortung und Freiheit in der Krankheit in theologischer Sicht. In: Deutsches Ärzteblatt 84, 15/1987

Overbeck, G.: Krankheit als Anpassung. Suhrkamp 1984

Olbricht, I.: Das Leben neu überdenken. In: Olbricht, I./U.Baumgardt (Hrsg.): Immer wieder neu beginnen. Kösel, München 1987

Ökologie und Psyche

Das Wort »Ökologie« ist inzwischen zum Reizwort geworden, das oft ausgesprochen, emotionale Stellungnahmen hervorruft, die mit Sachlichkeit nichts mehr zu tun haben. Das Wort »Ökologie« selbst wurde übrigens schon 1866 geprägt.

Was aber hat dieses Thema in einem solchen Buch zu suchen? Was haben denn Ökologie und Psyche miteinander zu tun? Es gibt viele Bezüge, von denen hier einige etwas genauer betrachtet werden sollen, weil sie mehr oder weniger direkt mit dem Thema »Psychosomatik« zusammenhängen.

Die psychosomatische Medizin unterscheidet sich von der herkömmlichen, körperorientierten Medizin im wesentlichen dadurch, daß sie nicht nur körperliche Veränderungen zu begreifen versucht, sondern auch die seelischen Hintergründe, besondere Erlebens- und Verhaltensweisen und die Einwirkungen des sozialen Umfeldes. Die Psychosomatik hat daher ihre Wurzeln in drei wissenschaftlichen Disziplinen:

1. Für die körperliche Diagnostik und Therapie benötigt sie die Erkenntnisse der naturwissenschaftlich-somatischen Medizin.
2. Für das Verständnis der seelischen Hintergründe benötigt sie die Methoden der Psychologie, Psychoanalyse und verwandter Disziplinen.
3. Zum Erfassen historischer und aktuell gesellschaftlicher Bezüge muß sie sich der Soziologie bedienen, um psychosoziale Einflüsse zu erkennen.

Diese drei Bereiche umfassen die Beziehung des Menschen zu seinem Körper, weiter die Beziehung im seelischen Bereich zu sich selbst und zu anderen Menschen und diejenige zu seinem sozialen Umfeld. Das Verhältnis zur gesamten Umwelt bezieht noch eine andere Kategorie mit ein, nämlich auch die Natur. Die Betrachtung der intrapsychischen Vorgänge, die das Individuum selbst betreffen, die interpersonelle Betrachtungsweise, bei der es um die Mitmenschen geht und die psychosoziale Sichtweise, bei der es um die Solidargemeinschaft geht, können nur durch die Einbeziehung psycho-ökologischer Gesichtspunkte zur Gesamtschau werden. Das ist auch sinnvoll, denn im wesentlichen spielen sich auf allen diesen Ebenen gleiche Kommunikationskonflikte ab. Es ist zu einer einseitigen und eindeutigen Beziehungskrise zwischen Mensch und Natur gekommen, die vom Menschen ausgeht. Sie ist mitbegründet durch die Ansicht, daß die Natur für den Menschen da ist. Die Natur wird als äußere Tatsache gesehen, als Gegenüber. Natur und Mensch sind in dieser Sichtweise Gegensätze. Die Tatsache, daß der Mensch Teil der Natur ist, geht in dieser »anthropozentrischen« Sicht verloren, der eine »physiozentrische« gegenüber gestellt werden kann, die das Einssein mit der Natur und die Einordnung des Menschen betrifft.

Beide Sichtweisen haben eine lange Entwicklung und Tradition, verdeutlicht schon allein dadurch, daß wir die »Umwelt« nicht »Mitwelt« oder »Lebenswelt« nennen. Es ist der Grundkonflikt zwischen Tun und Sein. Dabei gibt es zwei Interessen, die prinzipiell gegeneinander stehen: der kurze, begrenzte Rausch maximaler Selbsterfüllung und dem gegenüber das kontinuierliche Fortbestehen mit Einschränkungen. Der Mensch kann prinzipiell nur wählen zwischen viel zu kurz oder weniger und lang. In beidem steckt eine Einschränkung – hier werden wir mit dem Prinzip des Gleichgewichts konfrontiert. Der Verzicht auf die Dauer macht eine größere Menge an Lustgewinn möglich, der Verzicht auf die Menge eine größere Dauer. In der Regel aber wollen wir beides: größtmögliche Menge und größtmögliche Dauer. Das geht nicht, weil aber kein Gleichgewicht mehr möglich ist. Solche Wünsche zeigen sich auch beispielsweise in der – scherzhaften – Redewendung: »Lieber reich und gesund als arm und krank.«

Wir haben uns verlegt aufs Machen, aufs Manipulieren und Beherrschen, anstatt dem Sein-Lassen einen Raum zuzugestehen. Der Bedürfnisbefriedigung, dem Lustgewinn, steht die Selbsterhaltung gegenüber, dem Intellekt, also der Fähigkeit des Denkens, die Vernunft, das ist die Fähigkeit zu erkennen, Konsequenzen zu erfassen und damit Verantwortung zu übernehmen und der abstrakten Rationalität die reale Irrationalität. Die Erschließung der materiellen Nutzbarkeit wird weit höher bewertet, als die Erschließung ästhetisch-sinnlicher Qualitäten der Natur.

Daß die Natur Gegenstand wissenschaftlicher Forschung geworden ist, ist nicht weiter verwunderlich. Als spezifisch menschliches Bedürfnis ist uns ja Neugier zu eigen und der Versuch, zu verstehen, zu begreifen und zu erfahren. Diesem Bedürfnis entsprach ursprünglich beispielsweise die Wissenschaft der Biologie, die definiert ist als die Lehre von der belebten Natur und den Gesetzmäßigkeiten im Ablauf des Lebens von Pflanze, Tier und Mensch. Dabei handelte es sich um die Beobachtung und Beschreibung des Lebens und um die Erklärung der unterschiedlichen natürlichen Lebensvorgänge und Zusammenhänge. Dazu gehört auch die Erforschung lebendiger Gleichgewichte und deren Bedeutung.

Aber auch der Wunsch einzugreifen, zu verändern und selbst schöpferisch zu wirken, ist eine Tatsache, mit der wir rechnen mußten. Erforscht wurden auch die Gesetze materieller Umwandlung, die die Frage beantworten, wie aus Lebendigem wieder Materie wird. Es scheint so, daß die immateriellen Gesetze biologischer Wandlung und biologischen Gleichgewichts nur deshalb interessant waren und erforscht wurden, um Einflußmöglichkeiten zu finden. Eine solche Einstellung setzt die Fixierung darauf voraus, daß alles, was technisch geschaffen wird, Fortschritt in einem positiven Sinne ist. Lebendige Organismen werden als technische Systeme begriffen, die durch geeignete Verfahren optimiert werden können. Der Glaube dahinter, daß der Mensch alle Probleme technisch lösen könnte, verhindert eine kritische Auseinandersetzung sowohl mit realen Gefahren als auch mit dahinter stehenden ethischen Problemen. Veränderung und Manipulation heißt aber auch, Verfügungsmacht zu haben. Macht über die Natur heißt Entfernung von ihr. Da der Mensch aber in Wirklichkeit, wie wir jetzt auch an den Auswirkungen seines Handelns sehen, Teil der Natur und deshalb »Mitwelt« ist, liegen hier erhebliche Konfliktmöglichkeiten, die eine Rolle in der Psychotherapie spielen können. Unsere Konfliktlösungsmöglichkeit wird nämlich immer geringer, weil immer mehr unlösbare Konflikte, die uns unmittelbar gefährden, auftreten. Ökologische Probleme sind für einzelne Menschen in der Tat unlösbar. Das heißt also, daß hier ein Ohnmachtsgefühl entsteht, dem wir immer mehr ausgeliefert sind und das uns ein positives Lebensgefühl immer mehr erschwert, ja bald vielleicht unmöglich macht. Latente tödliche Bedrohung, latenter Untergang lassen sich kaum psychotherapeutisch bearbeiten und beeinflussen unsere Konfliktlösungs*bereitschaft.*

Der nächste Punkt, den ich hier aufgreifen möchte, ist die Tatsache, daß der Mensch als ein Teil der Natur selbst ein Ökosystem darstellt. Er existiert in einem labilen Gleichgewicht zwischen seinem Abwehrsystem, ihn bewohnenden Bakterien und von außen her einwirkenden Schädlichkeiten verschiedener Art. Auch hier hat der Mensch gleich mehrfach eingegriffen. Durch kritiklos angewandte Antibiotika, die schon bei Bagatellerkrankungen, wie einfachen Halsentzündungen und Erkältungen eingesetzt werden, wird dieses Gleichgewicht bereits gestört. Das heißt nicht, daß Antibiotika als Gegengewicht nicht sinnvoll sein können, wenn es um lebengefährdende Infektionskrankheiten geht, die das Gleichgewicht zwischen Schädigung und Abwehr bereits gestört haben. Mit den schädlichen Keimen werden zugleich aber auch die dem Körper nützlichen Bakterien zerstört – und hier gerät etwas zusätzlich aus dem Gleichgewicht. Dadurch werden möglicherweise Lebensbedingungen für Organismen geschaffen, wie etwa für resistente Keime, Pilze oder Viren, die unseren Körper besiedeln und die nicht durch Antibiotika angreifbar sind. Es fällt zumindest auf, daß mit dem Sieg über die bakteriellen Infektionskrankheiten die virusbedingten Erkrankungen, wie Masern beispielsweise, um so schwerer verlaufen und daß sogar neue Krankheiten wie etwa AIDS auftreten, die, als Zeichen großer Störungen des Gleichgewichts, das Abwehrsystem gezielt befallen.

Das Abwehrsystem kann aber auch in einigen Teilen überstimuliert werden. Noch nie gab es so viele Menschen, die an schweren Allergien litten, einer Überreaktion und teilweisen Fehlreaktion der Abwehr. Zudem bringt sich der Mensch zunehmend durch verschiedene Gifte in Gefahr. Diese werden zu erhöhten Gesundheitsrisiken in der Arbeitswelt, können sich aber auch bereits ganz allgemein bei besonders empfindlichen Personen bemerkbar machen, wie wir dies schon bei Smogalarm erlebt haben.

Chronische Vergiftungserscheinungen können psychosomatischen Krankheitsbildern zum Verwechseln ähnlich sein. Sie können einhergehen mit Befindlichkeitsstörungen wie Müdigkeit und Schlaflosigkeit, Schwindel und Benommenheit, können Leistungsminderungen, Wahrnehmungs- und Erinnerungsstörungen sowie Konzentrationsschwäche auslösen sowie zu Antriebsstörungen und zu Veränderungen der Stimmungslage führen. Auch chronische Schmerzzustände kommen vor. Das sind alles Symptome, die wir von psychosomatischen Krankheiten her sehr gut kennen und die deshalb nur schwer zuzuordnen und zu unterscheiden sind.

Hier kann die psychosomatische Medizin in den Verdacht geraten, daß sie sich zu leicht mit psychosomatischen Erklärungen zufrieden gibt und damit die richtige Diagnose der Schädigungen verhindert. Sie könnte in eine zwielichtige Position geraten, wenn sie von Gesundheitsrisiken der Umwelt und der Arbeitswelt ablenkt und dazu beiträgt, das Bewußtsein für die Gefahren gesundheitsschädlicher Stoffe zu verschleiern. Damit könnte sie die Bewußtwerdung unserer Situation verhindern helfen – das Gegenteil ist jedoch ihre Aufgabe. Deshalb ist die Übernahme einer ökologischen Dimension für psychosomatisches Denken besonders wichtig.

Ökologie, Psychosomatik und Psychotherapie stehen in engem Zusammenhang. Naturbeherrschung heißt, Manipulationen an der äußeren Natur zum eigenen Nutzen vorzunehmen. Menschenbeherrschung hieße, Manipulationen an der inneren Natur des Menschen, seiner Seele und seinen Gefühlen einzusetzen. Welche Rolle kommt nun der Psychotherapie zu? Leistet sie Planierungsarbeit und rottet sie Eigenständiges aus? Bewirkt sie eine rationale Kontrolle und eine Verwaltung der Seele? Dann würde sie, im Sinne der allgemeinen Entwicklung, in die gleiche Richtung zielen wie unsere inzwischen übliche Manipulation der Natur. Ist die weitverbreitete Angst vor den Gefahren der Psychotherapie real begründet – oder handelt es sich dabei lediglich um innere Therapiewiderstände?

Ist die Psychotherapie ein Machtinstrument, mit dem, wie oft befürchtet wird, Reglementierung, Disziplinierung, ein besseres Funktionieren, bessere Verfügbarkeit und bessere Handhabbarkeit durchgesetzt werden soll? Soll unsere Seele wieder brauchbarer werden – für wen denn? Müssen wir dafür unsere inneren Rückzugsmöglichkeiten, unsere Reservate aufgeben – wie dies die Natur auch muß? Geht es in der Therapie um die Beherrschung der menschlichen Natur oder um ihre Entwicklung und ihr inneres Wachstum? Soll sie in die Eigenständigkeit führen, zur menschlichen Nichtmehr-Verfügbarkeit und unsere Rückzugs- und damit unsere Abgrenzungsmöglichkeiten, unsere Reservate wieder lebendig und erlaubt machen? Im ersten Fall würde unsere Psyche brauchbar für Manipulationen – im zweiten Falle wieder für uns selbst. Im ersten Falle könnte bestenfalls eine Identifikation mit den Manipulierenden erreicht werden, im anderen Falle eine wirkliche Identität.

Beispielhaft dafür ist die Einstellung zur Frau in der Therapie. Die tradierte Haltung reduziert ihr Selbstwertgefühl und zementiert ihre sekundäre Rolle und damit ihre Verfügbarkeit. Die Entwicklung eines eindeutigen, eigenständigen Selbstbewußtseins hingegen, das auf *gar keinen Fall* aus der Abwertung des Mannes etwa bezogen werden darf – denn dann ist es wieder kein *Selbst*-bewußt-Sein – macht erst eine sichere Identität möglich und damit die Entwicklung zum selbstverantwortlichen Menschen.

Wir alle, Behandelnde wie Betroffene, müßten verantwortungsbewußt darüber wachen, daß Psychotherapie nicht in die Verfügbarkeit führt, aber auch nicht zum künstlichen Schutzraum der Seele verkommt, zum betonierten und damit unfruchtbaren Spielplatz der Affekte, zum Psycho-happening. Wir müssen bereit sein, immer wieder zu hinterfragen.

Unsere Einstellung zur Ökologie kann auch Modell sein für verschiedene andere seelische Mechanismen. So ist es beispielsweise immer leichter und bequemer, Ursachen für bestimmte Entwicklungen außen zu suchen als bei sich selbst. Solange nur bestimmte technische Prozeduren oder bestimmte Industriebetriebe als Ursache von Zerstörungen angesehen werden, kann sich nicht viel ändern. Unbestritten existieren sie tatsächlich. Aber dahinter müssen wir auch innen suchen, in uns selbst. *Wir* wollen ja die Bedürfnisbefriedigung, die nur jene Fabriken bieten, mit der Herstellung von Medikamenten wie »happy-pills«, also Psychopharmaka oder Schmerz- und Schlafmittel, Kosmetika oder Gifte gegen Teile der Natur, etwa Insekten und unerwünschte Pflanzen, »Unkraut« genannt, oder mit Plastikgeräten und Spielzeug im Übermaß. Und *wir* wollen die Befriedigung möglichst *billig*, nicht verteuert durch kostspielige Umweltschutzmaßnahmen.

Menschliche Selbsterfahrung und Naturerfahrung sind Abbilder der gleichen Gesetze. Wie viel Erholung braucht der Mensch – die Natur? Wenn die Nacht zur Regeneration nicht mehr ausreicht, dann vielleicht das Wochenende? Wenn es dieses nicht mehr tut, so hoffen wir auf den Urlaub – wir fragen aber nur selten danach, wo wir unökonomisch mit unseren Kräften umgehen und wo wir sie effektlos einsetzen. Was reicht für die Erholung der Natur aus? Hier gelten die gleichen Gesetzmäßigkeiten. Die Regenerations- und Regulationsmöglichkeiten des Winters waren einmal ausreichend. Wenn dann noch ein regenreicher Sommer dazu kam, dann hatte sich alles erholt und war wieder ins Gleichgewicht gekommen. Das reicht bei weitem jetzt nicht mehr aus. Wir können also fragen: Wie lange hält ein Mensch – die Natur – das aus? Wo setzt die Krankheit ein oder die Zerstörung, und wo wird sie unwiderruflich und unheilbar?

In der Therapie wie in der Betrachtung der Umwelt erleben wir immer wieder eine Verkehrung der Werte. Unsere Realitätswahrnehmung läßt nach. So erleben wir den schleichenden Tod unseres Planeten als Vergnügen, Zerstreuung, als Bedürfnisbefriedigung und Erfüllung unserer Wünsche und Träume. Die Beachtung der Lebensgesetze und damit das Überleben erscheint uns hingegen als Einschränkung unserer vermeintlichen Rechte, als Verzicht auf Bedürfnisbefriedigung und auf unsere Wünsche. Freundlich ist, wer uns Bedürfnisbefriedigung verheißt, Feind ist, wer uns auf die Realität der Lebensgesetze hinweist. Das ist schon sehr »merk-würdig«. Des weiteren ist unser Glücksbegriff zu überprüfen, sowohl in der Therapie als auch im Umgang mit der Natur. Glück ist ein speziell menschliches Gefühl. Welche Glücksmöglichkeiten gibt es denn wirklich?

Wenn unsere Bedürfnisse befriedigt werden, sind wir glücklich. Es ist jedoch notwendig geworden, unsere Vorstellungen zu überprüfen, wie dieser Zustand von Glück erreicht werden kann. Ein Weg ist der Konsum, unterstützt durch Reklame, die uns ja nicht nur bestimmte Fabrikate anpreist, sondern zugleich Werte, wie Glück, Zufriedenheit, Stärke, Jugendlichkeit und Gesundheit verspricht. Aber es gibt noch andere, wirklich menschliche Wege, die wir vernachlässigen. Glücklichwerden können wir auch durch lebendigen zwischenmenschlichen Kontakt und Umgang, durch die Begegnung mit Schönem, mit Ästhetik, vielleicht auch durch geistige Erfüllung. Aber das würde eine Umwertung und Neuorientierung voraussetzen, zu der uns niemand auffordert, weil sie nicht zur Konsumsteigerung beiträgt und zur Erhöhung des Umsatzes. Zudem würde diese Art der Glückserfüllung mehr Eigeninitiative erfordern – Konsumieren ist bequemer. Wir sehen, daß es Verbindungen und Parallelen gibt, die uns nachdenklich machen können. Im übrigen bemühen sich auch beide, die Psychosomatik genauso wie die Ökologie – eine weitere Parallele – um eine ganzheitliche Betrachtungsweise.

Was können wir tun? Die Antwort auf diese Frage liegt in der Entscheidung jedes einzelnen Menschen mit allen Konsequenzen. Es ist illusorisch, die Technik abschaffen zu wollen und die Uhr zurückzudrehen. Auch ein naives Zurück-zur-Natur ist unmöglich. Wir können weitermachen oder flüchten, aussteigen, resignieren – oder den Kampf um die Zukunftsfähigkeit unseres Planeten und damit ums Überleben des Menschen, aufnehmen. Denn jetzt ist die Zeit, in der wir handeln können.

Literatur

Bastian, T.: Psychotherapie in ihrer ökologischen Nische. In: Praxis der Psychotherapie und Psychosomatik 33: 86-93/1988

Bayertz, K. (Hrsg.): Ökologische Ethik. Katholische Akademie, Freiburg 1988

Maschewsky, W.: Was macht krank: Psyche oder Umweltgift? In: Psychologie heute Jg.16, 1/1989

Olbricht, I.: Wiederentdeckung vom Weiblichen Wendepunkt für die Frau – die Frau als Wendepunkte? In: Pflüger, P.M.(Hrsg.): Wendepunkt Erde Frau Gott. Walter, Freiburg 1987

dies.: Der Mensch als Schöpfer – Konsequenz der Vertreibung? In: Baumgardt, U./I.Olbricht (Hrsg.): Die Suche nach dem Paradies. Kösel, München 1989

v. Uexküll, T./W. Wesiak: Wissenschaftstheorie und Psychosomatische Medizin, ein bio-psycho-soziales Modell. In: v. Uexküll, T. (Hrsg.): Psychosomatische Medizin. Urban & Schwarzenberg, München 1986

6 Therapie

Psychotherapie in der Behandlung psychosomatischer Krankheiten

Die Psychotherapie gibt es nicht. Es gibt aber eine Fülle von psychotherapeutischen Methoden, die inzwischen fast unüberschaubar geworden ist. Alle diese Methoden sollen letztlich dazu führen, daß Menschen sich verändern, damit sie weniger leiden und – vielleicht – mehr genießen können. Das heißt also, daß sie in die Lage versetzt werden, ihre Lebensqualität zu verbessern.

Was soll mit Psychotherapie eigentlich behandelt werden, wenn ein Mensch psychosomatisch krank ist? Die Antwort auf diese Frage ist zum einen sehr leicht, nämlich, wie das Wort schon sagt, der seelische Anteil oder die seelische Entwicklung, die mit zum Auftreten der Erkrankung beigetragen hat. Zum anderen ist die Antwort außerordentlich schwierig. Denn die Seele ist nichts Meßbares, Sichtbares, unmittelbar Begreifbares. Wie kann sie dann behandelt werden?

Psychosomatische Krankheiten entstehen auf dem Boden von *Defiziten* oder *Konflikten*.

Grundsätzliche *Defizite*, sehr frühe fehlende Bedürfnisbefriedigungen, insbesondere im Gefühlsbereich, führen oft dazu, daß die Betroffenen unsicher in bezug auf Gefühle sind, ganz gleich, ob dies andere Menschen oder die eigene Person betrifft. Es ist kein sicheres Gefühl für den eigenen Wert vorhanden, für die eigenen Fähigkeiten, für die eigenen Rechte oder Pflichten. Diese werden häufig entweder ungeheuer über- oder unterschätzt. In beiden Fällen entwickelt sich keine realistische Selbsteinschätzung und damit besteht Unsicherheit gegenüber dem eigenen Selbst. Diese Menschen sind deshalb leicht kränkbar, können mit Frustrationen nicht gut umgehen und sind oft abhängig von anderen Menschen oder auch von suchterregenden Mitteln, weil ihre Selbst-Entwicklung und die Entwicklung ihrer Ich-Funktionen gestört ist.

Unsicherheit besteht dann auch gegenüber Beziehungen zu anderen Menschen, die ebenfalls oft idealisiert und damit enorm aufgewertet oder aber sehr negativ gesehen werden. Wir alle kennen Menschen, die zuerst einmal von anderen sehr begeistert sind, neue Bekanntschaften sind großartig, toll, bald aber kommt die »Ent-täuschung«: Die anderen können den überhöhten Vorstellungen nicht genügen – und dann sind sie, weil die Vorstellung von Großartigkeit nicht aufrecht erhalten werden kann, für solche Menschen gleich ganz uninteressant, dumm und negativ. So spielt sich immer wieder das gleiche ab, immer neue Bekanntschaften werden geschlossen, Freundschaften entstehen, die aber nur für kürzere Zeit anhalten, weil dann die Selbsttäuschung mit der Realität nicht mehr Stand hält. Die eigenen Gefühle sind dabei außerordentlich instabil, die Betroffenen schwanken zwischen Extremen, und so sind für sie Gefühle nicht dosierbar, sondern überwältigend stark und damit gefährlich und angsterregend. Aus diesem Grund müssen Gefühle dann unterdrückt werden, oft werden sie nicht einmal mehr wahrgenommen. Gefühle, die unbewußt bleiben, sind dennoch vorhanden. Wir können zwar Gefühlswahrnehmungen und bewußte Gefühlsreaktionen unterdrücken, nicht jedoch die Gefühle selbst. Infolgedessen zeigt schließlich nur noch der Körper alle Reaktionen des vegetativen Nervensystems, die normalerweise mit den unterschiedlichen Gefühlen zusammen auftreten und die den Körper an sich zur aktiven Handlung vorbereiten sollen. Der Herzschlag kann sich beschleunigen, der Blutdruck wird höher, die Atmung wird aktiviert, die Muskelspannung erhöht und vieles andere mehr. Der Körper zeigt in seinen Symptomen an, daß eine starke innere Erregung aufgetreten ist, er reagiert so, wie es den dahinter stehenden Gefühlen entspricht. Die Symptome sind dann Äquivalente beispielsweise für Angst oder Haß, Neid, Wut und ähnliche Gefühle. Das sehen wir zum Beispiel beim Bluthochdruck oder bei der Hyperventilationstetanie und anderen Symptomen, die von funktionellen vegetativen Veränderungen verursacht oder begleitet werden.

Konflikte hingegen entstehen aus der Gegensatzspannung zwischen unbefriedigten Wünschen und Gefühlen und den abwehrenden Instanzen, die eine Befriedigung nicht zulassen. Konflikte führen normalerweise nicht zu Neurosen oder psychosomatischen Erkrankungen, denn sie gehören ganz unausweichlich zu jedem Leben dazu. Es geht also um den Umgang mit Konflikten, um *Konfliktverarbeitung*. Wenn sie gelöst oder ausgetragen werden oder wenn eine unlösbare Konfliktsituation angenommen und ausgehalten wird, wenn »Ent-scheidungen« gefällt und bewußter Verzicht auf das eine oder das andere der widerstrebenden Bedürfnisse geleistet wird, dann wird die Konfliktspannung nicht unerträglich, sie macht nicht krank. Was allerdings lösbar für die Einzelnen ist, entscheidet zum einen der Inhalt eines Konfliktes, es gibt einfachere oder schwerer lösbare Probleme. Zum anderen ist die Art des Umgehens damit wichtig, die von der Lebensgeschichte und den Erfahrungen der Betroffenen bestimmt wird. Entsteht aus uneffektiver Konfliktverarbeitung und nicht gelöster Konfliktspannung heraus ein Symptom oder eine Krankheit, so kann dies auch als Kompromiß verstanden werden, der bei unlösbaren Konflikten die Spannung herabsetzt und so das Weiterleben erleichtert. Das Symptom kann symbolisch anzeigen, um welchen Konflikt es gehen kann, welche Wünsche oder Triebregungen verdrängt wurden, manchmal auch, welche Abwehrmaßnahmen dafür verwendet wurden. Teilweise aber erfüllen sich die verdrängten Wünsche sogar in der Krankheit. So *dürfen* Migränekranke sich zurückziehen und ihre Pflicht verlassen ohne übermäßige Schuldgefühle. Für Krebskranke kann die abgewehrte Bösartigkeit oder Kreativität erlebbar werden in der Bösartigkeit ihrer Krankheit. Was bei solcher Kompromißbildung allerdings völlig fehlt, ist die Zufriedenheit, die zum Genuß erfüllter Bedürfnisse führt. Befriedigung kann allenfalls der Krankheitsgewinn bringen.

Natürlich gibt es Übergänge zwischen verschiedenen Möglichkeiten der Symptomentstehung. Im übrigen sind diese Betrachtungen nur sehr kurze und nicht differenzierte und tiefergehende Überlegungen zur Entstehung von psychosomatischen Symptomen, zum Teil sind sie auch zusammenfassende Wiederholungen.

Die psychotherapeutischen Methoden, die in der Psychosomatik sinnvoll eingesetzt werden können, unterscheiden sich in ihren Ergebnissen letztlich nicht sehr voneinander, sofern sie verantwortungsbewußt angeboten und vom Konzept und der Methode her klar sind. Sicher ist, daß zum Erfolg jeder Psychotherapie, und damit jeder psychosomatischen Behandlung, eine ausreichend lange Dauer der Therapie gehört sowie alles, was zu Sicherheit und Vertrauensbildung und damit zu guter Zusammenarbeit beiträgt.

Über den Erfolg einer Psychotherapie entscheiden ebenfalls Können und Geschick sowie Glaubwürdigkeit der Therapeutin oder des Therapeuten. Von seiten der Patientin oder des Patienten ist die Motivation entscheidend, die Aktivität, die Offenheit und die Bereitschaft, auch peinliche und unangenehme Gefühlssituationen auszuhalten. Erfolgreich sind diejenigen Therapien, bei denen ein Gewinn an Einsicht, Veränderungsmöglichkeit und Konfliktverarbeitungsmöglichkeiten erzielt werden können.

Wichtig scheint prinzipiell eine veränderte Einstellung zum Symptom zu sein, das ja zuerst einmal als sehr beängstigend, unverständlich, überwältigend, fremd erlebt wird und an das die Betroffenen sich ausgeliefert fühlen. Heilsam ist es, die Krankheit zu verstehen und zu benennen, ihren Sinn zu erkennen, die Organsprache und die darin versteckten Symbole zu verstehen und bewußt zu nutzen. Symptome können als »Warnlampen« verstanden werden, auf die sich die Betroffenen einstellen können. Wichtig ist es, den Körper in der Krankheit nicht als Feind zu erleben und damit einen Teil von sich selbst zu bekämpfen, sondern die Körpersprache als hilfreich verstehen zu lernen. In diesem Verständnis ist der Körper »Freund« und Verbündeter. Wichtig ist auch, daß die Folgen der Krankheit bearbeitet werden, die ja zum Rückzug führen kann, in die Einsamkeit, zur Isolation, die Kontaktschwierigkeiten und Hemmungen bewirken kann, weil sie Angst, Scham und Kränkung auslöst. Das kann durch sich Mitteilen und durch die Erfahrung neuer Kontakte und Verständigungsmöglichkeiten geschehen.

Entscheidend ist es, unabhängig von der Methode, daß das Selbstverständnis besser wird, daß die meist durch die Krankheit noch weiter verstärkte Selbstwertproblematik erkannt und bearbeitet wird. Heilsam ist die Erfahrung, daß jeder Mensch wichtig und einmalig ist und besondere Fähigkeiten hat, daß jeder Mensch eine Lebensberechtigung und Rechte hat und seinen eigenen Raum braucht.

In jeder Therapie muß auch die soziale Situation und die Lebensbezüge der Betroffenen einbezogen und berücksichtigt werden. Dies spielt besonders auch für das Verständnis der Situation von Frauen eine große Rolle. Sehr häufig werden männliche und weibliche Lebensbezüge einfach gleichgesetzt, dabei sind Sozialisation und Lebensmöglichkeit und -chancen sehr unterschiedlich.

Wir müssen in der Psychotherapie auch berücksichtigen, daß ganz alltägliche Dinge, denen wir ausgesetzt sind, eine Rolle zur Entstehung chronischer Dauerspannung spielen. Dabei kann es beispielsweise um den Lärmpegel gehen oder um die Informationsüberflutung, der wir uns aussetzen, aber auch darum, wie wir mit uns selbst umgehen, ob wir unsere Bedürfnisse beispielsweise nach Nahrungszufuhr, Ruhe und Schlaf oder auch nach Bewegung angemessen befriedigen.

Mehr und mehr spielen aber auch allgemeine Ängste eine Rolle. Die latenten Bedrohungen wachsen, und damit erhöht sich der Pegel von Unbehagen und Angst. Vielfache, von Menschen geschaffene Bedrohungen durch Umwelt oder besser Mitwelt-Katastrophen sind möglich geworden. Durch das Strahlenpotential der Kernenergie, die Verseuchung von Luft, Boden und Wasser durch Chemieprodukte, durch die Veränderungen des Klimas und die Auswirkungen des Ozonlochs beispielsweise entsteht eine ständige latente Bedrohung für uns alle, die uns mehr oder weniger beeinflußt, wie auch Ängste beispielsweise vor den aus politischen Gründen aufgebauten Feindbildern und den dadurch für nötig gehaltenen Rüstungspotentialen. Das alles sollte in einer wirksamen psychotherapeutischen Behandlung bedacht werden, denn es verändert, bewußt oder unbewußt, unsere Reaktionen und unseren Spannungspegel und wirkt damit auf unsere Regelmechanismen ein.

Prinzipiell besteht für die meisten Psychotherapie-Methoden sowohl die Möglichkeit der Einzeltherapie wie auch der Gruppentherapie.

In der Einzeltherapie geht es um die persönliche Erfahrung. Dort wird eine Zweierbeziehung hergestellt, in der die Patientin oder der Patient die eine Hälfte darstellt, die Therapeutin oder der Therapeut die andere. Diese Beziehung entspricht am ehesten unserer frühesten Zweierbeziehung, nämlich der zur Mutter. In der Gruppe hingegen stehen die sozialen Erfahrungen mehr im Vordergrund. Hier entsteht keine Zweierbeziehung, wie sie der frühen Kindheit entspricht, sondern Beziehungen zwischen mehreren Menschen, wie wir sie etwas später in unserer Lebensgeschichte erlebt haben.

In der Einzeltherapie dominiert eher die Phantasie, in der Gruppentherapie eher die Realität. Jeder und jede ist Teil der Gruppe, dabei stehen die einzelnen Gruppenmitglieder auf gleicher Stufe, nur die Therapeutin oder der Therapeut wird auf einer anderen Ebene erlebt. Der Kontakt ist dadurch unmittelbarer, jedoch häufig nicht so dicht. Es geht um die Erfahrungen sozialer Interaktionen, um die Frage, wie denn das eigene Verhalten im Umgang mit Mitmenschen ist und sich auswirkt. Beobachtungen und Überprüfungen sind dadurch, daß die Vorgänge für alle immer sichtbar ablaufen, leichter möglich. Machtverhältnisse werden in der Gruppe deutlicher, besonders wenn sie aus altersmäßig unterschiedlichen Menschen verschiedenen Geschlechts und unterschiedlicher sozialer Stellung zusammengesetzt ist. Das Übernehmen und Erproben von Verantwortung für sich selbst und für andere ist hier möglich, die Frage, ob Menschen eher für sich oder eher für andere da sind, läßt sich eindeutig an Hand des Verhaltens klären. Die Gruppe ist an sich unsere ursprüngliche Lebensform, die das Überleben des Menschen erst möglich macht.

Für Menschen, die in ungünstigen Familienverhältnissen und schwierigen Positionen in der Geschwisterreihe aufwuchsen, kann die Gruppentherapie als neue Erfahrung sehr wichtig werden, besonders auch für Einzelkinder. Die Konfrontation mit der Realität und damit die Chance des Neuerlebens ist hier vorrangig.

Wichtig kann auch das »Setting« sein, also Zeitdauer, Zusammensetzung, Methode, die Frage, ob ständig Neue dazukommen oder ob die Gruppe halboffen oder geschlossen ist.

Dies gilt natürlich für alle Methoden, wobei Gesprächsgruppen nur eine Form der therapeutischen Gruppen sind. Im Bereich der nonverbalen und der Körper-Therapien gilt ähnliches.

Hilfreich können auch Selbsthilfegruppen sein, die es für die verschiedensten Bereiche gibt.

Zu unterscheiden sind dabei

– Selbsthilfeorganisationen; diese leisten »äußere Selbsthilfe«. Sie sind oft überregional organisiert und tragen die Probleme der von ihnen »Vertretenen« nach außen, sie betreiben Aufklärungs- und Öffentlichkeitsarbeit. Sie »handeln«. Die Gefahr besteht darin, daß sie äußere Veränderung ohne Bearbeitung innerer Faktoren bewirken.

– Selbsthilfegruppen im engeren Sinne leisten »innere Selbsthilfe«. Sie sind meist für einen kleinen Bereich organisiert, die einzelnen Mitglieder tauschen Erfahrungen und Betroffenheit aus. Sie »reden«. Die Gefahr besteht darin, daß nur innere Veränderungen ohne Einbezug handelnder Initiative erreicht wird.

Das Ziel wäre eigentlich im Optimalfall, zu reden, um zum Handeln zu gelangen.

Selbsthilfegruppen sind von den Gruppenmitgliedern aus dem Eigenbedarf heraus gegründet worden und haben ein bestimmtes, vorher festgelegtes Ziel. Die Gruppenmitglieder sind untereinander gleichgestellt, jeder und jede bestimmt über und für sich selbst. Die Gruppe entscheidet partnerschaftlich und eigenverantwortlich. Alle besuchen die Gruppe aus eigenem Interesse. Die Teilnahme ist dabei kostenlos. Solche Gruppen sind meist kleinräumig organisiert, also meist gemeinde- oder stadtteilbezogen und verwalten sich in demokratischer Weise selbst. Dies hat Vorteile. Die Gruppe ist für alle möglich und kann jederzeit neu begonnen werden, die Kapazitäten sind dabei uneingeschränkt. Eine solche Gruppe kann vielseitig und flexibel sein. Sie ist nicht methodenfixiert und alltagnah.

Schwierigkeiten bestehen oft darin, daß Antrieb, Initiative oder organisatorische Hilfen fehlen. Anfangshürden können die Scheu vor anfänglich fremden Menschen sein, ein fehlendes Konzept oder fehlende definierte Ziele, auch die Ängste vor den eigenen Problemen und vor Veränderungen des eigenen Verhaltens. Auch die Kränkung, es nicht alleine zu schaffen und Hilfe zu brauchen oder Fehler zuzugeben, kann schwierig sein, wie auch fehlende Ausdauer, unbrauchbares oder falsch angewandtes Halbwissen.

Eine Kombination zwischen therapeutischen Gruppen und Selbsthilfegruppen ist möglich, dabei nimmt ein Therapeut oder eine Therapeutin nur gelegentlich an Gruppensitzungen teil, die meiste Zeit wird die Gruppe von den Betroffenen selbst durchgeführt.

Nach dieser kurzen Darstellung von psychotherapeutischem Vorgehen und dem Einsatz verschiedener Möglichkeiten, ist es besonders wichtig, auf Gefahren hinzuweisen. Etwas, das wirkt, kann immer in zwei Richtungen wirksam sein. Es kann – sollte – nutzen, aber genauso kann es, in gleichem Ausmaß, auch schädigen. Gefahren können zum einen in der Methode selbst liegen, zum anderen darin, wie sie angeboten und angewandt wird, also bei den Therapeutinnen und Therapeuten und schließlich in der Einstellung der Patientinnen und Patienten.

Manche Psychotherapiemethoden sind für die psychosomatische Behandlung nicht geeignet, weil sie die Leib-Seele-Spaltung verstärken können, besonders wenn dahinter eher mechanistische Seelenvorstellungen stehen. Aber auch unkontrollierbare esoterische Richtungen haben ihre Gefahren. Oft werden auch Methoden anderer Kulturen angeboten, die in unseren kulturellen Zusammenhang nicht passen und daher unsere Entwicklungen und unsere Lebenswirklichkeiten, unsere kulturellen und sozialen Bedingungen nicht berücksichtigen.

Manche Methoden sind auch deshalb unbrauchbar, weil sie eher zum »Abheben« verführen statt zu harter Arbeit mit Selbsterfahrung, seelischer Weiterentwicklung und Veränderung. Es ist daher sehr wichtig, zweifelhafte Verfahren zu meiden, auch wenn sie noch so verlockend dargestellt werden. Es gibt genügend erprobte und wirksame Psychotherapiemethoden.

Weitere Schädigungsmöglichkeiten können darin liegen, daß es viele Psychotherapeuten und Psychotherapeutinnen gibt, die unzulänglich ausgebildet sind. Die Inflation psychotherapeutischer Verfahren in allen Bereichen hat dazu geführt, daß immer mehr Menschen mit eigenen Schwierigkeiten sich dazu drängen, selbst zu therapieren anstatt sich den Mühen einer eigenen Therapie zu unterziehen. Zudem ist der Bereich der Psychotherapie sehr verlockend, dort eigene Vorstellungen zu verwirklichen. Schon immer war die Manipulation und Beeinflussung von Menschen verlockend für andere Menschen mit Machtbedürfnissen. Das erleben wir ja ständig beispielsweise in der Politik. Ebenso gibt es Therapeutinnen und Therapeuten, die vorwiegend am eigenen Erfolg orientiert sind, so daß sie die Grenzen und Möglichkeiten der zu Behandelnden nicht recht beachten.

Wichtig ist es auch, Krankheit immer als Selbstheilungsversuch zu respektieren und zu achten. Wird dieser Selbstheilungsversuch abrupt beendet, indem Betroffene und Behandelnde versuchen, Symptome zu beseitigen und Symptomfreiheit zu erzwingen, dann kann es ebenfalls zur Dekompensation kommen. Abwehr darf niemals gebrochen werden, sie ist zu respektieren, zu lösen und zu bearbeiten. Sie ist Teil der Therapie.

Auch Zeitmangel und Druck wirken sich negativ aus, dann kann Psychotherapie selbst zum Streß werden, der Erkrankungen eher noch weiter verschlechtert, statt sie zu bessern. Hierbei ist es aber auch für Betroffene wie für Behandelnde, wichtig, auf den eigenen Druck zu achten, auf die eigenen Leistungsanforderungen und auf die überhöhten Erwartungen, die viele Menschen an sich selbst stellen.

Gefahren liegen immer in der Ungeduld, ganz gleich, auf welcher Seite sie auftritt. Ungeduld verhindert Wachstum, Therapie ist Wachstum und Veränderung, Umlernen, Umfühlen und Umbegreifen – und das braucht seine Zeit, eine Zeitspanne, die für jeden Menschen unterschiedlich lang sein wird.

Für die Therapie ist auch die Beziehung in der psychosomatischen Behandlung wichtig. Es ist von seiten der Betroffenen üblich, den Therapeuten oder die Therapeutin als übergeordnet und sich selbst als untergeordnet zu betrachten. Damit entsteht ein Ungleichgewicht, das die Beziehung erschwert und nach dem Muster der frühen Eltern-Kind-Beziehung gestaltet. Das muß bearbeitet werden, damit Therapie nicht aus Gefügigkeit geleistet wird. Denn dabei sind wirksame Veränderungen nicht möglich.

Auch übertriebene Erwartungen von seiten der Patientin oder des Patienten können schädlich sein, denn eine solche unrealistische Einstellung kann dazu führen, daß die Therapie als Ganzes abgelehnt wird. Immer schädlich ist es, gegen die eigenen Wünsche zu handeln. Wenn »der Hausarzt« oder »der Kostenträger« eine Psychotherapie oder eine psychosomatische Behandlung für notwendig erachten, dann ist trotzdem die ganz entscheidende Frage zu stellen, ob die Betroffenen selbst denn auch eine Behandlung wollen, ob sie motiviert sind, ob sie einverstanden sind und bereit zur Einsicht, Mitarbeit, Selbsterfahrung und Veränderung. Eine Scheintherapie, aber auch eine »Gewaltmotivierung« können mehr zerstören als heilen.

Gefahren liegen auch darin, daß sich in einer Therapie die Abwehr gegen Veränderungen verhärten kann. Manche Menschen lernen sehr rasch, wie sie bestimmte Dinge vermeiden können und setzen das Gelernte sofort ein. Manche Betroffene haben rasch gelernt, daß es darum gehen soll, »Gefühle zu zeigen«. Sie zeigen Gefühle, weinen und schreien vielleicht, aber es verändert sich nichts. Psychotherapie wird manchmal konsumiert wie Psychopharmaka oder andere Medikamente – wenn Konflikte auftreten, dann muß Psychotherapie herbei, möglichst in kurzen Workshops, die nicht zu tief gehen und keinen Einsatz fordern. Dann kann es wieder eine Weile so weitergehen wie bisher.

In einer therapeutischen Beziehung und in einer laufenden Therapie haben alle daran Beteiligten eine besondere Verantwortung zu tragen und eine besondere Arbeit zu leisten. Diese Arbeit kann bei schädigender Einstellung ins Negative verkehrt werden und mehr Schaden als Nutzen anrichten.

Solche Überlegungen sollen nicht verunsichern. Sie sollen aber aufmerksam machen und helfen, sich selbst vor Beginn einer Therapie kritisch zu überprüfen, die Methode sorgsam zu wählen und zu sehen, ob die Therapeutin oder der Therapeut für eine therapeutische Beziehung überhaupt in Frage kommt, ob Kontakt herstellbar ist. Nur dann ist Therapie heilsam und machbar. Sonst ist zu fragen, ob nicht der alte Zustand des Leidens einem möglichen neuen Zustand vorzuziehen ist. Hier wäre natürlich einzuwenden, daß die Betroffenen dies oft nicht beurteilen können. Das stimmt zweifellos. Das Risiko ist aber dann kleiner, wenn es sich um anerkannte Verfahren handelt und wenn diese von Fachleuten und nicht von selbsternannten Psychotherapeutinnen und Psychotherapeuten angeboten werden. Und gerade Frauen sollten überprüfen, ob es sich um eine Therapie handelt, die die tradierten Formen weiblichen Daseins fortführt und zementiert oder ob sie die Möglichkeit bekommen, ihre ganz spezifischen Probleme mit unserer Kultur zu bearbeiten.

Welche Methode und welche Behandlungsform gewählt wird, auch ob ambulante oder stationäre psychosomatische Behandlung vorzuziehen ist, ergibt sich einerseits aus der Art und der Schwere der Erkrankung, zum anderen auch aus der Bereitschaft und Motivation zur psychotherapeutischen Arbeit. Die körperlich-medizinische Betreuung darf dabei selbstverständlich nicht vernachlässigt werden, sofern es um wirklich behandelbare körperliche Leiden geht.

Psychopharmaka sind für die Behandlung oft unentbehrlich, aber nur in einer akuten Krise. Sie sind unbrauchbar für eine über ein bis zwei Wochen hinausgehende Behandlung, sie können höchstens einmal zur Überbrückung von Wartezeiten etwas längerfristig eingesetzt werden. Sie können niemals heilen, sie schirmen die Betroffenen lediglich von ihrem eigenen Erleben ab und vertiefen damit die Abspaltung der Gefühle weiter, die zum Auftreten psychosomatischer Symptome oder Krankheiten geführt hat. Sie vernebeln also die Situation, statt sie zu klären und vereinfachen dadurch natürlich vordergründig die Lage. Sie verschlechtern damit aber die Motivationslage und letztendlich die Krankheit.

Welche Wege gesucht werden, was möglich und durchführbar ist, muß im Einzelfall entschieden werden.

Literatur

Gruen, A.: Der Verrat am Selbst. dtv, München 1986

Heigl-Evers, A./U. Henneberg-Mönch: Psychoanalytisch- interaktionelle Psychotherapie bei präödipal gestörten Patienten mit Borderline-Strukturen. In: Praxis der Psychotherapie und Psychosomatik Bd. 30, 5/1985

Kutter, P.: Phantasie und Realität bei psychosomatischen Störungen. In: Praxis der Psychotherapie und Psychosomatik Bd. 33, 5/1988

Kutter, P.: Gruppentherapie oder Einzeltherapie? In: Praxis der Psychotherapie und Psychosomatik Bd. 34, 1/1989

Langen, D.: Psychotherapie. Georg Thieme, Stuttgart 1973

Mitscherlich, M.: Die Bedeutung der Psychoanalyse für eine Humanisierung der Medizin. In: Ärztin, 5 u. 6/1982

Olbricht, I.: Selbsthilfegruppen. In: Patienten machen sich selbständig – Ärzte konfrontiert mit neuen Forderungen an die Medizin. XVIII Wissenschaftliche Tagung des Deutschen Ärztinnen Bundes e.V. 1983, Verlag Deutscher Ärztinnenbund e.V.

Sandler, J. u.a.: Die Grundbegriffe der Psychoanalytischen Therapie. Klett, Stuttgart 1973

Schmidbauer, W.: Psychotherapie. Ihr Weg von der Magie zur Wissenschaft. dtv, München 1975

Schöttler, Ch.: Zur Behandlungstechnik bei psychosomatisch schwer gestörten Patienten. In: Psyche, Zeitschrift für Psychoanalyse Jg. 35, 2/1981

Senf, W.: Was hilft in der Psychotherapie? In: Praxis der Psychotherapie und Psychosomatik Bd. 33, 6/1988

Stucke, W.: Psychosomatische Grundversorgung. In: Praxis der Psychotherapie und Psychosomatik Bd. 34, 1/1989

Therapie mit dem Körper

Die Existenz psycho-somatischer Erkrankungen weist nachdrücklich auf den engen Zusammenhang zwischen Körper und Seele hin. Fast jeder Mensch hat zudem mit sich selbst beispielsweise die Erfahrung gemacht, daß er nicht unruhig, ängstlich, gespannt und erregt sein kann und dabei gleichzeitig körperlich wohlig entspannt. Beide Zustände schließen einander aus. Das wäre nicht so, wenn es sich bei Körper und Seele wirklich um zwei völlig voneinander getrennte Systeme handeln würde.

Nimmt die seelische Erregung dann wieder ab, kann die körperliche Entspannung zunehmen – und dieser Vorgang ist in gewissen Grenzen umkehrbar. Durch körperliche Entspannung kann auch die »innere Ruhe« beeinflußt werden. Dabei geht es nicht nur um die Spannung in der Muskulatur, sondern genauso um Herzarbeit, Blutdruckregulation, Atmung, letztlich um die Arbeit der verschiedensten Regelsysteme, die alle Funktionen des Körpers bestimmen.

Zudem sind viele Menschen nicht über das Wort erreichbar, weil sie ihre Symptome immer noch eher körperlich sehen und damit Körpererkrankungen voraussetzen, aber auch deshalb, weil andere Zusammenhänge für den Verstand nur schwer faßbar sind. Denken ist ohne Zweifel etwas Nützliches. Es schadet nichts, sich Zusammenhänge gedanklich zu verdeutlichen. Aber Erfahrungen können nicht gedacht, sie müssen gemacht werden. Veränderungen können durch den Verstand allein nicht bewirkt werden. So ist der direkte seelische Zugang nicht leicht, er wird allzuoft über den Kopf versucht. Eher schon können Körpererfahrungen gemacht werden. Allerdings setzt die Arbeit mit dem Körper die Bereitschaft voraus, sich auf das Körpererleben einzulassen, auch wenn dies ungewohnt und ebenfalls häufig angstbesetzt ist.

Psychotherapeutische Körperverfahren können dabei helfen, den Körper oder besser den Leib in seinen Bedürfnissen und Äußerungen wieder spürbarer und wahrnehmbarer zu machen und diese Wahrnehmung zu üben und ernstzunehmen. Störungen können aufgespürt werden. Oft spüren wir die Befindlichkeit unseres Körpers ja nur noch dann, wenn Unbehagen, Schmerz oder gar Krankheit wahrgenommen werden. Sonst beachten wir ihn kaum. Wir gehen über die körperlichen Bedürfnisse hinweg und unterstellen sie festen Regeln und Gewohnheiten. So essen wir beispielsweise nicht mehr dann, wenn wir wirklich Hunger haben, sondern wenn eine bestimmte Uhrzeit erreicht ist oder wenn das Essen auf dem Tisch steht. Auch die Menge wird nicht mehr nach dem Bedarf des Körpers geregelt, sondern danach, wie das Essen angerichtet ist, ob es Appetit macht, vielleicht sogar, wieviel uns irgend jemand auf den Teller häuft. Genauso gehen wir mit dem Ruhebedürfnis des Körpers um. Ruhepausen in der Arbeitszeit sind nicht möglich – und das Schlafbedürfnis wird oft vom Fernsehprogramm oder von irgendwelchen Veranstaltungen bestimmt, oft auch von den Ansprüchen unserer Familie oder gar von äußeren Bedingungen wie etwa Lärmbelastungen. Auch das Bewegungsbedürfnis wird unterdrückt, das geschieht schon bei kleinen Kindern, die sich nicht nach ihrer Lust bewegen dürfen, sondern still sitzen sollen und sich den Regeln der Erwachsenen fügen müssen. Mit uns selbst gehen wir häufig genauso um, Unruhe wird unterdrückt statt entladen. Unruhe und damit Bewegungsbedürfnis wird auch häufig durch Entspannungsübungen »bekämpft« – dann werden diese dazu mißbraucht, ein Bedürfnis des Körpers zu unterdrücken. Überhaupt besteht eine Gefahr von Entspannungsverfahren darin, daß wir mit ihnen unter Umständen in die Lage versetzt werden, die Belastungsgrenzen, die uns unser Körper häufig noch deutlich signalisiert, zu überschreiten und beispielsweise unser Ruhebedürfnis zu überspielen. Die Körperverfahren sollen dazu verhelfen, daß wir Mißverständnisse mit unserem Leib und den Mißbrauch unseres Körpers wahrnehmen und verändern.

Aus diesen Erkenntnissen und Bedürfnissen heraus sind eine Fülle von Körpertherapien entwickelt worden, die inzwischen in unüberschaubarem Maße angeboten werden – wie dies auch für die übrigen Psychotherapiemethoden gilt. Im wesentlichen verfolgen sie jedoch zwei Richtungen. Es gibt funktional ausgerichtete Methoden, die übungszentriert sind. Damit kann Veränderung auch unter Umgehung des Bewußtseins erreicht werden. Das kann manchmal wichtig sein, wenn Abwehr und Angst sehr groß und die Betroffenen nicht anders erreichbar sind. Dabei stellen die autosuggestiven Methoden, wie etwa das autogene Training, eine Sondergruppe dar. Hierbei wird unter teilweiser Umgehung des Bewußtseins eine Symptombesserung durch Umschaltmechanismen erreicht. Solche Verfahren können erst in ihrer Weiterentwicklung zu einer Veränderung der Persönlichkeit führen.

Andere Körpertherapiemethoden arbeiten aufdeckend und konfliktzentriert. Hier wird versucht, daß über Körperverfahren eine Art »Körpererinnerung« mobilisiert wird, dadurch kommt es zur Aufdeckung von im Körper gespeichertem Material, das dann durchgearbeitet werden kann. Körpersymptome können wir ja auch als Körpererinnerungen an frühe Schädigung verstehen, gleichsam als »Erinnerungssymbole«. Erinnerungen werden nämlich nicht nur im seelischen Bereich, sondern auch in unserem Körper gespeichert.

Zusätzlich gibt es noch Verfahren, die versuchen, beide Möglichkeiten miteinander zu vereinen und damit sowohl übungszentriert als auch konfliktzentriert zu arbeiten. Es gibt demnach keine exakte trennende Einteilung der verschiedenen Verfahren, sondern fließende Übergänge.

Zum besseren Verständnis ist es notwendig, sich noch einmal verschiedene Bedeutungsinhalte klar zu machen. So ist der »Körper« etwas anderes als der »Leib«. Der Körper ist der Organismus, der in gewisser Weise funktioniert und geregelt wird und für den wir das Bild einer hochkomplizierten Maschine verwenden können, wie dies auch in der Organmedizin üblich ist. Daneben steht als zweites Funktionssystem der »seelische Apparat« mit seinen verschiedenen Instanzen. Der Leib hingegen ist der beseelte Körper, er ist also nicht nur eine Ansammlung von Organen, sondern hat gleichzeitig die Fähigkeiten der Wahrnehmung, des Handelns und des Fühlens. Dem Leib werden also sehr viel mehr Möglichkeiten und Fähigkeiten zugeordnet als dem Begriff des Körpers. Denn es gibt nicht ausschließlich körperliche oder ausschließlich seelische Erfahrungen und damit Ursachen. Beides steht in einer Wechselbeziehung, körperlich erlebte Ereignisse werden genau so im Leib eingespeichert wie seelische Erfahrungen.

Die Struktur des Leibes ist damit sehr komplex und kompliziert, sie ist etwas Gewachsenes und Entwickeltes und entsteht aus den körperlichen und seelischen Erfahrungen des Wachstums, der kontinuierlichen Entwicklung, aber auch der Verletzungen. Sie enthält die Verarbeitung von Innen- und Außenreizen und spiegelt damit deutlich den Zusammenhang psychosomatischen Geschehens. Die Erfahrungen des Leibes sind unsere frühesten Erfahrungen, sie setzen ein, lange bevor sich unser Bewußtsein entwickelt. Als allererstes erleben wir alle den Rhythmus im Leib der Mutter, ihren Herzschlag und ihren Atem, aber auch die Geräusche anderer Organfunktionen. Wir erleben ihr Handeln, ihr Gehen, ihre Muskelbewegungen. Wir werden davon getragen – und die Geburt beendet diese Erfahrung. Plötzlich sind wir von diesem Erleben abgeschnitten worden – welche Einsamkeits- und Verlustgefühle, welche Ängste könnte diese uns allen eigene Erfahrung auslösen. Dem können wir nur – und das haben wir alle im Lauf unserer Entwicklung getan – durch Entdeckung und Entwicklung eigener Leibmöglichkeiten begegnen.

Körperbewegungen dienen der Handlung, aber auch dem Ausdruck und damit der Kommunikation, dem Kontakt. Sie werden mehr oder weniger willkürlich von bestimmten Teilen unseres Nervensystems gesteuert. Daneben gibt es fundamentale rhythmische Bewegungen, wie etwa Atmung und Herzschlag, die anders, nämlich vom vegetativen Nervensystem gesteuert werden. Sie sind uns bewußtseinsmäßig noch recht gut zugänglich. Wenig zugänglich sind uns andere Organfunktionen wie etwa die des Darmes beispielsweise oder der Drüsen, die ebenfalls vegetativ gesteuert werden, aber in der Regel unbewußt ablaufen. Wenn wir sie wahrnehmen, dann nehmen wir meist bereits eine Störung wahr.

Körperbewegungen und -reaktionen sind für uns auch Zeichen, mit denen wir uns jenseits von Worten verständigen. Auch Tiere kennen diese Körperzeichensprache und kommunizieren damit. Worte dienen uns Menschen ebenso der Kommunikation, sofern sie benutzt werden. Sie können genauso aber auch der Irreführung und der Lüge dienen – sie sind vielmehr mit unserem Bewußtsein verknüpft und damit für unsere Zwecke bewußt einsetzbar. Zeichen hingegen sind immer da, jenseits aller Worte. Ein Mensch, der völlig schweigsam ist, sagt dadurch, wie er ist, immer noch etwas über seine Begegnung mit sich selbst und seine Beziehung zur Mitwelt aus. Es ist nicht möglich, *nichts* auszusagen und sich *nicht* zu verhalten. Die Zeichen des Leibes dienen also dem *Aus*druck. Dieser wiederum bewirkt einen *Ein*druck auf die Umgebung, er teilt etwas mit, und von diesem Eindruck ist die Reaktion des Außen abhängig. Diese Reaktion wiederum kommt zum Ausdruck und macht bei uns einen Eindruck. Es besteht eine enge Wechselwirkung zwischen Eindruck und Ausdruck. Wir steuern so mit unserem Leib und seinen Zeichen ganz entscheidend die Reaktionen und die Verständigung und damit unser Erleben und dessen Qualitäten. Genau so werden wir aber auch gesteuert. Alle diese Vorgänge und Kommunikationsabläufe sind unbewußt oder teilbewußt.

Die Zeichen des Leibes und die Prozesse, die im Körper ablaufen, werden durch Erregungen verändert. Erregungsveränderung kann aber nur durch Energie erfolgen. Seelisches Erleben ist damit eine Energie, die sich höchst wirksam dem Leib mitteilt. Wenn wir beispielsweise Angst haben, so verändert sich die Muskelspannung, die Rhythmen in unserem Körper, aber auch die Funktion der vegetativ gesteuerten Organe, die wir nicht direkt wahrnehmen können. Die Veränderungen durch die Erregung können akut und vorübergehend sein. Veränderungen der Organfunktion und der Spannung verschwinden wieder, wenn die Situation, die zur Erregung geführt hat, vorüber ist. Dann tritt mit der Erregungsveränderung wieder seelische und körperliche Ruhe ein. Ist die Situation aber unlösbar, sei es infolge eigener Schwierigkeiten, mit ihr umzugehen oder durch tatsächliche Unlösbarkeiten, wie sie etwa die Probleme und Gefahren unseres heutigen Lebens beispielsweise darstellen, so entsteht eine bleibende und chronische Dauerspannung, unter der wir mehr oder weniger alle stehen. Alle Körpervorgänge, nicht etwa nur die Muskelspannung, sind auf ein höheres Niveau hochreguliert. Die kurzzeitige Spannung durch akute Situationen hat den Sinn, uns rasches Handeln zu ermöglichen. Die

bleibende Spannung hingegen schränkt unsere Handlungsmöglich-
keiten dadurch ein, daß es den Handlungsspielraum durch die
bereits erfolgte Hochregelung verringert. Chronische Spannung
verkehrt also die Reaktionen und Möglichkeiten des Leibes ins Gegenteil. Zudem summieren sich bleibende Erregungen, wenn sie
nicht abreagiert werden. Deshalb müssen sie unter Kontrolle gehalten werden, weil ihre Stärke zunimmt. Diese Unterdrückung
von Gefühlen haben wir eigentlich alle gelernt. Ihre Energie muß
immer unter Kontrolle gehalten werden, damit die Gefahr des
Durchbruchs vermieden wird. Das führt zu einer Kontrolle aller
Körperfunktionen, die durch Erregungen verändert werden. So
kontrollieren beispielsweise sehr viele Menschen ihren Atem – sie
atmen entweder nur noch mit hochgezogenen Schultern in den
oberen Bereich der Lunge oder sie atmen insgesamt zu wenig und
zu oberflächlich. Beides dient der Kontrolle – manche Menschen,
die erstmals wieder versuchen, tief und in den gesamten Leib zu
atmen, werden deshalb erst einmal schwindelig – sie sind es nicht
mehr gewöhnt.

Neben diesem Zuviel der chronischen Hochregulierung aller Körpervorgänge, gibt es natürlich auch die Gegenreaktion, die zu chronischer »Schlaffheit«, Antriebsverminderung, Resignation und
damit zur Unterdrückung lebendiger Erregung führt. Auch dies ist
eine mögliche Art von Kontrolle, durch die der Handlungsspielraum enorm eingeschränkt wird.

Muskelspannungen können uns bewußt werden, weil sie durch ein
System gesteuert sind, das willkürlichen Veränderungen noch am
ehesten zugänglich ist. Weniger leicht ist die Veränderung rhyth-
mischer Prozesse, da sie vegetativ gesteuert sind. Die meisten Körpertherapien haben daher ihre Ansätze in der Veränderung der
Muskelspannung und in der Durchdringung unseres Muskelpan-
zers, der uns die Kontrolle ermöglicht oder erleichtert. Aber auch
über die Veränderung der Atemtätigkeit, die eingeschränkt und
mangelhaft sein kann, können Körpertherapieformen wirken.
Wenige Körperverfahren beziehen sich auch auf Organfunktionen,
denn diese sind bewußtseinsmäßig kaum zugänglich.

Wir können uns den Ablauf der Erregungswirkung und der Körperreaktion folgendermaßen vorstellen: etwas Erlebtes führt zu Erregungen und diese wiederum bewirken Veränderungen im Regelsystem des Körpers. Dann kommt es zu unwillkürlichen Impulsen wie beispielsweise Weglaufen oder Zuschlagen, die letztlich ursprüngliche Reaktionen auf Erregungen sind. Solche spontanen Reaktionen sind uns im Verlauf unserer Entwicklung durch kulturelle Normen und Regelungen, also durch unsere Erziehung, verloren gegangen oder abgespalten worden. An ihre Stelle tritt die willkürliche Kontrolle durch andere Regelsysteme wie die Kontrolle von Muskulatur und Atem. Die Handlung bleibt stecken. Die ursprünglich vegetativ gesteuerte Reaktion wird durch andere Zentren kontrolliert. Wahrscheinlich entsteht durch das Steckenbleiben von Handlungsansätzen wiederum eine Rückwirkung auf das vegetative Nervensystem – jedenfalls kommt es zu einem Konflikt zwischen beiden Steuerungs- und Regelzentren. Unser Konflikt im seelischen Bereich ist zu einem Konflikt im körperlichen Bereich geworden, der sich natürlich auswirken muß. Krankheit ist damit als gestörte Selbstregulation, gestörte Ordnung und somit als Beziehungsstörung zu uns selbst zu verstehen. Unser Selbst, aus dem das Selbstvertrauen, die Selbstsicherheit, das Selbstwertgefühl kommt, ist ja nicht nur etwas Seelisches. Genauso ist es im körperlichen Bereich verankert, als Gefühl von Sicherheit, Abgrenzungsmöglichkeit, Selbst-Ständigkeit, Er-Innerung mit der Selbstverständlichkeit des ungestörten Ablaufs körperlicher Vorgänge. Dazu gehört die Fähigkeit des Wahrnehmens und des Sich-Ernstnehmens als Konsequenz aus der Wahrnehmung. Wir haben damit auch eine Art »Körper-Selbst« oder besser »Leib-Selbst«. Dem »Selbst-Vertrauen« entspricht auch ein Vertrauen in den eigenen Leib und seine Fähigkeiten, ein »Leib-Selbst-Vertrauen« oder ein »Organ-Vertrauen«. Diese Worte gibt es in dieser Form nicht, das zeigt uns schon, daß kein deutliches Bewußtsein dafür existiert. Dabei könnten wir alle unserem Leib vertrauen, er kann sicherlich weniger irren als unser Verstand. Es ist eine der Aufgaben der Körpertherapien, unser »Leib-Selbst-Vertrauen« zu entwickeln und zu verstärken.

Immer dann, wenn wir nicht mehr selbst davon überzeugt sein

können, daß die inneren Gesetze unserer Körperfunktionen schon alles regeln werden, wenn wir anfangen, unseren Körper mißtrauisch zu beobachten und zu kontrollieren, wenn wir den Puls zählen oder den Stuhlgang beobachten, dann werden sich Störungen einstellen. Störungen von Funktionen vermitteln Unbehagen oder vielleicht sogar Schmerzen. Das betroffene Organ oder Funktionssystem wird dann als störend und negativ wahrgenommen und so kann ein »Organvertrauen«, also ein Vertrauen in das Leib-Selbst, nicht erreicht werden. Unsere Organe und damit unser Leib wird uns aber so lange Unbehagen vermitteln, so lange wir ihn mißbrauchen. Solange der Magen beispielsweise zum »Schlucken« von Aggressionen mißbraucht wird, wird er nicht seiner Funktion entsprechend genutzt. Also kann er seine eigentlichen Aufgaben nicht ungestört erfüllen.

Wir sehen also, daß es eine Fülle von sehr komplizierten Zusammenhängen gibt, die zum einen sehr schwierig darstellbar sind, die aber vor allen Dingen so überaus kurz nicht ausreichend und daher nur unvollständig darstellbar sind. Natürlich können hier auch nicht einzelne Verfahren vorgestellt werden – hier geht es nur um Grundüberlegungen, warum der Einsatz von Körperverfahren überhaupt sinnvoll ist.

Körperverfahren sollen die Störungen der Kommunikation zwischen dem Körper und der Seele, die das »Leib-Gefühl« verhindern, aufheben oder rückgängig machen. Dazu muß der Leib wieder wahrgenommen werden, seine Spannungen, Erregungen, seine Unterdrückungen, Hemmungen und Störungen können wahrnehmbar werden. Wichtig ist das Wiederentdecken der abgespaltenen Leibgefühle. Auch die Kontrolle und das Mißtrauen sich selbst und dem eigenen Leib gegenüber kann spürbarer gemacht und das Vertrauen in die eigenen Gefühle und Funktionen kann gestärkt werden. Dabei ist Kontrolle ein wichtiger Abwehrmechanismus, der nicht einfach gewaltsam durchbrochen werden darf. Er hat eine Schutzfunktion – jede Körperstörung ist ja auch ein Selbstheilungsversuch. Ein in sich gespannter Mensch ist zwar starr, er kann aber durch neue Spannungen nicht mehr so aus dem Gleichgewicht geworfen werden.

Körperarbeit soll Er-innern bewirken, ein nach innen Spüren. Gestörtes Gleichgewicht, gestörte Selbstregulation ist auf diese Weise vielleicht veränderbar, es kann eine vertiefte Selbst- und Fremdwahrnehmung erreicht werden. Ganz buchstäblich kann Selbst-Ständigkeit, Abgrenzung, Offenheit, Hemmung und Spannung erlebt werden. Es geht darum, einen eigenständigen, individuellen und in Kraft, Energieverbrauch und Möglichkeiten angemessenen Umgang mit dem eigenen Leib zu finden, dazu gehören auch dessen Bewegungsabläufe und der Bewegungsausdruck.

Unsere Körpererinnerung reicht viel weiter zurück als unsere bewußte Erinnerung. Deshalb ist es außerordentlich wichtig zu beachten, daß unqualifiziertes Vorgehen, fehlende oder mangelhafte Fähigkeiten der Therapeutin oder des Therapeuten auch schädigen können. Kritische Einstellung und Überprüfen ist daher auch hier vor dem Eingehen einer therapeutischen Beziehung sehr wichtig.

Literatur

Fuchs, M.: Funktionelle Entspannung. Hippokrates, Stuttgart 1984[3]

Fuchs, M.: Das leibliche und seelische Unbewußte, die Funktionelle Entspannung und das therapeutische Gespräch. In: Praxis der Psychotherapie und Psychosomatik, Bd. 33, 3/1988

Grunert, J. (Hrsg.): Körperbild und Selbstverständnis. Kindler, München 1977

Johnen, R. u.a.: Psychoanalyse und Funktionelle Entspannung. In: Praxis der Psychotherapie und Psychosomatik, Bd. 33 3/1988

Petzold, H. (Hrsg.): Die neuen Körpertherapien. Junfermann, Paderborn 1987

Register